本书由"十一五"国家科技支撑计划、
高等学校博士学科点专项科研基金资助

病毒性心肌炎
中西医结合诊疗实践

主 编 张军平

中国中医药出版社
·北 京·

图书在版编目（CIP）数据

病毒性心肌炎中西医结合诊疗实践/张军平主编．—北京：中国中医药出版社，2014.5

ISBN 978 – 7 – 5132 – 1794 – 1

Ⅰ．①病…　Ⅱ．①张…　Ⅲ．①病毒病 – 心肌炎 – 中西医结合疗法　Ⅳ．①R542.2

中国版本图书馆 CIP 数据核字（2014）第 017923 号

中 国 中 医 药 出 版 社 出 版
北京市朝阳区北三环东路 28 号易亨大厦 16 层
邮政编码　100013
传真　010 64405750
北京市泰锐印刷有限责任公司印刷
各地新华书店经销

*

开本 880 × 1230　1/32　印张 12.375　字数 305 千字
2014 年 5 月第 1 版　2014 年 5 月第 1 次印刷
书　号　ISBN 978 – 7 – 5132 – 1794 – 1

*

定价　28.00 元
网址　www.cptcm.com

序

　　中医药学是我国医学科学的特色，几千年来，积累了丰富的经验，为中华民族的繁衍昌盛和人类健康做出了卓越贡献。当前，随着经济、社会及科技进步，疾病谱发生了重大变化，慢性复杂性疾病、代谢性疾病、退行性老年病等成为主要病谱。对这些疾病的防治，中医药具有独特的优势，并逐步得到循证评价证据的支撑。

　　目前，对一些复杂性疾病的治疗，应充分发挥中西医各自的长处，达到优势互补、协同增效的结果。为进一步彰显中医药的优势特色，应学习借鉴现代医学的研究方法，采用公认的研究方法和评价标准，同时又善于将中医药的优势转化为科学的评价指标，以提高中医药防治疑难疾病的能力，丰富临床治疗方法和药物，发展现代治疗学和药物学研究内容，进而为生命科学的进步做出贡献。针对一种疾病，搭建一个平台，在治疗的难点上发挥中西两种医学的长处，可有效提高临床治疗的效果。而本书作者们围绕病毒性心肌炎的诊疗，开展了系列研究，做出了有益尝试。

　　病毒性心肌炎是一种常见的心脏疾病，其发病率有升高的趋势。病毒性心肌炎临床诊断标准并不统一，症状轻重差异大，预后因人而异；由于本病儿童多发，且容易被忽视，潜在危害也比较大。因此病毒性心肌炎的防治，是临床研究的重要领域。病毒性心肌炎的发病机制不明确，现代医学也缺乏特效疗法。中医药治疗病毒性心肌炎有一定优势，标本兼治，可与现代医学的常规治疗互补，在抗病毒与调节免疫方面形成合力，在预防反复发作及治疗并发症方面发挥优势，能大大提高治疗效果。

病毒性心肌炎的中西医结合治疗被列为"十一五"国家科技支撑计划支持，本书作者们承担了相关研究任务，开展了病毒性心肌炎的诊疗方案优化和评价研究，汇聚国内外研究进展，总结了多年临床经验和研究成果，编写成《病毒性心肌炎中西医结合实践》一书。

这本专著共九章，系统论述了病毒性心肌炎的病因病机，探讨了中医对病毒性心肌炎的证候演变规律，分析了诊疗现状并提出了相应的诊疗对策。同时，对中西医诊治病毒性心肌炎的进展、预后、调护等进行了较详细的论述，并设疗效评价章节，介绍了中医药治疗病毒性心肌炎的临床评价进展，为临床诊疗提供有益参考。

综上，本书中医西医知识兼收并蓄，汇辑了病毒性心肌炎的中西医最新研究成果。本书的出版，将推动中医药防治病毒性心肌炎研究的深入，为提高临床诊治水平有所裨益。

书将付梓，邀我作序，为彰先进，乐观厥成。

张伯礼

甲午·初春，津·西湖村

前　言

　　病毒性心肌炎（Viral Myocarditis，VMC）仅次于冠心病，成为临床最常见的心脏疾病之一，病情的轻重差异很大，可完全没有症状，也可发生猝死，临床症状变化多端，轻者可以自愈，重者可致心律失常，甚至发展为心肌病，后期多导致心衰，大多数患者经过适当治疗后可以痊愈。本病在各个年龄组均可发病，以儿童和40岁以下的成年人居多，进入21世纪其发病率有进一步升高的趋势，因此VMC的诊断与防治，显得尤为重要。

　　对于病毒性心肌炎，现代医学至今无特效疗法，主要是休息、支持治疗和对症处理。在中医药几千年的发展过程中，对本病的病因病机形成独特的理论，积累了丰富的临床经验和行之有效的治疗方法，而且很早中医药就对病毒性心肌病并发情志疾病有所阐述，《灵枢·本神》云："心藏神，脉舍神，心气虚则悲，实则笑不休。"认为心血不足则精神萎靡、心情抑郁，且心损与神伤互为因果，在疾病演变过程中互为致病因素。这与现代医学研究发现心血管疾病可引起和加重抑郁和焦虑症状有异曲同工之妙。过去数十年的研究结果表明，中西医结合治疗病毒性心肌炎及其并发症取得了极大的发展，治疗优势得以逐步显现。但是，还未形成规范化的诊疗方案。

　　"十一五"国家科技支撑计划中医常见病的研究——病毒性心肌炎中医诊疗方案优化及疗效评价，促使我们在病毒性心肌炎的流行病学、病因病机、中医辨证、辅助检查、诊断与治疗、疗效评价、预后与转归方面做了大量相关工作。首先，对欧美、日本、中国病毒性心肌炎的病毒谱进行了研究，明确了病毒性心肌炎各地的流行病学资料。其次，中医药治疗病毒性心肌炎的优势在于辨证论治，掌握疾病的动态演变规律，与现代医学常规治疗相互补充，从而在抗病毒与调节免疫方面形成合力。通过前瞻性及回顾性研究，我们对病毒性心肌炎中医证候进行研究，并总结出 VMC 的中医辨证规律。随着新检测方法的出现和临床应用，临床实践经验的积累，只有不断修订和完善诊断标准，才能逐步减少误诊和漏诊。在病毒性心肌炎的辅助检查方面，我们尤其在免疫和心脏核磁共振方面做了部分工作，其对诊断、预后均有重要意义。第四，目前对于病毒性心肌炎的治疗临床上各有所述，我们在翻阅大量文献的基础上，提出病证结合模式下的病毒性心肌炎中西医结合诊疗方案。第五，由于本病的疗效评价方法并不符合中医辨证论治特点，为了更好地反映中医的有效性与科学性，我们研制一种病人自报告"生活质量量表"，为病毒性心肌炎的中医药临床疗效评价提供了科学有效的临床评价工具，并对所研制的量表进行了初步考核。病毒性心肌炎轻重变异很大，患者可完全没有症状，也可突发猝死，此变异与人体自身的体质密切相关，所谓"正气存内，邪不可干"。VMC 的防治，尤其是青少年VMC 的防治，尤为重要。中医"治未病"理论在疾病预防方面具有一定的指导意义。

在以上研究成果的基础上，我们以病毒性心肌炎的流行病学、病因病机、临床表现、辅助检查、诊断、治疗、疗效评价、预后与转归为线索，将研究过程及病毒性心肌炎中西医诊疗建议汇编成书，以供临床工作者参考。

同时在本书的编写过程中参考及引用了各类医学文献和国

内外知名专家的临床经验，在此，对原作者及相关专家一并表示衷心感谢。由于编者经验有限，书中难免存在不当或错漏之处，恳请专家与读者批评指正，以便再版时修改。

张军平

2013 年 9 月 14 日

目　录

第一章 病毒性心肌炎的流行病学

第一节 概　述

1899 年 Fiedler 首次报道了 4 例死于急性间质性肺炎的患者，其中 3 例疑似病毒性心肌炎。1947 年美国流行脊髓灰质炎，在一个名叫 Coxsackie 的小镇上的 2 例小儿麻痹患者粪便中首次分离出一种病毒，故因地命名为柯萨奇病毒（Coxsackie virus）。1952 年 Jehaoneeharg 报告 3 例死于急性循环障碍的新生儿，均从心肌中分离出柯萨奇 B 病毒（Coxsackie virus B，CVB）。尔后 CVB 感染累及心脏病变引起医学界的高度重视，成年人心脏受其感染的报道首次发现于 1957 年。时至 20 世纪 70 年代我国病毒性心肌炎发病日趋增多，在急性病毒感染后大约有 5% 的人发病。1978 年，云南首次报道 15 例暴发性病毒性心肌炎，其中 2 例死亡，并从组织中分离出柯萨奇 B_5 病毒。目前，国内外有关其流行病学研究资料较少，据国外文献统计，病毒性心肌炎最多时仅占冠状动脉硬化性心脏病文献的 35%，国内还不到 15%。

病毒性心肌炎（VMC）可发生在婴幼儿到老年人的各个年龄段，以儿童和 40 岁以下的成年人居多，35% 的患者在 10～30 岁发病。由于引起心肌炎的病毒种类很多，流行规律不同，每个地区流行的主要病毒有所不同，同一地区不同年度的主要病毒也常有差异，加之病毒学检查还不能广泛地应用，因而具有代表性、价值较高的流行病学报道较少，确切的发病率与患病率仍然未知。目前，VMC 的发病率主要基于以下 3 种研究。

（1）心肌尸检或活检报告的检出率。1986 年 Shigeo waka-fuji 等分析了日本病理学会自 1958～1977 年 20 年间总计377841 例尸检材料，其中 434 例为非特异性心肌炎和巨细胞性心肌炎（各占 0.11% 和 0.007%）；各年间虽有波动，但1974 年后明显增多[1]。Passarino G 等回顾分析了意大利一家综合性医院 1965～1994 年间的 17162 例尸检材料，死亡者中心肌炎占 0.53%[2]。欧洲炎症性心脏病流行病学研究（ESET-CID）显示，1993 年 8 月～1999 年 6 月调查的 3055 例患者中526 例确诊为急性或慢性心肌炎，其中 74 例临床和组织学符合急性心肌炎，452 例符合慢性或临界性心肌炎[3]。

（2）病毒感染流行期间临床诊断为心肌炎的频率。病毒感染者中约 5% 的人可累及心脏，尤其是在柯萨奇病毒、流感病毒及脊髓灰质炎病毒流行时，部分地区该数字可达 10% 以上。1981 年中国上海夏流感发病期间，183 例发热患者中病毒血清抗体阳性者 78 例（42.6%），其中临床符合 VMC 诊断者13 例，发病率约为 7.1%，占病毒感染者的 16.7%[4]；而统计 1978～1986 年间 1426 例怀疑 VMC 患者的双份病毒血清抗体，阳性者 581 例（40.7%），与 1981 年相似；其中确诊为VMC 者 393 例，发病率已升高至 27.6%[5]。

（3）某一地区某一人群中就诊患者中 VMC 所占的比例。中国于 1978～1980 年在九省市（上海、福建、广东、云南、湖北、甘肃、陕西、黑龙江、北京）组织了协作组，调查VMC 的发病情况，结果共发现心肌炎患儿 1709 例（急性期1455 例、恢复期 74 例、慢性期 133 例、后遗症 47 例），疑似心肌炎 136 例，心肌病 90 例；VMC 的发病率为 6.88/10 万～29.15/10 万，患病率为 8.03/10 万～41.86/10 万[6]。Kytö V等回顾性统计了 1970～1998 年间芬兰致死性心肌炎的数据，在 1349824 例全部有明确原因的死亡病例中，心肌炎被记录为死亡潜在原因的有 639 例，每 1000 人中有 0.47 是由心肌炎导致死亡的；有明确原因的致死性心肌炎的发生率在 20 世纪 70 年代和 80 年代大致相同，但到 90 年代有所上升[7]。中国云南地区的 VMC 具有显著的地方特点，又名"云南不明原因心源性猝死""云南地方性暴发性心肌炎"等，暴发流行于云南省部分贫困山区和半山区，以青壮年农民为主要发患者群。1978～2004 年间在云南省发生了 87 起暴发性心肌炎，共发病 634 人，死亡 267 人，平均发病率较低（约 1.2%），部分发病率稍高（6.7%），平均病死率约为 42%，最高病死率为 100%[8]。目前，VMC 的发病率呈上升趋势，中国上海市心脏病病种统计资料显示，VMC 已由该地区 50 年代占住院心脏病例的第 10 位上升到底 4 位[9]。

【参考文献】

[1] Shigeo Wakafuji, Ryozo Okada. Twenty years autopsy statistics of myocarditis incidence in Japan [J]. Japanese Circulation Journal, 1986, 50 (12): 1288 – 1293.

[2] Passarino G, Burlo P, Ciccone G, et al. Prevalence of myocarditis at autopsy in Turin, Italy [J]. Arch Pathol Lab Med, 1997, 121 (6): 619 – 622.

[3] Hufnagel G, Pankuweit S, Richter A, et al. The European Study of Epidemiology and Treatment of Cardiac Inflammatory Diseases (ESETCID) [J]. First epidemiological results. Herz, 2000, 25 (3): 279 – 285.

[4] 冯学敏. 流感流行期间病毒性心肌炎患病率调查的探讨 [J]. 中华心血管病杂志, 1984, 1 (13): 177 – 179.

[5] 金佩英, 杨英珍, 吴伟忠, 等. 上海 15 所医院病毒性心肌炎患者中柯萨奇 B 组病毒感染情况 [J]. 上海医科大学学报, 1991, 18 (6): 321.

[6] 九省市小儿心肌炎协作组. 小儿病毒性心肌炎发病调查 [J].

中国医学科学院学报，1982，4（1）：28 - 31.

[7] Kytö V, Saraste A, Voipio - Pulkki LM, et al. Incidence of fatal myocarditis：a population - based study in Finland [J]. Am J Epidemiol, 2007, 165（5）：570 - 574.

[8] 黄文丽，杨林，赵溯，等. 1978～2004 年云南地方性暴发性心肌炎流行病学调查分析 [J]. 地方病通报，2006，21（2）：23 - 25.

[9] 陈灏珠，范维琥，金雪娟，等. 1948～1999 年上海地区住院心脏病病种的变化趋势 [J]. 中华内科杂志，2003，42（12）：829 - 832.

第二节　中国病毒性心肌炎流行病学特征

我国有关 VMC 的首次报道发表于 1958 年[1]。特别是云南地区，该地区病毒性心肌炎具有显著特点，以青壮年农民为主要发患者群。云南暴发性心肌炎首次报道于 1978 年，暴发流行 15 例，死亡 2 例[2]。近年来，VMC 的发病率有升高的趋势。

一、病毒性心肌炎流行概况

我国 VMC 的发患者数呈逐年增长趋势，且在我国湖北、云南均有过暴发流行。但由于诊断标准不一致、病毒检测手段的灵敏性与特异性及实验条件等方面的限制，尚无全国范围大规模的病毒性心肌炎的流行病学调查，使得难以统计 VMC 在人群中的真正发病率。病毒感染者中约 5% 的人可累及心脏，尤其是在柯萨奇病毒、流感病毒及脊髓灰质炎病毒流行时，部分地区该数字可达 10% 以上。1978 年，九省市（上海、福建、广东、云南、湖北、甘肃、陕西、黑龙江、北京）组织了协作组，对九省市 VMC 发病情况进行了调查研究。研究对象共有新发心肌炎患者 1430 例，上海最多，占心肌炎总数的 25.1%，占入院人数的 9.66%，福建最低，分别占 2.13% 和 0.08%[3]。1978～2004 年间在云南省发生了 87 起类似疫情，共发病 634 人，死亡 267 人，平均发病率较低（约 1.2%），部分发病率稍高（6.7%），平均病死率约为 42%，最高病死率为 100%[4]。我国上海 1981 年夏流感发病期间，183 例发热患者中发现病毒血清抗体阳性者 78 例，占 42.6%；其中临床符合 VMC 诊断者 13 例，发病率约 7.1%，占病毒感染者的 16.7%[5]。该地区中山医院 1978～1986 年的统计数字则显示出该数字已有变化，共检测了 1426 例怀疑有 VMC 患者的双份病毒血清抗体，阳性者 581 例，占 40.7%，与 1981 年相似；其中确诊为 VMC 者 393 例，发病率已升高至 27.6%[6]。此外，上海对 1984～2006 年上海地区 6 家医院诊治的 50 例暴发性心肌炎病例进行临床分析，病死率为 24.0%，其中新生儿高达 100%[7]。从以上病例报告可见，VMC 的发病率及病死率日趋上升，日益威胁更多人的生命健康，这一动态已引起有关方面的重视，对其防治诊疗的力度也正日益增加。

二、病毒性心肌炎疾病分布概况

1. 人群分布

（1）年龄：VMC 可发生在婴幼儿到老年人的各个年龄段，但以 4 岁以下居多，占 35.2%[3]。而云南地方性暴发性心肌炎多发生在青壮年，病死者以青壮年为主，发病儿童中年龄最小的为 1 岁零 9 个月，最大的 8 岁。15～50 岁占 68.9%，15 岁以下占 6.6%，50 岁以上占 14.5%，平均年龄为 32.2 岁[4]。

（2）性别：我国的统计资料显示男性患者多于女性。复旦大学附属中山医院 393 例急性病毒性心肌炎患者中，男：女 = 1.34：1[6]。但是，云南地方性暴发性心肌炎的男女之比为 1：1.44，女性多于男性[4]。1991 年云南楚雄地区的柯萨奇 B 组病毒性心肌炎流行时男女比例为 1：2.25[8]。

（3）职业：据不完全统计，云南地方性暴发性心肌炎的患者多为居住在贫困山区或半山区的农民，主要从事种植业和畜牧业[4]。其余 VMC 发病地区的职业无明显特征。

（4）民族：云南地区性暴发性心肌炎多个民族均有发病，以彝族（40.48%）、汉族（35.95%）、傈僳族（9.97%）病例居多，最少为苗族（1.21%）等其他几个少数民族。各民族间发病率差异无统计学意义，合并后与汉族相比，差异有统计学意义（$\chi^2 = 16.30$，$P < 0.001$）[9]。

2. 时间分布

病毒性心肌炎发病多具有明显季节分布。VMC 的发病率一般以夏季最高，冬季最低。我国报道的几次 VMC 暴发流行都发生在夏季。这可能与 VMC 中柯萨奇病毒感染占多数，而柯萨奇病毒的流行多见于夏季和初秋有关。但在居住比较拥挤的地区，VMC 的季节性不明显，急性心肌炎的就诊数在各季度几乎是平均分布，无显著的季节规律。云南地区性暴发性心肌炎的时间特点，体现出以下几点：①年度高发性：1991 年后发病呈上升趋势，从发患者数和病死人数来看 1998 年、1999 年和 2002 年为高发年。②季节高发性：流行时间多为 6~9 月上旬，7、8 月为高发季节。③流行持续时间：多在 1 周之内，少数持续至 1 个多月[4]。

3. 地区分布

本病分布范围较广，在我国各地均有发生，如上海市、大连市、华宁地区、长春市、福建省等地都有散在的 VMC 相关报道，但临床病例少，无暴发流行趋势，多为散发，少数地区有小范围的暴发流行。流行地区一般卫生条件较差、气候温湿，同时有肠道感染病的流行。据有关数据显示，云南地区性暴发性心肌炎病的主要病区在海拔 2000~2500 米，大多为远离城镇、交通不便的贫困山区或半山区。

三、病毒谱学

就目前所知，已发现的能够引起心肌炎的病毒种类已达

30 余种，以肠道病毒常见。最常见的是柯萨奇 B 组 2~6 型、9 型和 A 组 9 型病毒，前者是迄今为止报道最多的引起心肌炎的病毒；较常见的是艾柯病毒，其中 6 型较多见；此外还有腺病毒，以 3 型为主，7 型次之；流感、脊髓灰质炎伴发心肌炎也较为常见。我国文献报道中由柯萨奇病毒引发的心肌炎占心肌炎总数的 30% ~ 40%，小儿中约占 43.6%，腺病毒占 21.2%。其他病毒感染也能引起心肌炎，如麻疹、病毒性肝炎、白喉、狂犬病、腮腺炎、带状疱疹等，但较上述几种类型发现得较少，而且常常在原发性传染病流行时伴发，且这方面报道的结果差异较大。有报道发现病毒性肝炎中 VMC 的发病率为 2.06%[10]，其他有关报道显示在 VMC 患者中，肝炎病毒抗体阳性率为 28.16%[11]，在麻疹患者中心肌炎发病率为 16.51%[12]，小儿腮腺炎患者有 6.91% 发现心肌炎[13]。另外，在各种传染病流行期间出现心肌炎再现的报道数量为 9% ~ 75% 不等，尚未见有组织的大样本试验结果公之于世，这主要是由于研究条件的限制，分离到致病病毒是非常困难的，所以这方面的工作开展较少。近年来随着 VMC 的患病率逐渐增高、病毒检测手段（双份血清抗体检查、核酸探针原位杂交法、聚合酶链反应、血清 IgM 检查等）不断改进，目前发现的 VMC 病毒谱较 20 世纪 70 ~ 80 年代有了较大的变化，发现的病毒种类不断增多，合并多种病毒感染的 VMC 也较前常见，从多种病毒感染因素的角度进一步探讨 VMC 发病机理受到越来越多的重视。

四、病理学

1. 心肌活检

心内膜心肌活检（EMB）被认为是诊断心肌炎的"金标准"，由于 EMB 是一项有创性检查，至今难以普及。近年来有学者认为心肌炎的诊断应采纳 Dallas 心肌炎形态学和组织病理分类标准，即心肌炎症细胞浸润，伴邻近心肌细胞变性和（或）坏死，无冠状动脉病变所致的心肌缺血性损伤。对不明原因心律失常患者进行心肌活检，被很多临床医生认为是早期诊断心肌炎可靠而有用的手段[14]。通过心肌活检组织形态学定量与半定量分析可以判定病毒性心肌炎的炎症恢复阶段及病变程度等，对正确判定预后以及指导临床治疗等起重要的作用。

2. 尸检

各地区的尸检报告显示，心脏病理检查有心肌炎改变的人数远较临床诊断的人数多得多。但由于尸体来源较少，相关报道较为匮乏。多数相关 VMC 的尸检报道心肌呈急性间质性心肌炎改变。对一起云南地区性暴发性心肌炎猝死者做病理检查，发现心外膜有炎性细胞浸润，心肌间质水肿、炎性细胞浸润；间质性肺炎，急性肺出血并肺泡融合性坏死，肝细胞急性灶性坏死，腺小叶部分腺泡溶解，盂曲管上皮细胞坏死等改变[15]。与牛存龙等报道的 14 例猝死病例的尸体解剖结果相似[16]。

五、危险因素分析

病毒性心肌炎可能存在不同程度的诱发危险因素。据观察 VMC 患者在病毒感染期间大多数可以找到相关诱发因素，如细菌感染、过度劳累、剧烈运动、营养不良、精神紧张、缺氧、寒冷、分娩、创伤、辐射等，这些情况使机体抗病毒感染能力下降，或使心肌对病毒的易感性增加，从而在病毒感染的基础上诱发心肌炎的表现。对于云南地区性暴发性心肌炎，其发生与性别、病区群众生活水平的高低、特定海拔范围内的地质、气候条件、柯萨奇 B 组病毒感染、发病前有无受到强烈精神刺激、上山采野生菌是否接触过高致病性危险因素等有关[17]。此外，低硒与低铬可能是云南不明原因猝死的发病因素之一[18]。也有报导柯萨奇 B_4 病毒污染水源引起了某次 VMC 的暴发流行[15]。此外，VMC 具有明显的家族聚集性，但其与生活习惯、环境、遗传基因的关系还不明确[4]。最新研究认为，云南不明原因心源性猝死有明显的空间和时间聚集性，表明危险因素在特定条件下存在，且家庭猝死集中，提示同源暴露[19]。

六、发病情况

病毒性心肌炎的发病情况表现不一，取决于病变的广泛程度与部位、机体的反应状态以及感染病毒的类型。VMC 多数患者在发病前有呼吸道、消化道等症状，也可轻如局灶性感染而无症状，亦可重至暴发性心肌炎而引起致命性心力衰竭和心律失常。与成人病毒性心肌炎相似，小儿暴发性心肌炎多以心外表现为首发症状，如呼吸道、消化道症状，多伴发热；起病急，病情进展快，多在起病内出现急性心功能不全、心源性休克、阿斯综合征或严重心律失常；辅助检查以心电图改变最敏感[7]，心电图以期前收缩最多，室性为主，并有房室增大，传导阻滞和窦性心动过速，低电压，Q – T 间期延长，Q 波异常等间或出现，心电图呈多样性改变[3]。而云南地区性暴发性心肌炎发病来势凶猛，突然发病，部分死亡无任何症状即死亡，往往猝不及防。多数病例病程较短，在发病后 24 小时内死亡，少数病例病程可到 1 月以上，出现心衰症状和体征[4]。

迄今为止，病毒性心肌炎的流行病学研究尚无突破性进展，病毒检测手段受到实验条件等方面的限制，诊断标准缺乏统一，治疗上尚缺乏有效而特异的手段。

【参考文献】

[1] 陶寿淇，张家吉，金为翘. 原因不明的急性心肌炎引起的暂时性完全性心房室传导阻滞 [J]. 上海第一医学院学报，1958，S1：9 – 16.

［2］苏成钦，秦田生，周德久，等. 成人柯萨奇 A9 型病毒感染心肌炎［J］. 中华医学杂志，1980，60（6）：345－348.

［3］李家宜. 九省市小儿病毒性心肌炎发病调查（摘要）［J］. 医学研究通讯，1981，3：19－20.

［4］黄文丽，杨林，赵溯，等. 1978～2004 年云南地方性暴发性心肌炎流行病学调查分析［J］. 地方病通报，2006，21（2）：23－25.

［5］冯学敏. 流感流行期间病毒性心肌炎患病率调查的探讨［J］. 中华心血管病杂志，1984，1（13）：177－179.

［6］金佩英，杨英珍，吴伟忠，等. 上海 15 所医院病毒性心肌炎患者中柯萨奇 B 组病毒感染情况［J］. 上海医科大学学报，1991，18（6）：321.

［7］黄敏，沈捷，陈秀玉，等. 上海地区小儿暴发型心肌炎 50 例临床分析［J］. 临床儿科杂志，2007，25（2）：113－115.

［8］黄文丽，自登云，侯宗柳，等. 一次病毒性心肌炎暴发流行的病因学研究［J］. 云南医药，1994，15（2）：143－145.

［9］李加国，黄文丽，李兆祥，等. 云南不明原因心源性猝死回顾性调查病例的发病和死亡特点分析［J］. 地方病通报，2008，23（1）：5－8.

［10］李志勇，赵家英，王世伟，等. 病毒性肝炎合并病毒性心肌炎 17 例临床分析［J］. 重庆医学，2001，30（6）：550.

［11］刘坤，廖玉华，王朝晖. 肝炎病毒性心肌炎临床和免疫学特征的观察［J］. 心血管康复医学杂志，2003，12（6）：483－485.

［12］谢中侠，杨少英，石济耀. 麻疹合并心肌炎 126 例临床分析［J］. 菏泽医专学报，1993，5（2）：14－15.

［13］刘俊杰. 小儿流行性腮腺炎并发心肌炎的诊断分析［J］. 实用医药杂志，2004，21（1）：31.

［14］尹瑞兴，陶新智，赵定箐，等. 心内膜心肌活检对心肌疾病的诊断价值［J］. 中华现代医学杂志，1996，6（7）：17－19.

［15］黄文丽，自登云，施华芳，等. 一起病毒性心肌炎暴发流行的调查分析［J］. 大理医学院学报，1999，8（1）：63－64.

［16］牛存龙，左文昌，侯龙才. 云南暴发性病毒性心肌炎流行概况［J］. 云南预防医学杂志，2000，5（1）：25－26.

［17］王跃兵，黄文丽，李兆祥，等. 云南不明原因心源性猝死致

病危险因素回顾性调查［J］. 地方病通报，2007，22（1）：8－12.

　　［18］陈艳兰，王衡，石武祥，等. 云南不明原因猝死病区环境和人体硒、铬的研究［J］. 现代预防医学，2009，36（18）：3557－3559.

　　［19］施国庆，张健，黄文丽，等. 云南省116例不明原因猝死回顾性研究［J］. 中华流行病学杂志，2006，27（2）：96－101.

第三节　欧美病毒性心肌炎流行病学分析

　　本分析检索了1950～2009年欧美所有与VMC流行病学有关的临床研究文献，主要来自于Pub Med数据库。检索策略见表1－1。

表1－1　欧美病毒性心肌炎流行病学临床研究文献检索方法

次序	检索词	检索选项	结果
#1	myocarditis	限定条件：19600101－20091231；英语	4854
#2	"viralmyocarditis"	限定条件：19600101－20091231；英语	623
#3	#1 and#2	布尔运算符	598

　　（1）文献纳入标准：①文章内容提示有VMC临床研究报道；②资料内容含有应用病毒检测手段检测病毒，并且有明确病毒分类；③研究中有样本量便于统计分析；④研究人群为欧美人群。

　　（2）文献剔除标准：①综述文献；②研究中未作统计分析的文献；③重复报道；④动物实验；⑤理论探讨文献；⑥对VMC诊断不可靠者；⑦诊断为VMC，但是未做病毒学检测。

　　对于最终入选的文献，进一步详细阅读全文，提取有用资料，详细登记每篇文献发表年份、资料来源、纳入标准、主要研究人群所在国家、年龄构成、性别比例、研究人群跨越年度、检测病毒手段、检测出病毒种类及频次等有关资料。这些数据取舍也按以上方法由两名录入者分别阅读全文，对数据登录观点不同者，则须经讨论决定，数据总结和相关分析采用SPSS 11.5 统计软件。

综上，在 Pub Med 数据库中共检索到文献 598 篇，初筛后下载相关全文资料 354 篇，流行病学相关 66 篇，仔细阅读全文继续排除非欧美地区及资料不全、诊断不可靠者 37 篇，最终有 27 篇文献[1-27]纳入研究。

一、报告病例分布

最终纳入的 27 篇文献，发表年代从 19 世纪 70 年代～20世纪不等（表 1-2），这其中有 21 篇为 20 世纪年发表的，文献报道篇数整体呈上升趋势，说明对本病的关注率逐年升高，共计报告有病毒感染史的临床诊断或疑似 VMC 病例 1490 例。资料来源于美洲的 8 篇，检测出病毒者 144 例，欧洲 19 篇，检测出病毒者 1346 例（见表 1-2、1-3）。

表 1-2   27 篇有关 VMC 的发表年度

发表年度	入选文献		临床诊断或疑似 VMC 病例	
	篇数	构成比（%）	例数	构成比（%）
1970s	2	7.4	112	7.5
1980s	1	3.7	1	0
1990s	3	11.1	153	10.3
2000s	21	77.8	1224	82.2
总计	27	100	1490	100

表 1-3   27 篇有关 VMC 的资料来源

资料来源	篇数	构成比（%）	例数	构成比（%）
美洲	8	30	144	10
欧洲	19	70	1346	90
总计	27	100	1490	100

二、VMC 的性别分布

在总纳入文献中有 22 篇介绍了性别，美洲报道 7 篇，男性女性比例为 1.26:1。欧洲报道 15 篇，男性女性比例为 1.68:1。总体男性 399 例，女性 244 例，男女比例为 1.64:1（见表 1-4）。

表 1-4　　文献来源报告病例数和男女比例情况

资料来源	报告病例数			性别		
	例数	总例数	百分比	男性	女性	男:女
美洲	52	144	36%	29	23	1.26:1
欧洲	591	1346	44%	370	221	1.68:1
小计	643	1490	43%	399	244	1.64:1

三、VMC 的病原学分布

纳入文献均提供了病原学检测结果，病毒检测标本获得通过血清、心肌活检组织或尸检得到，采用病毒核酸抗体检测、PCR 免疫组化分析等。其中美洲报道了细小病毒、柯萨奇病毒（CV）、流感病毒、轮状病毒、西尼罗病毒、逆转录病毒，欧洲较美洲而言，除了未报道轮状病毒和西尼罗病毒，还报道了疱疹病毒、呼吸道合胞病毒、流行性腮腺炎病毒、丙肝病毒、腺病毒，总体研究发现细小病毒、疱疹病毒、CV、腺病毒例数较多（见表 1-5）。

从病毒报道时间看，CV 报道在 20 世纪 70 年代左右，90 年代芬兰报道了呼吸道合胞体病毒、疱疹病毒、流感病毒、腺病毒，进入 21 世纪之初德国报道了细小病毒、人疱疹病毒 6 型和巨细胞病毒（CMV），2002 年美国报道了逆转录病毒和轮状病毒，2007 年意大利报道了流行性腮腺炎病毒，2009 年美国报道了 1 例西尼罗病毒。说明病毒谱已发生变化（见表 1-6、1-7）。

表1-5　国家和病毒种类分布情况

病毒	美洲（例次）（比例）	欧洲（例次）（比例）
细小病毒（DNA）	2（0.4%）	167（32%）
疱疹病毒（DNA）	0	88（17%）
腺病毒（DNA）	0	40（8%）
呼吸道合胞病毒（DNA）	0	1（0.2%）
流行性腮腺炎病毒（RNA）	0	3（0.6%）
丙肝病毒（RNA）	0	6（1.2%）
CV（RNA）	48（9%）	100（19%）
流感病毒（RNA）	2（0.4%）	6（1.2%）
轮状病毒（RNA）	4（0.8%）	0
西尼罗病毒（RNA）	1（0.2%）	0
逆转录病毒（RNA）	2（0.4%）	5（1%）
双重感染者	0	51（10%）

表1-6　病毒开始报道的国家及时间

报道年度	国家	细小病毒	人疱疹病毒6型	丙肝病毒	CV	呼吸道合胞体病毒	CMV	流行性腮腺炎病毒	EB病毒	逆转录病毒	流感病毒	轮状病毒	西尼罗病毒	腺病毒
1973	美国				★									
1999	芬兰					★			★		★			★
2000	德国	★	★				★							
2002	美国									★		★		
2003	意大利			★										
2007	意大利							★						
2009	美国												★	

表 1 - 7　　　　病毒检出数量与年代的关系

年度	细小病毒	疱疹病毒	呼吸道合胞病毒	流行性腮腺炎病毒	丙肝病毒	CV	流感病毒	轮状病毒	逆转录病毒	西尼罗病毒	腺病毒	双重感染者
1973						23						
1979						9						
1985						1						
1994												
1999		4	1			22	5				9	1
2000		17				7					13	
2001	1											
2002	1					5		2	2			
2003	1	5			3			1			4	1
2004	12	6							1			
2005	63	18				59					14	21
2006	2	19				2						
2007	3	11		3	3	3		3			11	
2008	67	31				13		1			4	12
2009										1		

四、VMC 发病的年龄特点

在文献研究中有 7 篇文献研究病例数多于 20 例，并且提供了具体年龄分布情况，以 40 岁左右青壮年居多（见表 1 - 8）。

表 1 - 8　　　　年龄分布情况

文献序列号	例数	平均年龄（岁）
［9］	45	48 ± 14
［14］	41	42.9 ± 13.5

文献序列号	例数	平均年龄（岁）
[15]	32	45±15
[21]	98	36±18
[22]	28	41±8
[18]	33	44±14
[17]	181	42±15

　　分析结果提示：欧美 VMC 的发患者群以 40 岁左右的青壮年男性居多；在过去的 40 余年，病毒谱从 60 年代出现 CV 到 90 年代的腺病毒及流感病毒等，进入 20 世纪初开始出现细小病毒和人疱疹病毒 6 型，并且以二者合并感染多见，整体从病毒检出量的整体趋势分析，CV 检出量逐渐减少，而细小病毒和疱疹病毒的检出量在逐年增加，但未详细交代疾病的发生时间，如 2002 年 1 月到 4 月希腊暴发流感也造成了心肌炎的暴发流行。从结果看欧洲对 VMC 研究多于美洲，原因可能为致力于研究此病的国家多在欧洲，诸如芬兰、德国、法国、意大利等，也可能与病毒的暴发流行有关。历史上暴发的几次大规模流感、口蹄疫、天花等多发生在欧洲，而美洲相对少见该类流行病的暴发。

【参考文献】

[1] Schmidt NJ, Magoffin RL, Lennette EH. Association of group B coxsackie viruses with cases of pericarditis, myocarditis, or pleurodynia by demonstration of immunoglobulin M antibody [J]. Infect Immun, 1973, 8 (3): 341 – 348.

[2] Hufnagel G, Pankuweit S, Richter A, et al. The European Study of Epidemiology and Treatment of Cardiac Inflammatory Diseases (ESETCID). First epidemiological results [J]. Herz, 2000, 25 (3): 279 – 285.

[3] Karjalainen J, Heikkily J. Incidence of three presentations of acute

myocarditis in young men in military service. A 20 – year experience [J]. Eur Heart J, 1999 , 20 (15): 1120 – 1125.

[4] Frustaci A, Chimenti C, Calabrese F, et al. Immunosuppressive therapy for active lymphocytic myocarditis: virological and immunologic profile of responders versus nonresponders [J]. Circulation. 2003, 107 (6): 857 – 863.

[5] Kindermann I, Kindermann M, Kandolf R, et al. Predictors of outcome in patients with suspected myocarditis [J]. Circulation, 2008, 118 (6): 639 – 648.

[6] Escher F, Modrow S, Sabi T, et al. Parvovirus B19 profiles in patients presenting with acute myocarditis and chronic dilated cardiomyopathy [J]. Med Sci Monit, 2008, 14 (12): CR589 – 597.

[7] Brucato A, Colombo T, Bonacina E, et al. Fulminant myocarditis during HIV seroconversion: recovery with temporary left ventricular mechanical assistance [J]. Ital Heart J, 2004, 5 (3): 228 – 231.

[8] Balaji S, Wiles HB, Sens MA, et al. Immunosuppressive treatment for myocarditis and borderline myocarditis in children with ventricular ectopic rhythm [J]. Br Heart J, 1994, 72 (4): 354 – 359.

[9] Wentworth P, Jentz LA, Croal AE. Analysis of sudden unexpected death in southern Ontario, with emphasis on myocarditis [J]. Can Med Assoc J, 1979, 120 (6): 676 – 680, 706.

[10] Read RB, Ede RJ, Morgan – Capner P, et al. Myocarditis and fulminant hepatic failure from coxsackievirus B infection [J]. Postgrad Med J, 1985, 61 (718): 749 – 752.

[11] Pauschinger M, Phan MD, Doerner A, et al. Enteroviral RNA replication in the myocardium of patients with left ventricular dysfunction and clinically suspected myocarditis [J]. Circulation. 1999, 99 (7): 889 – 895.

[12] Rohayem J, Dinger J, Fischer R, et al. Fatal myocarditis associated with acute parvovirus B19 and human herpesvirus 6 coinfection [J]. J Clin Microbiol, 2001, 39 (12): 4585 – 4587.

[13] Cioc AM, Nuovo GJ. Histologic and in situ viral findings in the myocardium in cases of sudden, unexpected death [J]. Mod Pathol, 2002, 15

(9): 914 - 922.

[14] Papadogiannakis N, Tolfvenstam T, Fischler B, et al. Active, ful-minant, lethal myocarditis associated with parvovirus B19 infection in an infant [J]. Clin Infect Dis, 2002, 35 (9): 1027 - 1031.

[15] Mahrholdt H, Goedecke C, Wagner A, et al. Cardiovascular mag-netic resonance assessment of human myocarditis: a comparison to histology and molecular pathology [J]. Circulation, 2004, 109 (10): 1250 - 1258.

[16] Arness MK, Eckart RE, Love SS, et al. Myopericarditis following smallpox vaccination [J]. Am J Epidemiol, 2004, 160 (7): 642 - 651.

[17] Spanakis N, Manolis EN, Tsakris A, et al. Coxsackievirus B3 se-quences in the myocardium of fatal cases in a cluster of acute myocarditis in Greece [J]. J Clin Pathol, 2005, 58 (4): 357 - 360.

[18] Kühl U, Pauschinger M, Seeberg B, et al. Viral persistence in the myocardium is associated with progressive cardiac dysfunction [J]. Circula-tion, 2005, 112 (13): 1965 - 1970.

[19] Amabile N, Fraisse A, Bouvenot J, et al. Outcome of acute fulmi-nant myocarditis in children [J]. Heart, 2006, 92 (9): 1269 - 1273.

[20] Mahrholdt H, Wagner A, Deluigi CC, et al. Presentation, patterns of myocardial damage, and clinical course of viral myocarditis [J]. Circula-tion, 2006, 114 (15): 1581 - 1590.

[21] Caforio AL, Calabrese F, Angelini A, et al. A prospective study of biopsy - proven myocarditis: prognostic relevance of clinical and aetiopathoge-netic features at diagnosis [J]. Eur Heart J, 2007, 28 (11): 1326 - 1333.

[22] Frustaci A, Verardo R, Caldarulo M, et al. Myocarditis in hyper-trophic cardiomyopathy patients presenting acute clinical deterioration [J]. Eur Heart J, 2007, 28 (6): 733 - 740.

[23] Fernández - Ruiz M, Muoz - Codoceo C, López - Medrano F, et al. Cytomegalovirus myopericarditis and hepatitis in an immunocompetent adult: successful treatment with oral valganciclovir [J]. Intern Med, 2008, 47 (22): 1963 - 1966.

[24] Montcriol A, Wiramus S, Ribeiri A, et al. Successful management of Influenza A associated fulminant myocarditis: mobile circulatory support in

intensive care unit: a case report [J]. Cases J, 2008, 1 (1): 46.

[25] Tavora F, Gonzalez - Cuyar LF, Dalal JS, et al. Fatal parvoviral myocarditis: a case report and review of literature [J]. Diagn Pathol, 2008, 3: 21.

[26] Goland S, Czer LS, Siegel RJ, et al. Intravenous immunoglobulin treatment for acute fulminant inflammatory cardiomyopathy: series of six patients and review of literature [J]. Can J Cardiol, 2008, 24 (7): 571 -574.

[27] Kushawaha A, Jadonath S, Mobarakai N. West nile virus myocarditis causing a fatal arrhythmia: a case report [J]. Cases J, 2009, 2: 7147.

第二章 病毒性心肌炎的病因病机

第一节 现代医学发病机制

一、病因

病毒性心肌炎是由于病毒感染引起心脏炎症性表现，细菌、真菌、立克次体、衣原体等感染也可导致类似病毒性心肌炎的表现。多达 20 种以上病毒均可引发心肌炎。肠道病毒中以 CVA 和 CVB、埃可病毒（ECHO）、脊髓灰质炎病毒等较常见，其中 CVB 是导致病毒性心肌炎的最主要病毒。近年来，由于细胞毒性药物的应用，致命性巨细胞病毒（CMV）逐渐增多，丙肝病毒（HCV）不但可引起急性 VMC，亦可引起慢性 VMC。除以上病毒外，还有猪的细小病毒等某些无致病作用病毒基因突变也可引起 VMC。近十几年来获得性免疫缺陷综合征（ADIS）患者不断增加，从这些患者心肌中发现携带免疫缺陷病毒-1（HIV-1）RNA，但 HIV-1 并不感染胎儿的心肌。美国心脏病学会发表的一项公报称，近 10 年来，发现数种腺病毒均可引起儿童左心室功能障碍。所以建议对有流感样症状，伴随明显乏力或气短的患儿，应注意腺病毒引起 VMC 的可能，国内亦有腺病毒引起儿童 VMC 的报道。因此，明确哪些病毒可能诱发 VMC 非常重要，本节将已明确的致 VMC 的主要病毒分述如下。

（一）肠道病毒

1. 柯萨奇病毒

柯萨奇病毒（CV）是正链 RNA 病毒。Dalldorf 和 Sickles 在 1948 年对脊髓灰质炎进行调查时发现柯萨奇病毒基因与真核生物的 mRNA 相似。该病毒分为 A、B 两型，柯萨奇病毒 A 组（CVA）可在人类引起上呼吸道感染、疱疹性咽峡炎、无菌性脑膜炎及类似脊髓灰质炎的麻痹症；柯萨奇病毒 B 组（CVB）可产生心肌炎、心包炎、夏季流感、流行性胸痛、睾丸炎等。其中由于柯萨奇 B 组病毒具有高度亲心肌性和流行性，许多原因不明的心肌炎和心包炎中，1/3 以上可能系柯萨奇病毒引起，柯萨奇病毒 B 组 1~6 型更多见[1]。

柯萨奇病毒基本结构由核糖核酸和蛋白质衣壳两部分组成。其核酸为 1 个单股正链 RNA，占病毒总量的 30%，能起 mRNA 的作用，具有感染性。CVB 通过与其特异性受体，即柯萨奇 – 腺病毒共同受体（CAR）结合而吸附于宿主细胞，然后脱去衣壳蛋白进入宿主细胞内，病毒 RNA 复制并不依赖宿主细胞 DNA 的生物合成。病毒脱衣壳后释放出正链 RNA，它可作为 mRNA 翻译出大分子蛋白质，经水解后成为具有各种功能的酶或衣壳蛋白前体，它供 CVB RNA 复制所需的病毒蛋白合成，这些病毒蛋白将通过水解宿主细胞蛋白合成的翻译起始因子 G 和 polyA 结合蛋白等机制关闭宿主细胞蛋白合成。然后病毒 RNA 开始编码蛋白进行复制，合成大量与原始病毒 RNA 一样的正链，组装成新的病毒，最终导致宿主细胞溶解和死亡，CVB 释放出来。

2. 埃可病毒

埃可病毒（ECHO）共有 34 型，引起心肌炎的埃可病毒多为 6、11、12、19 和 25 型。病毒经消化道和呼吸道侵入机体，可以从粪便中分离出来，具有很强的传染性。其形态、一般化学特性及复制过程与柯萨奇病毒相似。通过宿主细胞的小缝隙或胞质突起释放，进行散播，破坏宿主细胞。埃可病毒 9 型目前被认为系柯萨奇病毒 A 组 23 型，可致成人暴发性心肌炎，引起阵发性心动过速和完全性房室传导阻滞。

3. 脊髓灰质炎病毒

Weinstein 等报道在 428 例脊髓灰质炎患者中有心血管症状出现，其中 25% 的患者有异常心电图表现，16 例死亡者中，12 例有右心室扩张等心肌炎病理改变。

肠道病毒（主要为 CVB）感染与心肌炎的预后密切相关。英国 Why 等研究 120 例心肌炎或者扩张型心肌病患者心内膜心肌活检标本，以 Slot－biot 技术检测肠道病毒（EVs），阳性率为 34%，病程越短，阳性率越高；经 25 个月的随访发现心内膜心肌活检标本持续 EVs RNA 阳性者存活率明显降低，表明肠道病毒持续感染的心肌炎或扩张型心肌病患者比无病毒感染的患者预后差。

（二）腺病毒

腺病毒是一种核内复制的单一 DNA 病毒，易侵犯呼吸道及消化道黏膜、眼结膜和淋巴结。主要表现为急性上呼吸道感染（急性呼吸道感染由腺病毒引起者约占 2% ~4%），其次为眼部和胃肠道感染。人群普遍易感，多见于儿童。大约半数患者为隐性感染。传染源为患者和隐性感染者，病毒由呼吸道和眼结膜分泌物、粪便及尿排出体外，经空气飞沫、密切接触及粪－口途径传播。

较多证据表明腺病毒可能是病毒性心肌炎，尤其是小儿心肌炎主要病因之一。有研究者对 34 例临床确诊的急性病毒性心肌炎患者的 38 块心内膜进行心肌活检，总阳性率为 68%，其中腺病毒的检出率最高，阳性者 15 例。其主要引起无症状性心肌炎，此外腺病毒感染可能更易持续存在，从而导致扩张型心肌病或心内膜弹力纤维增生症。

（三）流感病毒

流感病毒属于黏病毒，为 RNA 呼吸道病毒。国外学者对流感大流行期间病毒性心肌炎的患病率做过调查，但报道自 9% 到 75% 不等。现在人们已经从病毒性心肌炎患者的心肌中分离出流感病毒，从而说明该病毒能够引起心肌炎的发生，但其致病机制目前还不明确。

（四）疱疹病毒

疱疹病毒属于 DNA 病毒，其中以巨细胞病毒（CMV）、单纯疱疹病毒（HSV）为主。巨细胞病毒是人类最常见的机会性感染病毒，多见于长期大量应用免疫抑制剂的患者，如艾滋病患者、器官移植者等。在有免疫活性的宿主中，CMV 感染在绝大多数病例中是无症状的，有症状的病例表现为自限性单核细胞增多症；在有免疫缺陷的病例中，CMV 感染可引起肺炎、视网膜炎、肝炎、多发性神经根炎、脑炎、心肌炎、胰腺炎、胃肠道疾病及肾上腺疾病等。近年来随着对 CMV 分子生物学性状研究的不断深入，发现 CMV 也是重要的侵犯心脏的病毒之一。20 世纪末，Schonian 在 43% 的急性心肌炎患者的心内膜心肌活检标本中，用原位杂交方法检出了巨细胞病毒基因，分布于心肌细胞（41%）、间质细胞（21%）、毛细血管内皮细胞（41%）等处，其后又在病毒性心肌炎的各个阶段检测出 CMV 基因，但未发现抗原。其是如何导致心肌损伤，还需进一步研究。而 HSV 不同于 CVB，它首先损伤心肌内类内皮细胞，其后累及心肌细胞，并且也有学者在心肌炎患者的病理检查中发现了 HSV 基因。

（五）肝炎病毒

在肝炎病毒感染流行期间，曾在尸检中发现有心肌间质及血管周围炎性浸润伴心肌局灶性坏死和心内膜下出血。乙型和丙型肝炎病毒在部分患者中可引起心肌炎性改变。曾报道，

1634 例肝炎患者，发现有 17.3% 心电图异常，多以 ST - T 段改变为主，但短时间内可消失。另外也有临床研究报道 140 例肝炎患者中，44% 具有心电图改变。不仅肝炎患者可见局灶性心肌损伤或心脏增大等改变，近年也有研究者在心肌炎患者心肌中发现肝炎病毒，进一步说明了肝炎病毒可能导致心肌损伤。

　　病毒感染是病毒性心肌炎发病的主要原因，据临床报道能够引起病毒性心肌炎的病毒多达二十余种，而且不断有新的病毒感染报道出现，临床病毒性心肌炎常见病毒类型见表 2-1。

表 2-1　　　　　　病毒性心肌炎感染常见病毒

	名称	分科	组型及流行特点
RNA 病毒	柯萨奇病毒	小 RNA 病毒科	分 A、B 两组，A 组含 23 型，B 组含 6 型，B 组易侵犯心脏，可在妊娠后期引起新生儿心肌炎
	埃可病毒	小 RNA 病毒科	共分 31 个血清型，多见于夏季儿童腹泻
	脊髓灰质炎病毒	小 RNA 病毒科	分 1、2、3 型，主要病毒侵犯肠道和脊髓
	流感病毒	正黏病毒科	分甲、乙、丙 3 型，主要侵犯呼吸道
	肝炎病毒	甲型，小 RNA 病毒科	主要侵犯肝脏
		丙型，黄病毒科	
		戊型，嵌环病毒科	
		丁型，待分	主要侵犯肝脏 DNA

续表

名称	分科	组型及流行特点
腺病毒	腺病毒科	包括95型，人类易感41型，主要侵犯肺脏
疱疹病毒	疱疹病毒科	共6型，巨细胞病毒属4型，EB病毒属5型，主要侵犯皮肤、神经等处
麻疹病毒	副黏病毒科	主要见于儿童
副流感病毒	副黏病毒科	分4型，主要侵犯呼吸道
其他病毒，如风疹病毒、登革热病毒、黄热病毒、狂犬病毒、天花病毒、脑炎病毒、心肌病毒、虫媒病毒、人类免疫缺陷病毒、流行性出血热病毒	分别属于披膜病毒、弹状病毒和沙粒病毒	均可侵犯心肌

二、VMC 发病机制

人体遭受病毒感染的机会很多，但多数人并不发生心肌炎，即使病毒侵入心肌也可以处于潜伏状态，仅在某些诱发因素（如细菌感染、受冷、运动、精神创伤、营养不良、药物、毒物、放射线、使用皮质激素等）存在时，病毒繁殖加速，心肌病变加重才发病。有人强调细菌感染，特别是链球菌感染是促使病毒重新活动的重要因素。而病毒的致病机制我们可以分以下几类进行讨论。

（一）病毒对心肌的损伤作用

病毒侵入机体首先引起病毒血症，而后侵入心肌在心肌细胞内复制，产生毒素，使心肌细胞发生代谢紊乱和营养障碍，引起心肌细胞坏死及细胞间质炎症，或由于其病毒产生毒素影响而引起心肌病变，进而影响心肌功能。疾病初期患者血液及心肌中即可分离到病毒，电子显微镜下可见到心肌中有病毒颗粒，免疫荧光检查可找到心肌中特异性病毒抗原等均支持病毒侵犯心脏。不同病毒直接损伤心肌组织机制可能不尽相同，尚不能完全清楚。现已经发现，肠道病毒等微小 RNA 病毒可能通过其蛋白水解酶直接水解心肌细胞骨架蛋白－抗肌萎缩蛋白，引起心肌细胞骨架蛋白复合体崩解，最终导致心肌细胞损伤。不同时期，同一病毒的致病机制也不相同。在急性期和亚急性期，大量病毒于心脏组织中复制、繁殖和播散，直接致使心肌损伤、坏死。在慢性期，主要表现为持续病毒感染，即病毒核酸于心肌中低水平持续复制，它可能直接损伤心肌结构和功能，也可能通过持续激活并维持免疫反应而间接损伤心肌。

（二）免疫反应

临床常见急性心肌炎在病毒感染后 2 周左右发病，此时病毒感染的全身症状基本消失，某些患者在病程后期心肌中已找不到病毒，但心肌病变仍在继续，血液中存在抗心肌抗体，心肌内发现免疫球蛋白及补体沉淀。大量研究表明，VMC 患者和动物体内均存在可作用于非感染心肌细胞的自身反应性杀伤T 细胞（CTL）和心脏反应性自身抗体（HRA）。因此至少部分嗜心性病毒感染可诱导机体发生自身免疫反应，并可介导心肌损伤，这可能是 VMC 尤其是慢性 VMC 演变成扩张型心肌病的主要发病机制之一。病毒侵入机体后，改变心肌细胞膜上的抗原决定簇或病毒外壳，作为触发因子诱发体液免疫与细胞免疫反应，导致进行性心肌损伤。在疾病的发生发展中，原发性或继发性免疫应答效应细胞为胸腺依赖性 T 淋巴细胞及其亚群、B 淋巴细胞及其他细胞毒性细胞（如自然杀伤细胞与巨噬细胞）等。

巨噬细胞表面的移植抗原（MHC）和进入体内的病毒结合，辅助 T 细胞（HTL）上的 T 细胞受体（TCR）识别结合在

MHC 上的病毒，并与之结合，将受体信息传递到细胞内，从而使 T 细胞活化、增殖和分化，产生白细胞介素 2（IL-2），IL-2 转而促使大量细胞毒 T 细胞产生，后者通过识别与 MHC 结合的抗原，破坏靶细胞。另外巨噬细胞移动抑制因子（MIF）是先天性和获得性免疫的重要调节因子，是宿主抵抗致病微生物免疫防御系统和应激反应系统中不可缺少的成员，而宿主抵抗微生物的防卫系统和应激反应具有激发免疫细胞前炎症反应的功能。研究表明，亲心肌性病毒感染心肌后，MIF 表达增加，MIF 不仅有抑制巨噬细胞游走、黏附、吞噬和聚集的功能，还能促进其在炎症局部浸润、增生、激活及通过调节细胞信号转导，促进某些细胞因子的分泌，如 IL-β、IL-6、IL-8、TNF-α 和 IFN-γ，同时激活 T 淋巴细胞，并使 NO 释放增加及磷脂酶 A2 的表达增加。红细胞膜上的 SOD 酶能参与吞噬细胞清除阴离子，增强吞噬功能。

白细胞介素 1（IL-1）、白细胞介素 6（IL-6）及 TNF 均能激活 T 细胞、B 细胞，导致免疫功能紊乱。单核细胞因子参与心肌免疫损伤的机制包括 TNF 具有抑制心肌收缩力、改变心肌细胞膜电位及降低血压等多种效应，TNF-α 及 IL-6 具有 HLA-Ⅱ类抗原的诱生能力，IL-1 亦可抑制心肌收缩力，增强 TNF 对器官的损伤。因此，我们可以在病毒性心肌炎患者中发现 IL-1、IL-6 及 TNF-α 水平明显升高。

CVB 等病毒的结构蛋白和非结构蛋白具有一些特异的抗原位点，它们可激活宿主的 B 淋巴细胞产生相应的中和抗体。而 CVB_3 所致的心肌炎，其亚急性期的心肌损害和自身免疫作用密切相关，感染该病毒后的慢性自身免疫性动物可产生抗肌凝蛋白重链的心脏特异性自身抗体。以肌凝蛋白免疫而不接种 CVB 的小鼠易感染诱发心肌炎，其 T 淋巴细胞能够将该病转移至间质小鼠或大鼠，此种心肌炎属于一种 T 细胞介导的自身免疫性疾病。在大部分心肌炎和扩张型心肌病患者中已可检出心脏特异性和心肌特异性抗肌凝蛋白自身抗体，还检出一些其他自身抗原的抗体，如抗心肌特定抗原（包括热休克蛋白、线粒体 M7、β 受体以及 ANT 等）的自身抗体、抗细胞膜受体抗原的抗体、抗细胞膜内抗原的抗体等。

由于病毒抗原或因心肌坏死后产生的自身抗原持续存在，病变继续发展。在病程中若有各种不良因素使病情反复，则心脏不断扩大，心功能逐渐减退，甚至反复发生心衰。

（三）氧化损伤和酶变化

急性 VMC 患者红细胞 SOD 降低，提示细胞内活性氧自由基增多。氧自由基可引起心肌细胞核酸断裂、多糖解聚、不饱和脂肪酸过氧化，造成心肌细胞损伤和线粒体氧化磷酸化作用改变，进而损伤心肌。同时心肌 iNOS 增多，NO 显著增加，C – myc 表达增强。NO 参与急性心肌炎的病理损伤过程，抑制了与能量代谢、抗氧化损伤及 DNA 合成有关酶的活性，干扰细胞能量代谢。王中琰等认为抗体和补体的细胞毒效应可能是由于其干扰了心肌细胞膜上的钠 – 钾 – ATP 酶活性，影响细胞膜的通透性，使心肌细胞钙内流增加，导致心肌细胞过度收缩；细胞和线粒体内钙沉积，使氧化磷酸化脱偶联，ATP 大量消耗，心肌细胞能量代谢障碍，溶酶体被激活，引起心肌细胞溶解、坏死。临床上我们可以见到患者血清谷草转氨酶（SGOT）、乳酸脱氢酶（LDH）、肌酸磷酸激酶（CPK）等在早期均可增高。

（四）细胞凋亡机制

经典理论认为心肌细胞属于终末分化细胞，其死亡被认为是坏死。然而自从凋亡被描述为不同于坏死的过程，近年来已有许多关于心脏疾病中存在着心肌细胞凋亡的报道，心肌细胞凋亡的异常在 VMC 的发病中也起着重要作用，提示凋亡可能是心肌炎心肌损害的机制之一，这些研究最终使人们改变了心肌损伤即细胞坏死这种观点。

　　T 细胞被激活成为 CTL 后，可以通过以下途径损伤心肌细胞：一是通过穿孔素与颗粒酶的作用；二是通过 Fas、FasL 作用诱导细胞凋亡。

　　（1）穿孔素和颗粒酶（granzyme）介导的细胞毒作用：病毒经肠道或呼吸道感染后，可经血液进入心肌，病毒直接经溶细胞作用损伤心肌或先激活自然杀伤细胞，释放溶细胞因子穿孔素（perforinperforming，PFP）。穿孔素是一种结构和功能均类似补体 C 的糖蛋白，主要表达在 NK、CTL 等细胞毒性细胞的胞浆中的嗜酸性颗粒中，它是激活的 NK 及 CTL 等细胞介导的细胞毒性效应细胞（CMC）释放的效应分子，释出的 PFP 进入细胞间隙，并在钙离子的存在下迅速附着于靶细胞膜，插入后形成跨膜孔道，产生非选择性离子通道，导致靶细胞发生渗透性溶解。同时与 PFP 共存于效应细胞胞浆颗粒中的颗粒酶等，也可经 PFP 孔道进入靶细胞，并激活细胞内内切酶系统，使靶细胞 DNA 断裂降解而产生溶细胞效应。由穿孔素介导的细胞毒作用损伤心肌，表现为外周血白细胞及心肌中总 T 细胞、T 细胞亚群的异常分布；如并出现自身免疫改变，损伤心肌，在外周血中可表现为检测到抗肌凝蛋白、抗肌膜、抗核、抗肌浆网、抗 ADP/ATP 载体抗体等。PFP 在细胞介导的细胞毒性作用及其引发的免疫损伤中起重要作用，但对细胞清除并无作用。这也提示 CTL 的免疫损伤和抗病毒作用可通过消除穿孔素而分开，从而为心肌炎的治疗提供了一条新的思路[26]。

　　（2）Fas/FasL 介导的细胞毒作用：Fas 和 FasL 均是细胞跨膜蛋白，FasL 是 Fas 的配体，Fas 主要表达于成熟的淋巴细胞及一些非淋巴细胞，肝脏、卵巢、心脏及激活的 NK 和 CTL 等效应细胞，而 FasL 仅表达于激活的 NK 和 CTL 等效应细胞。Fas/FasL 介导的 CMC（细胞毒性效应细胞）依赖于靶细胞表达的 Fas 和效应细胞表达的 FasL。当激活的细胞毒 T 淋巴细胞经 Fas/FasL 与靶细胞结合时，细胞膜上的 FasL 可与靶细胞表面的 Fas 受体结合，Fas 分子向细胞内传递凋亡信号，从而使靶细胞在数小时内发生凋亡。在病毒感染后，一方面机体调动凋亡体系，诱导感染细胞发生凋亡以清除入侵的病毒；另一方面，病毒在宿主细胞内存活与繁殖，促发宿主细胞凋亡，引起宿主病理损伤。体外实验表明，Fas/FasL 介导的细胞凋亡是机体内最主要的细胞介导的细胞毒作用的负反馈机制，在 VMC 发病中，激活的 CTL 一方面可杀伤病毒感染的心肌细胞以终止病毒感染；另一方面，CTL 亦可表达 Fas，因此可通过 Fas/FasL 途径诱导其自身凋亡，而不至于对心肌造成持续损害。

核因子 - κB（Nuclear factor kappa - B，NF - κB）是一类具有重要生理功能的转录因子，对参与机体免疫与炎症反应的诸多因子具有调控作用。在感染 CVB_3 后 2 小时，小鼠心肌组织中 NF - κB 活性增加，之后则持续性活化，活性变化最明显的是 P65 - P50 异二聚体。在病毒感染后迅速出现 NF - κB 活化，可能是机体的一种快速防御反应，NF - κB 调控致炎因子如 IL - 1、IL - 2、IL - 6、IL - 8、TNF - α、干扰素 γ 及细胞黏附分子等，参与病毒感染后心肌急性炎症反应。而在急性期后，心肌组织中 NF - κB 持续性活化，可能与慢性炎症及细胞凋亡的发生发展有关。

此外，在实验性病毒性心肌炎小鼠心肌细胞中，内质网伴侣蛋白 GRP78 和 GRP94 均显著上调，说明病毒性心肌炎心肌细胞发生了内质网应激反应。同时，伴侣蛋白上调的变化趋势与心肌细胞凋亡指数的变化相一致，说明内质网应激在诱导病毒性心肌炎心肌细胞凋亡的进程中很有可能起着极为重要的作用。

（五）相关基因异常表达

基质金属蛋白酶（MMPs）是一组特异性降解细胞外基质

的锌离子依赖性蛋白水解酶家族，在心肌胶原降解中起关键作用。VMC 小鼠急性期心肌 MMP－3 mRNA 的表达显著增高，TIMP－1 mRNA 表达显著下降、心肌胶原含量及Ⅰ/Ⅲ型胶原比值增加不明显。赵氏应用基因表达谱芯片筛选急性病毒性心肌炎相关基因，并对这些基因的功能进行初步分析，发现小鼠在 CVB_3 感染后的第 4、8、21 天，心肌中分别发现了 1684、284、98 条差异表达基因；PIM－3、Ang－Ⅰ、组织相容性基因－2 的表达被持续抑制。此外，病毒性心肌炎小鼠中原癌基因 c－fos 表达增加，c－fos 的异常表达可能参与了炎症性疾病病毒性心肌炎的发病。

【参考文献】

［1］Griffin LC，Kearney D，Ni J，et al. Analysis of formalin－fixed and frozen myocardial autopsy samples for viral genome in childhood myocarditis and dilated cardiomyopathy with endocaridial fibroelastosis using polymerase chain reaction（PCR）［J］. Cardiovas Pathol，1955，4（1）：3－11.

［2］王航雁. 儿童病毒性心肌炎的流行病学、病原与病理生理［J］. 人民军医，2003，46（11）：667.

［3］王晓茵，罗丽玲. 免疫核糖核酸对巨细胞病毒感染母亲所生新生儿 3~5 年反复呼吸道感染患病率的影响［J］. 实用儿科临床杂志，2003，18（6）：443－444.

［4］文玲莉. 婴儿巨细胞病毒感染的血液系统损害［J］. 实用儿科临床杂志，2003，18（9）：702－703.

［5］Weinstein L，Shelokov A. Cardiovascular manifestations in acute poliomyelitis［J］. N Eng J Med，1951，244（9）：281－285.

［6］王文棣，马少春. 人巨细胞病毒感染性心肌炎干预措施的研究［J］. 医学临床研究. 2004，21（4）：337－339.

［7］Martin AB，Webber S，Fricker J，et al. Acute myocarditis：Rapid diagnosisi by PCR in children［J］. Circulation，1994，90（1）：330－339.

［8］Kitaura Y，Deguchi H，Ukimura A，et al. Clinicopathological features of influenza myocarditis and pericarditis［J］. Nippon Rinsho，1997，

55 (10): 2706 - 2713.

[9] Stato S, Tsutsumi R, Burke A, et al. Persistent of replicating cox-sackievirus B3 in the athymic murine heart is associated with developmet of myocarditic lesion [J]. J Gen Virol, 1944, 75 (pt11): 2911 - 2924.

[10] Gauntt CJ. Coxsackievirus B clinical isolates and murine myocarditis [J]. Virus Res, 1996, 41 (1): 89 - 99.

[11] Smith SC, Aleen PM. The role of T cells in myosin - induced auto-immune myocarditis [J]. Clin Immunol Immunopathol, 1993, 68 (2): 100 - 107.

[12] Karupiah G, Xie QW, Buller ML, et al. Inhibitin of biral replica-tion by interferon - gamma - induced nitric oxide synthase [J]. Science, 1993, 261 (5127): 1445 - 1448.

[13] Godeny EK, Arizpe HM, Garntt CJ. Characterization of the anti-body response in vaccinated mice protected against coxsackievirus B3 induced myocarditis [J]. Viral Immunol, 1987 - 1988, 1 (4): 305 - 314.

[14] 李延文, 杨英珍, 陈灏珠, 等. 肠道病毒感染与心肌炎暴发流行关系的探讨 [J]. 临床心血管病杂志, 1995, 11 (6): 330 - 331, 343.

[15] 黄素芳, 孟祥春, 于丽君. 小儿病毒性肺炎的病毒病原学分析 [J]. 哈尔滨医科大学学报, 2001, 35 (4): 286 - 287.

[16] 宁娟, 李永宏. 病毒性心肌炎的发病机制 [J]. 医学综述, 2008, 14 (9): 1349.

[17] Ayach B, Fuse K, Martino T, et al. Dissecting mechanisms of in-nate and acquired immunity in myocarditis [J]. Curr Opin Cardiol, 2003, 18 (3): 175 - 181.

[18] 陈瑞珍, 陈萍. 心肌炎的免疫学作用机制 [J]. 临床儿科杂志, 2007, 25 (10): 805.

[19] 熊丁丁, 杨英珍, 胡英, 等. 穿孔素介导的细胞毒效应在病毒性心肌炎小鼠发病中的作用 [J]. 上海医科大学学报, 1999, 26 (2): 128 - 130.

[20] Gebhard JR, Perry CM, Harkins S. Coxsackievirus B3 - induced myocarditis: perforin exacerbates diseases, but play no detectable role in virus

chearance [J]. Circulation. 1998, 97 (9): 637 –639.

[21] 杨思进, 赵李平. 病毒性心肌炎的免疫研究进展 [J]. 中西医结合心脑血管病杂志, 2003, 1 (3): 162.

[22] 李国平. 综合疗法治疗类风湿性关节炎 90 例 [J]. 新中医, 1995, 31 (7): 322.

[23] Kishimoto C, Kurokawa M, Ochiai H. Antibody – mediated immune enhancement in Coxsackievirus B3 myocarditis [J]. J Mol Cell Cardiol, 2002, 34 (9): 1227 –1238.

[24] Hoebeke J. Structural basis of autoimmunity against G protein coupled membrane receptors [J]. Inter J Cardiol, 1996, 54 (2): 103 –111.

[25] Magnusson Y, Wallukat G, Waagstein F, et al. Autoimmunity in idiopathic dilated cardiomyopathy [J]. Circulation, 1994, 89 (6): 2760 –2767.

[26] Thomas Braciale, Vivian Braciale. Antigen Presentation: structural themes and functional variations [J]. Immunology Today, 1991, 12 (4): 124 –129.

[27] Smith SC, Allen PM. Expression of myosin – class II major histocompatibility complexes in the normal myocardium occurs before induction of autoimmune myocarditis [J]. Proc Natl Acad Sci USA, 1992, 89 (19): 9131 –9135.

[28] 姚丽萍, 党连生, 李宁兰, 等. 病毒性心肌炎患者黄芪治疗前后 IL –6、IFN –γ 变化的研究 [J]. 医师进修杂志, 2005, 28 (7): 41 –42.

[29] Eriksson U, Kurrer MO, Schmitz N, et al. Interleukin –6 – deficient mice resist development of autoimmune myocarditis associated with impaired upregulation of complement C3 [J]. Circulation, 2003, 107 (2): 320 –325.

[30] Afanasyeva M, Wang Y, Kaya Z, et al. Experimental autoimmune myocarditis in A/J mice is an interleukin –4 – dependent disease with a Th2 phenotype [J]. Am J Pathol, 2001, 59 (1): 193 –203.

[31] Sole MJ, Liu P. Viral Myocarditis: A paradigm for understanding the pathogenesis and treatment of dilated cardiomyopathy [J]. J Am Coll Car-

diol，1993，22（4 Suppl A）：99A-105A.

第二节　中医病因病机

　　病毒性心肌炎根据发病的特点属于中医学"温病"范畴，根据临床表现的特点又可归于中医学"心悸""怔忡""心痹""胸痹""虚劳"等内科疾病的范畴。国家标准《中医临床诊疗术语》中将其定名为"心瘅"，即风寒湿热侵及形体，阻痹经气，内舍于心，久之损伤心气脉络，心脉运行失畅，临床以神疲乏力、面色苍白、心悸、胸闷短气为临床症状，其临床表现轻重不一，重者可出现心律失常、心脏严重杂音、心脏扩大，少数有心源性休克等表现。临床上对病毒性心肌炎病因病机的认识见仁见智，主要有以下几方面。

一、病因

1. 外感邪毒

　　普遍认为外感之邪乃本病的直接致病因素，或为风热毒邪，从鼻咽而入，首先犯肺卫；或为湿热毒邪，从口鼻而入，蕴郁胃肠，由表入里，逆传心包，导致心脉痹阻；或为时疫热毒，抑或其他六淫之邪化热灼伤营阴，导致心之气阴亏虚，心气不足，血行无力，血流不畅，致气滞血瘀。心阴耗伤，心脉失养，阴不制阳，导致心悸不宁；心阳受损，阳失振奋，气化失职，导致怔忡不安。

2. 饮食失调

　　饮食不节，如过食肥甘厚味，或平素脾胃虚弱、痰湿体质者，脾胃运化失健，水浸不布，聚湿成痰，上犯心胸清旷之区，阻遏心阳，气机不畅，致心脉痹阻。

3. 劳倦内伤

　　劳倦伤脾，脾虚转输失能，气血化生失源，心脉失养；或积劳伤阳，心肾阳微，阴寒内侵，血脉失于温运，血行涩滞。

4. 小儿体虚

小儿素体正气亏虚，肺为娇脏，卫外不固，脾常不足，易遭风热、湿热时邪所侵，故本病好发于儿童。

二、病机

1. 温邪上受，首犯肺卫，继传心包

本病初起多表现为发热、头痛、咳嗽、咽部肿痛，故有学者认为初期病邪多在肺卫，上述症状乃由于素体亏虚，卫表不固，外感温热之邪乘虚由从鼻咽而入，先犯肺卫，继而邪毒由表入里留而不去，心因血脉而与肺相通，肺之温热疫毒可乘之入心，内舍于心，导致心脉痹阻，血行不畅，即现心悸、胸闷、胸痛、气急诸症，即所谓"温邪上受，首先犯肺，逆传心包"[7-8]。

2. 邪气内侵，肺脾失调心神伤

有学者认为温热邪毒不仅犯肺，也侵及脾胃，提出 VMC 应从肺、脾、心三脏论治，不可偏废。刘弼臣认为"心常有余，肺常不足，脾气易虚"是小儿 VMC 的发病内因。其病机，总属禀赋不足，正虚御病无力，外邪痰浊乘虚入侵，阻鼻袭肺，伤脾侵心，肺、脾、心相传，使心血阴阳受损，心神失养，而心悸、怔忡由生。并提出从肺论治需分寒热，从脾胃论治当辨气阴的治则[11]。不仅小儿病毒性心肌炎从肺、脾、心论治，成人病毒性心肌炎也应从此三脏论治，如杨思进按照中医辨证论治的方法，结合现代医学的研究成果，总结出了从心、肺、脾论治，以及分阶段、重药理论治的规律，认为肺、脾功能失常在 VMC 的发病中起着重要作用，并总结出了"护心为主，肺脾同调，结合药理"的辨证、辨病论治体系及整体思想[12]。

3. 气虚火郁，心火下陷脾土中

急性 VMC 患者中有一部分患者以五心烦热、低热不退、心动悸、胸闷胸痛、头痛、项背强直为主症，或伴便溏，见舌体胖大，舌边尖红，苔白，右脉虚而疾，或见结、代脉，即所谓"气虚火郁"证。故有学者认为此乃饮食劳倦伤及脾胃，致荣卫之气不能上输心肺，卫外功能失常，外邪乘机而入，"心火下陷于脾土之中，郁而不伸"。治疗此证，当遵"火郁发之"之旨，以益气舒脾、升阳散火为法，临床用复方羌芪片[16]。

4. 大气下陷，气机升降失常态

临床上有医家结合 VMC 的临床表现，宗张锡纯的大气学说，认为宗气虚损，大气下陷，气机升降失常是 VMC 发病主要机理。VMC 多为热毒邪气从皮毛、口鼻而入，袭表侵肺或损伤脾胃，肺虚或胃伤而致宗气生成不足或虚损，也有毒邪直中心经，伤及宗气者。阳气主升主动，以升为健，心肺居于高位以降为和，宗气虚心肺气弱失司，无力托举心肺而有下降之势或下降太过，皆可因虚致陷产生大气下陷证。气虚而下陷，贯心脉、行气血，走息道、司呼吸之职失常，而发为 VMC，故大气下陷是 VMC 基本证候之一[13-14]。亦有从《金匮要略》的认识，得出"随其所得"是 VMC 的根本病机，而大气下陷是 VMC"随其所得"的结果，即大气下陷是无形之热随其所得而致病，并且认为"随其所得"是 VMC 进一步发展的关键[15]。

5. 邪毒侵心，气阴两虚为根本

临床上多数学者认为本病为本虚标实证，本虚主要为气阴两虚，标实主要为外感邪毒，病机关键为邪毒犯心。在发病过程中，本虚与标实常常相互影响。正气不足、邪毒侵心是导致 VMC 发生的重要因素。其中，气阴两虚是本病发生的内在根据，而外感温热邪毒则是诱发和加重本病的主要外因[1-4]。这一论述为多数学者所认同，陈氏则进一步讲述到 VMC 应属于温病范畴：VMC 为感受温热邪毒引起，而温热邪毒最易伤阴耗气，又因该邪毒好犯心、脉，邪热炼血成瘀，津伤血滞等[5-6]。

6. 气虚血瘀，病理产物贯始终

较多学者认为瘀血是 VMC 的重要病理产物，VMC 的发生多由感受温热或湿热毒邪或风寒侵入人体，酿成热毒，深入心包脉络，耗损心之气阴而发，热毒之邪既伤心体又伤心用，使心气不足，鼓动血行无力，血流不畅而形成瘀血。瘀血既成，阻滞脉络，进一步使气血滞塞不畅，加重病情，即所谓虚可致瘀，瘀亦可夹虚。另一方面，若热毒留恋不去，壅滞于心，亦可造成心脉瘀阻。心脉瘀阻是贯穿本病整个病程的基本病机，但以中后期为显著[17-18]。从此立意出发，有关学者也确立了活血化瘀、养血通脉的治疗方法或佐以活血化瘀疗法，并取得良好疗效[19-20]。由此可认为瘀血不仅是 VMC 病程中的重要病理产物，同时亦是致病、加重病情的重要因素[17]。

7. 脾胃不足，气血生化无源流

VMC 患者往往素体虚弱或为痰湿中盛之体，饮食不节，嗜食肥甘厚味，以致脾胃损伤，且本病患者大多有失治误治史，久病及脾，过服大量中西药物亦致脾胃不足，且患病之后多有乏力。故有学者认为脾气虚弱，气血生化无源，则可导致血虚而心无所主，脾不统血，血液妄行，亦会造成心血心气不足。脾胃升降失司，清阳不升，浊阴不降，气机逆乱，郁滞不畅，气滞日久必致血瘀。脾运胃降失职，为生痰之源，痰浊上扰于心，则神明扰乱，气血阻滞。思虑过度，影响脾运，亦暗耗心血。故 VMC 虽有余毒未消、气阴两虚、气滞痰瘀阻络、心神不宁诸多病因病机，而脾胃不足为第一要义[9-10]。从西医学现代研究也可发现，在病变过程中，病毒感染和播散、心肌持续感染、自身免疫反应的启动及心肌病变与胃肠道、肠系膜淋巴结、胰腺、脾脏的病理及功能改变息息相关，这与中医学所阐述的脾胃功能综合体的定位、功能表现相类似。由此认为本病病机与中医脾胃功能综合体的功能紊乱密切相关[10]。

8. 卫气营血，三焦结合调机变

VMC 属于"温病"范畴，于是有学者从温病学角度探讨 VMC 的辨证论治规律：①初期为正气不足，外感时疫病毒，病在上焦，伤及卫气，相当于病毒复制期。②急性期为时疫病毒内炽，传变迅速，病在中上焦，伤及气营，相当于免疫反应期。③恢复期及慢性期为病毒逐渐控制，正气逐渐恢复，正虚邪恋，难解难分，大部分患者正胜邪退而病愈，极少数发展为心肌损害，相当于扩张型心肌病期。④后遗症期为病毒已除，正气损伤未复，心肌损害，表现为扩张型心肌病、严重心律失常、充血性心力衰竭、猝死等[21]。

9. 虚为根本，毒湿瘀痰共致病

有医家认为，VMC 辨证应抓住虚、毒、瘀三个病理关键[22-23]。也有医家补充，认为 VMC 多由外邪侵入心之络脉，痰饮阻络，津液代谢失常，痰饮内生，阻于络脉所致，痰阻心络为其基本病机，即终致"痰、瘀"二者病理变化[24]。更有医家加以总结，从"虚、毒、湿、痰、瘀"之间的辨证关系，揭示了"虚"是病变的根本，"毒"是发病的重要条件，"湿""瘀""痰"是病变过程中的不同病理改变。治疗上主张以扶正为主，紧紧围绕"虚、毒、湿、瘀、痰"的标本缓急进行辨证施治[25]。

10. 气郁邪陷，六淫皆可为患

中医多将本病纳入"温病"范围加以讨论，病因主要归结为感受"温热邪毒"，有学者认为本病与明、清以前古籍所论之"心痹"颇为相符。心痹之成，因脉痹而复感于邪，而脉痹之成，究其外因多由风寒湿三气杂至，非只温邪，即在病因方面，六淫邪毒皆可为患，不能把病因局限在温热邪毒一类；在病机方面，不能简单地把心律失常归结为心气心阴两伤，气机郁闭、邪毒内陷，才是病机核心所在。并且提出开郁逐邪才是决定病情进退的关键措施[26]。

综上，病毒性心肌炎的发生多由于素体虚弱，感受温热或湿热毒邪或其他六淫邪气，从皮毛、口鼻或胃肠而入，酿成热毒，热毒伤及肺或脾胃，抑或宗气。病邪入里，伤津耗气，侵及心脉而演变为气阴两伤之虚证。虚又可致痰瘀内生，如此气血阴阳俱损而疾病迁延难愈。本病病位以心为主，涉及肺、脾胃和肾等脏腑；病理因素有瘀血、痰浊；病机特点主要为虚实夹杂，而以虚为主；证属本虚标实，邪毒外犯为标，正气不足为本。

近年来，中医对方证结合治疗 VMC 的认识不断深化，如何根据 VMC 的中医发病规律及病机特点来把握其本质引起越来越多人的重视。但对 VMC 的病因病机研究还存在一些问题，需要进一步探讨解决。主要表现在以下几个方面，其一，临床上对 VMC 的病因病机研究不够深入，对中医病因病机的研究除了继续改进研究方法、手段以外，尚需把握正确的中医审症求因思维方式，并紧密结合科学技术的发展，以现代医学研究方法来研究 VMC 病因病机的本质，或者在此基础上进一步创建科学的假说、构建新的理论；其二，针对 VMC 的病因病机并非固定不变，不可因一家之言而泥而不化，否则不能取得良好效果或贻误病情，故临证应随机应变，不可固守一隅，抑或作无稽之论，应一切从临床实际出发；其三，中医学是一个伟大的宝库，创新需立足于继承前贤理论，经验教训上才能站住脚跟。故应当挖掘古今医家的诊疗经验，使之更好地服务临床。总之，VMC 的病因病机研究还有待深入。

【参考文献】

[1] 霍东瑛，冯晓纯. 辨证治疗病毒性心肌炎的临床体会 [J]. 吉

林中医药，2007，27（10）：46.

［2］曹洪欣，殷惠军，郭书文．病毒性心肌炎病变机理探析［J］．中医药学报，2007，13（1）：837－839.

［3］张治祥，杨磊．杨培君教授治疗病毒性心肌炎经验撷菁［J］．中医药学刊，2004，22（10）：1793－1794.

［4］王菲菲．基于病毒性心肌炎文献分析的中医证候计量诊断及用药规律研究［D］．南京中医药大学，2009.

［5］陈茂刚．试论病毒性心肌炎属于"温病"范畴［J］．时珍国医国药，2002，13（5）：295－297.

［6］王鸿燕．温邪上受逆传心包传变机理探要——兼论22例病毒性心肌炎发病机制［J］．实用中医内科杂志，2008，22（10）：13－14.

［7］石占利，余昱．程志清教授治疗病毒性心肌炎经验摭拾［J］．中医药学刊，2004，22（6）：979－981.

［8］王更生．病毒性心肌炎中医分型治疗心得［J］．中国社区医师综合版，2007，9（11）：77.

［9］丁阳．从脾胃论治心肌炎举隅［J］．现代中西医结合杂志，2000，9（23）：2391－2392.

［10］成建定，孙慧兰，陈玉川，等．从脾胃学说探讨病毒性心肌炎的发病机制［J］．山东中医杂志，2002，21（7）：387－389.

［11］杨德明．刘弼臣教授从肺论治小儿病毒性心肌炎临床经验［J］．新中医，1994，26（3）：4－5.

［12］白雪，杨思进．杨思进教授对病毒性心肌炎的辨证用药经验［J］．四川中医，2007，25（9）：3－5.

［13］曹洪欣，朱海燕．大气下陷证与病毒性心肌炎相关性机理的理论探讨［J］．陕西中医，2002，23（2）：141－143.

［14］张俊清，张军平．大气下陷与病毒性心肌炎的治疗［J］．辽宁中医杂志，2009，36（3）：374－375.

［15］倪淑芳，张军平．"随其所得"与病毒性心肌炎病机探讨［J］．中华中医药杂志，2010，25（6）：844－845.

［16］郑锐锋，李春生，王小沙．病毒性心肌炎病因病机的探讨［J］．中国中医急症，2004，13（9）：599－600.

［17］孙刚，王振涛．从瘀论治病毒性心肌炎［J］．中医杂志，

2005，46（10）：795.

　　[18] 刘寨华，曹洪欣，张华敏. 病毒性心肌炎证候演变规律探析[J]. 中国中医基础医学杂志，2007，13（1）：837－839.

　　[19] 胡思源，贺爱燕，刘虹，等. 通脉液治疗小儿急性心肌炎的临床研究[J]. 中国中医急症，1999，8（3）：104－106.

　　[20] 马蕾，刘恩远，张士卿. 张士卿教授治疗小儿病毒性心肌炎后遗症经验[J]. 中医儿科杂志，2005，1（1）：1－2.

　　[21] 粟华魁，周德生. 从温病学探讨病毒性心肌炎辨证论治规律[J]. 湖南中医杂志，2005，21（2）：72.

　　[22] 王振涛. 病毒性心肌炎的分期辨治[J]. 河南中医，2003，23（2）：44－46.

　　[23] 张效科，赵恒斌. 浅论病毒性心肌炎病机要素及治疗特点[J]. 陕西中医，2006，27（7）：830－831.

　　[24] 田红明，贾江俊，贺慧芳，等. 涤痰化瘀汤治疗病毒性心肌炎120例[J]. 河北中医，2010，32（5）：681.

　　[25] 魏从强. 病毒性心肌炎中医辨证施治初探[J]. 四川中医，2003，21（2）：7－8.

　　[26] 宋兴. 病毒性心肌炎诊治辨析[J]. 成都中医药大学学报，2004，27（3）：1－2.

第三章　病毒性心肌炎的临床表现

第一节　症状与体征

一、临床症状和体征

本病轻重不一，临床表现复杂多变，差异很大，取决于心肌病变的广泛程度、机体的反应状态以及感染病毒的类型。

1. 病毒感染史

50%～80%患者有过发热、流涕、腹泻等前驱症状。

2. 症状

（1）一般症状：可有轻至中度的发热、头痛、咽痛、咳嗽、腹痛、腹泻、全身不适及关节痛。

（2）心脏症状：胸痛、心悸、胸闷、气促、乏力，少数严重患者可出现血压降低或休克、昏厥、紫绀甚或猝死。

（3）消化系统症状：少数患者可有腹泻、呕吐、恶心。

3. 体征

主要为心律失常，可有持续窦性心动过速，亦可呈心动过缓，甚至出现传导阻滞；血压偏低，严重者可呈休克前状态或休克状态；心尖部和三尖瓣听诊区可闻及 2/6～3/6 级收缩期杂音，S1 心音减弱，常有 S3 或 S4 心音，可出现舒张期奔马律；少数患者心脏可扩大，在胸骨左缘有时可触及心脏搏动；心包受累者可闻及心包摩擦音；有左心衰或全心衰竭的患者可有相应体征，如明显的气促、紫绀、咳嗽、泡沫样血痰、两肺底湿啰音，以及颈静脉充盈，肝脏增大等。

二、临床分型

1. 亚临床型心肌炎

临床症状不明显，心肌酶正常，积极治疗或休息即可以恢复正常。

2. 轻症自限型心肌炎

心肌酶和肌钙蛋白一过性上升，心肌细胞损伤轻，治疗及时可恢复正常。

3. 隐匿进展型心肌炎

病毒持续存在，临床症状轻，逐步发展成为扩张型心肌病。

4. 慢性迁延型心肌炎

病毒持续存在，心衰症状加重，数年后心衰死亡。

5. 急性重症型心肌炎

短期内可发展为心源性休克，数日或数周后死亡。

6. 猝死型

多发生于儿童和青少年。发病前无明显症状，突然死亡。

也有综合国内外的临床分型，分为重症病毒性心肌炎、心律失常型心肌炎、ST－T改变型病毒性心肌炎、一过性病毒性心肌炎、隐匿型病毒性心肌炎、猝死型病毒性心肌炎。

三、病情分度

1. 轻度

无明显症状，无心功能障碍，心界不大，有符合心肌炎的心电图，病程数周至数月。

2. 中度

心前区不适，乏力，心悸，心动过速，奔马律，心音低钝，心界轻度扩大，病情迁延数年才恢复。

3. 重度

起病急，突发心衰，休克，数小时或数天死亡；反复发作心衰，呈慢性活动病程，心脏显著扩大，心律失常，心梗，猝死。

第二节　伴焦虑抑郁症状患者的临床特点

病毒性心肌炎是由外感邪毒侵心，热毒内蕴，损伤心脉所致，依据其临床特点，可归为中医"心悸""怔忡""胸痹""温病"等范畴。《素问·灵兰秘典论》曰："心者，君主之官也，神明出焉。"表明心有统帅全身脏腑、经络、形体、官窍的生理活动和主司精神、意识、思维、情志等心理活动的功能。《灵枢·本神》曰："心藏神，脉舍神，心气虚则悲，实则笑不休。"此所谓心损则神伤；《景岳全书·郁证》曰："至若情志之郁则总由乎心。"即神伤心已损；《灵枢·口问》亦云："悲哀愁忧则心动。"可见情志异常首先影响心。心损与神伤互为因果，在疾病演变过程中互为致病因素。随着对生物－心理－社会医学模式认识的不断深入，心血管疾病的心身关系越来越受到人们的重视，认为心理因素在心血管疾病的发生、发展、转归中起着重要作用，可导致心血管事件发生率和病死率的增加，对患者的预后造成不良转归[1]。文献报道[2-3]心血管疾病可引起和加重抑郁和焦虑症，而抑郁和焦虑症也可诱发和加重心血管疾病的病情，并对心血管疾病的预后产生显著影响。病毒性心肌炎诊断的不确定性及病情迁延不愈易引起各种心理问题，主要包括焦虑和抑郁，二者常相伴为病[4]。但病毒性心肌炎患者伴发的焦虑、抑郁症状容易被临床医生所忽视，常将其归于躯体疾病，且对焦虑、抑郁与疾病的关系认识不足，进而影响了患者的康复。

经本院 49 例患者的临床研究发现，有病毒性心肌炎伴焦虑症状的占 34.69%，伴抑郁症状的占 44.90%，临床表现以胸闷、乏力、气短、胸痛、心悸、心烦、神疲、咽干、自汗、头痛出现频率较高，其中神疲、自汗、头痛在伴与不伴焦虑症状患者中比较，差异有统计学意义（$P < 0.05$），神疲在伴与不伴抑郁症状患者中比较，差异有统计学意义（$P < 0.05$）。焦虑抑郁与心血管疾病可以互为因果，其躯体症状与心血管疾病的临床表现往往相重叠或混淆，不易辨别。近年来前瞻性研究也显示：抑郁焦虑患者持续分泌儿茶酚胺，伴交感神经激活，诱发冠脉痉挛、加重心肌缺血，从而引起严重的心血管病事件[5]。因此，临床上应重视心肌炎患者伴发的情志改变，及早进行焦虑抑郁评定，给予相应的干预治疗[6]。

焦虑自评量表和抑郁自评量表是一种能直观地反映患者主观感受的临床工具，可以用来作为焦虑抑郁的辅助诊断，相当简便。自评量表由患者自行评价，不需别人参与。由患者报告自己的主观感受一方面有其真实性，另一方面也存在主观性。文献报道[7]，焦虑、抑郁患者存在植物神经功能的紊乱和心率变异性的降低；研究也表明[8]病毒性心肌炎患者除心肌细胞受损外，自主神经末梢也有不同程度的损害，表现为心率变异性降低。心率变异性（HRV）是无创伤评估心脏自主神经活动的独立评价指标，对反映心脏自主神经功能的异常变化有敏感、定量、直观、可重复的优点。目前，HRV 用于临床研究非常广泛，几乎包括了所有心血管疾病和糖尿病等非心血管疾病。研究表明 24 小时 HRV 的 SDNN 是一项除性别、年龄、糖尿病、高血压、冠心病、陈旧性心肌梗死外的可能预测心血管事件的独立危险因素[9]。本研究显示，病毒性心肌炎伴有焦虑、抑郁症状患者的心率变异性较不伴焦虑、抑郁症状有所降低，说明病毒性心肌炎伴焦虑、抑郁症状的患者的自主神经功能受损，可能与心肌内炎症坏死、纤维化、瘢痕形成造成局部心肌除极复极过程不同步、兴奋紊乱及局限性传导障碍，导致心内膜电活动异常、自主神经受损有关，但其确切机制仍需进一步研究。

【参考文献】

[1] 吴印生．情绪变化引起心血管危险的严重性［J］．心血管康复医学杂志，2006，15（suppl）：59-63.

[2] 赵小丽，刘全胜．心血管疾病并发焦虑抑郁症状 2050 例心理干预治疗分析［J］．陕西医学杂志，2005，34（8）：958-960.

[3] 刘佳敏，朱宁，曾宪敏．心血管病患者抑郁情绪的调查研究［J］．中国心理卫生杂志，2005，19（4）：239.

[4] 王振先，徐兰，王育龙，等．病毒性心肌炎对患儿心理行为的影响［J］．中华儿科杂志，2006，44（2）：122-125.

[5] Rozanski A，Blumenthal JA，Kaplan J. Impact of psychological factors on the pathogenesis of cardiovascular disease and implications for therapy［J］．Circulation，1999，99（16）：2192-2217.

[6] 吕仕超，张军平．试论病毒性心肌炎伴发情志改变的治疗［J］．中国中医基础医学杂志，2010，16（2）：161-162.

[7] 张谦，栾彤，沈洁，等．焦虑抑郁患者的心率变异性特点［J］．苏州大学学报（医学版），2008，28（5）：804-806.

[8] 罗昭林，钱永如．心率变异性在儿科疾病中的临床应用［J］．实用儿科临床杂志，2003，18（11）：917-919.

[9] 刘德平，曾学寨，董榕，等．老年人心率变异性减低在预测心血管事件中的价值［J］．中华老年医学杂志，2003，22（2）：80-82.

附1　病毒性心肌炎伴焦虑抑郁症状的临床特点分析研究

一、临床资料

1. 诊断标准

所有病例均符合1999年镇江会议制定的《成人急性病毒性心肌炎诊断参考标准》。应用 ZUNG 焦虑自评量表（SAS）、ZUNG 抑郁自评量表（SDS）问卷调查，评定焦虑、抑郁情况。

2. 纳入和排除标准

（1）纳入标准：符合病毒性心肌炎西医诊断标准；病情属于轻、中型；男女不限，年龄在14～40岁之间；签署知情同意书。

（2）排除标准：合并阿斯综合征发作、充血性心力衰竭伴或不伴心肌梗塞样心电图改变、心源性休克，急性肾功能衰竭、持续室性心动过速伴低血压或心肌心包炎等一项或多项表现者；风湿性心肌炎、先天性心脏病、原发性心肌病、中毒性心肌炎、结缔组织病以及代谢性疾病的心肌损害、甲状腺功能亢进症、原发性心内膜弹力纤维增生症、先天性房室传导阻滞、冠心病、β受体功能亢进、心脏自主神经功能异常者；合并肝、肾、造血系统等严重原发性疾病者；严重精神病患者；妊娠或哺乳期妇女。

3. 一般资料

49例患者均来自2009年1月～2010年7月就诊于天津中医药大学第一附属医院，临床诊断为病毒性心肌炎。其中男27例，女22例，年龄14～39岁，平均（27.95±8.51）岁。

二、方法

1. 研究方法

应用 ZUNG 焦虑自评量表（SAS）、ZUNG 抑郁自评量表（SDS）评定 49 例临床诊断为病毒性心肌炎患者的焦虑抑郁情况，根据问卷结果分为病毒性心肌炎伴焦虑症状和不伴焦虑症状、病毒性心肌炎伴抑郁症状和不伴抑郁症状。焦虑自评量表（SAS），包括 20 个项目，分为没有或很少时间、少部分时间、相当多时间、绝大部分或全部时间 4 级评分，总分为各项目得分相加再乘以 1.25 后取整数部分得到标准分，总分越高表明焦虑程度越重，标准分按照中国常模，≥50 分定义为焦虑。SDS 包括 20 个条目，亦分为没有或很少时间、少部分时间、相当多时间、绝大部分或全部时间 4 级评分，抑郁严重度指数 = 各条目累计分/80，指数在 0.5 以下者为无抑郁，0.50 ~ 0.59 为轻度抑郁，0.60 ~ 0.69 为中度抑郁，0.70 以上为重度抑郁。所有患者均进行 24 小时动态心电图（DCG）检测，记录分析心率变异性，包括时域指标和频域指标。

2. 观察指标

观察指标包括焦虑及抑郁的发生率，患者的临床表现、心率变异性、心率。心率变异性包括时域指标和频域指标，时域指标有 SDNN – 24h、SDANN、每 5 分钟正常 R – R 间期标准差的平均值（SDNN – index）、相邻正常 R – R 间期差值的均方根值（rMSSD）、百分爱丁堡指数（pNN50）；频域指标有频域功率 – 24h、最小频域功率、最大频域功率。心率指标有平均心率、最小心率、最大心率。

3. 统计学方法

采用 SPSS 11.5 统计软件进行分析，计数资料用 χ^2 检验，计量资料用 t 检验，$P < 0.05$ 为差异有统计学意义。

三、结果

1. 焦虑抑郁发生状况

49 例病毒性心肌炎患者中 17 例伴焦虑症状，发生率为 34.69%，标准分均≥50 分，SAS 总分为（43.82±3.00）分，比国内常模（29.78±0.46）分高。

22 例抑郁严重度指数≥0.5，发生率为 44.90%，其中轻度抑郁 13 例，5 例为中度抑郁，4 例为重度抑郁，SDS 总分为（43.95±6.71）分，比国内常模（33.46±8.55）分高。

2. 临床症状分析

胸闷、乏力、气短、胸痛、心悸、心烦、神疲、咽干、自汗、头痛等临床症状出现频率较高。比较有与无焦虑症状患者的临床表现，其中神疲、自汗、头痛差异有统计学意义（$P < 0.05$）；比较有与无抑郁症状患者的临床表现，仅神疲差异有统计学意义（$P < 0.05$）。

表 3-1 49 例患者临床症状分析（例）

临床表现	焦虑症状		P 值	抑郁症状		P 值
	有（17 例）	无（32 例）		有（22 例）	无（27 例）	
胸闷	16	31	1.000	21	26	1.000
乏力	16	23	0.143	19	20	0.481
气短	16	26	0.426	19	23	1.000
胸痛	14	23	0.643	18	19	0.354
心悸	15	24	0.470	17	22	0.994
心烦	14	22	0.492	17	19	0.586
神疲	14 *	14	0.009	16 △	12	0.047
咽干	14	18	0.068	15	17	0.703
自汗	13	15	0.046	13	15	0.804
头痛	11 *	15	0.023	13	13	0.445

续表

临床表现	焦虑症状		P 值	抑郁症状		P 值
	有（17 例）	无（32 例）		有（22 例）	无（27 例）	
咽红肿或痛	6	14	0.566	8	12	0.567
不寐	6	6	0.351	6	6	0.683
身痛	4	11	0.433	9	6	0.158
盗汗	4	9	0.994	5	8	0.586
低热	2	2	0.902	1	3	0.756

注：与无焦虑症状患者比较，$^{*}P<0.05$；与无抑郁症状患者比较，$^{\triangle}P<0.05$。

3. 心率变异性分析

表 3 – 2 示，有焦虑症状与无焦虑症状患者的心率变异性时域指标中 SDNN – 24h、SDANN 差异有统计学意义（$P<0.05$）；有抑郁症状与无抑郁症状患者的心率变异性时域指标差异无统计学意义（$P>0.05$）。

表 3 – 3 示，有焦虑症状与无焦虑症状、有抑郁症状与无抑郁症状患者的心率变异性频域指标比较，差异无统计学意义（$P>0.05$）。

表 3 – 4 示，有焦虑症状患者的平均心率、最小心率、最大心率均快于无焦虑症状的患者，但无统计学差异（$P>0.05$）。有抑郁症状与无抑郁症状患者的平均心率、最大心率比较，差异有统计学意义（$P<0.05$）。

表 3 – 2　　　　49 例患者时域指标分析（$\bar{x}\pm S$）

症状	例数	SDNN – 24h（ms）	SDANN（ms）	SDNN – index（ms）	rMSSD（ms）	pNN50（%）
伴有焦虑症状	17	129.87 ± 31.17	116.99 ± 30.21	56.04 ± 14.12	34.04 ± 12.01	11.16 ± 8.64
不伴有焦虑症状	32	157.62 ± 37.02	146.80 ± 36.62	64.03 ± 16.45	37.28 ± 14.92	13.81 ± 10.06

续表

症状	例数	SDNN – 24 (ms)	SDANN (ms)	SDNN – index (ms)	rMSSD (ms)	pNN50 (%)
伴有抑郁症状	22	140. 99 ± 31. 52	129. 13 ± 32. 91	59. 03 ± 12. 15	34. 62 ± 10. 60	11. 53 ± 7. 53
不伴有抑郁症状	27	153. 69 ± 41. 03	142. 43 ± 39. 78	63. 08 ± 18. 59	37. 40 ± 16. 26	14. 00 ± 11. 00

注：与无焦虑症状患者比较，$P < 0.05$。

表 3 – 3　　49 例患者频域指标分析 （ms^2, $\bar{x} \pm s$）

症状	例数	频域功率 – 24h	最小频域功率	最大频域功率
伴有焦虑症状	17	3240. 87 ± 1837. 58	1258. 02 ± 829. 25	8049. 35 ± 5800. 43
不伴有焦虑症状	32	4366. 74 ± 2182. 13	1469. 44 ± 753. 20	9540. 87 ± 5493. 54
伴有抑郁症状	22	3552. 92 ± 1593. 67	1341. 83 ± 722. 20	8499. 44 ± 4969. 73
不伴有抑郁症状	27	4331. 20 ± 2441. 68	1442. 40 ± 831. 19	9464. 17 ± 6095. 06

表 3 – 4　　49 例患者心率分析 （次/分, $\bar{x} \pm s$）

症状	例数	平均心率	最小心率	最大心率
伴有焦虑症状	17	80. 88 ± 8. 59	49. 18 ± 4. 14	143. 06 ± 20. 65
不伴有焦虑症状	32	76. 22 ± 8. 58	45. 28 ± 7. 41	134. 63 ± 14. 91
伴有抑郁症状	22	81. 36 ± 7. 58	48. 14 ± 4. 54	131. 59 ± 15. 31
不伴有抑郁症状	27	74. 96 ± 8. 77	45. 41 ± 7. 89	144. 86 ± 17. 29

注：与无抑郁症状患者比较，$P < 0.05$。

四、小结

病毒性心肌炎伴焦虑、抑郁症状的患者心率变异性降低，自主神经功能受损。17 例患者伴焦虑症状，发生率为 34. 69%；22 例患者伴抑郁症状，发生率为 44. 90%；神疲、自汗、头痛在有与无焦虑症状患者中差异有统计学意义 （$P < 0.05$）；神疲在

有与无抑郁症状患者中差异有统计学意义（$P<0.05$）；有焦虑、抑郁症状患者的心率变异性均较不伴焦虑、抑郁症状的降低，其中24小时连续正常 R-R 间期的标准差（SDNN-24h）、每5分钟正常 R-R 间期平均值的标准差（SDANN）在有与无焦虑症状患者中差异有统计学意义（$P<0.05$）；有焦虑症状患者的平均心率、最小心率、最大心率均快于无焦虑症状的患者，但差异无统计学意义（$P>0.05$）。平均心率、最大心率在有与无抑郁症状患者中差异有统计学意义（$P<0.05$）。

第三节　中医辨证

中医学的特点决定了以病为经，以证为纬，病证结合才能从疾病的整个发展过程中正确把握证的本质，但目前对 VMC 尚无完整统一的分型标准。

一、文献研究

既往对于 VMC 辨证分型的研究，多从统计学或临床病例角度出发，也有从基础证候、证候演变规律、现代医学辅助检查与本病辨证的相关性方面考虑的，现列举如下。

1. 基于统计学分析的证候研究

（1）文献统计学分析：有学者通过病例回顾性分析的文献调查，收集 CNKI 中近20余年中医文献中有关 VMC 的648个病案，采用文献学和数理统计学等方法对其进行分析，得到7个常见证型，即气阴两虚证、邪毒侵心证、心血瘀阻证、痰浊（湿）中阻证、心脾两虚证、阴虚火旺证、心阳不振证，其中气阴两虚证、邪毒侵心证是常见的主要证型，并在此基础上建立 VMC 常见证候的计量诊断表，确定其诊断阈值；初步实现了 VMC 常见证候的定量诊断[1]。此外，也有研究者检索2000~2008年 CNKI 中有关 VMC 辨证论治的临床文献，总病例数 874 例，得出其中最为多见的 6 型，为邪毒侵心、瘀血阻络、气阴两（虚）伤、心脾两虚、阴虚火旺、痰浊（湿）阻滞证，与其他证候类型相比有显著性差异（$P < 0.05$）[2]。

（2）临床统计学分析：有研究者通过动态观察 201 例 VMC 患者，采用频数统计及聚类分析、交叉列联分析等数据挖掘方法，对 VMC 的证候进行归纳分析，建立 VMC 病例数据库，得出主要的 8 个证型：邪毒侵心证多见于急性期；大气下陷证多见于迁延期和慢性期；痰阻心络证常见于迁延期和慢性期；心脾两虚证多见于迁延期和慢性期；气阴两虚证多出现在急性期和迁延期，也可见于慢性期；心血瘀阻证主要见于慢性期；阴虚火旺证多见于迁延期；阴阳两虚证主要见于慢性期[3]。利用统计学分析上述 201 个病例，探讨各阶段的证候特点，发现急性期病变主要在上焦心肺，亦见于脾，病机关键为邪毒侵心，气阴受损；迁延期病势缠绵，反复发作，迁延难愈，病变主要在心脾肺，病机关键以气阴两虚、大气下陷为本，痰瘀为标，大气下陷证和气阴两虚证是迁延期最常见的证候；慢性期病程日久，病变主要在心脾，重则连及肾，病机关键是虚实互见，大气下陷为本，瘀血阻络为标，心血瘀阻证和大气下陷证是慢性期最常见证候[4]。

2. 基于临床病例的证候研究

（1）证候分型，或以证候分型为主，结合分期论治：有人将 90 例 VMC 患者随机分为辨证分型组 50 例和对照组 40 例，对照组采用单纯西药治疗，辨证分型组在对照组的治疗基础上，再采用辨证分型治疗，其将 VMC 分为邪毒犯心证、心脾血虚证、气阴两虚证、气滞血瘀证、虚阳外脱证 5 型进行论治。辨证分型组治愈率和总有效率为 72.0% 和 96.6%，高于对照组的 45.0% 和 72.5%，差异均有统计学意义（$P < 0.05$）[5]。也有分 4 型辨证施治：邪热犯心型、气滞血瘀型、气阴两虚型、阴阳两虚，中西医结合组以辨证论治结合 1,6 –

二磷酸果糖静脉滴注治疗 40 例，总有效率 90%。对照组 40 例采用每天用葡萄糖、维生素 C、1，6 - 二磷酸果糖静脉滴注治疗，总有效率为 70%，两组差异有统计学意义（$P < 0.05$）[6]。此外有将合并心力衰竭的重症 VMC 分为 3 型治疗：心脾两虚证、气阴两虚证、脾肾阳虚证，配合口服卡托普利，4 个疗程后中药治疗组各方面的改善均好于静滴糖皮质激素及肌注干扰素的对照组[7]。也有研究者在常规西医治疗的基础上，将本病分为正虚邪毒侵心型、气血亏虚型、瘀血内阻型，治疗组辨证治疗 136 例，对照组单用西药治疗 100 例，结果治疗组总有效率为 97.06%，对照组总有效率为 86.00%，两组比较有显著差异（$P < 0.05$）[8]。

（2）以分期为主，结合辨证分型论治：临床上也有不少医家遵循西医学临床诊断标准分期方法，认为 VMC 急性期多见外感风热犯肺侵心型、邪湿侵内损及胃肠型、邪毒舍心伤阴耗气型；恢复期常见营卫乏气不足型、气阴两虚型；慢性期多见气阳不足型、痰浊内阻型、气滞血瘀型；后遗症期多为瘀阻型[9]。有学者补充后遗症期多为脏腑功能失调，儿童多见气阴两虚、虚火扰心证；成人多见脏腑失调，有心脾亏虚、心神不宁证兼瘀血阻络证，或心脉瘀阻证[10]。有研究者依据临床经验自行分期，分为初、中、后期等，如认为该病早期乃禀赋素弱，复感温热毒邪，内舍于心而成，中后期则以余邪未净而气阴虚衰为特征，其 3 个月和 6 个月的治愈率分别为 63% 和 94%，均明显好于静滴二磷酸果糖、口服辅酶 Q10 的对照组（3 个月、6 个月的治愈率分别为 30%、57%）[11]。也有分为 2期，即邪热炽盛期，证属风热袭肺扰心；气阴亏损期，证属气阴两虚[12]。有学者从温病学探讨本病，认为初期为风温卫表证、风热乳蛾证、暑湿泄泻证；急性期为热毒扰心证、湿毒滞脉证、痰毒闭窍证、瘀毒阻络证；恢复期及慢性期为气阴两虚 + 湿痰瘀毒邪未清，阳气不振 + 水湿痰瘀毒邪未清；后遗症期为阴阳气血俱损、痰瘀交阻、形体损伤[13]。

3. 基础证候贯穿始终

除上诉分型外,有关学者认为 VMC 的某些证候是贯穿于始终的。多数报道认为气阴两虚是 VMC 的基本病机,是贯穿于本病全过程的主要病理变化[14]。也有认为心脉瘀阻是贯穿于本病整个病程的基本病机[15]。总结二者有学者认为心脉瘀阻是其病理变化的基本转归,气阴损伤是贯穿始终的病理特点[16]。VMC 虽有余毒未消、气阴两虚、气滞痰瘀阻络、心神不宁诸多病因病机,而脾胃不足则为第一要义[17],痰阻心络为其基本病机[18]。另外也有从三焦枢机论治,认为本病病程中一直有气机不畅之症[19]。此外有认为大气下陷证是 VMC 基本证候,是其演变、进展的关键,也是其迁延难愈的主因[20]。

4. 证候演变规律

VMC 的证候不仅包含病因、病性、病位、病势等诸多因素,而且它还是一个动态的发展过程。热为阳邪,易于伤津耗气,久则气阴两虚,为本病发生发展之重要环节[21]。气阴既虚,脾失温煦,肺失濡润,则不能布散水津,水湿聚而成痰。气阴两虚,营阴涩滞,每致瘀血内停。痰浊、瘀血是 VMC 常见的病理产物,且二者常相互并见[22]。最后终致精气内夺,积虚成损,最后因气血阴阳俱损而迁延难复[23]。刘赛华提出了 VMC 的证候演变规律:①急性期–迁延期证候演变规律:热毒侵心证最易转化为大气下陷证,湿热蕴结心脾证最易转化为痰阻心络证和心脾两虚证,气阴两伤证其中一部分仍保持原来的证型,若邪势较重,重耗气阴,由伤致虚,可转化为气阴两虚证。若心肺气虚甚,则相当一部分气阴两伤证转化为大气下陷证。热毒侵心证、气阴两伤证少部分可转化为心血瘀阻证。②迁延期–慢性期证候演变规律:阴虚火旺证、气阴两虚证大多转化为心血瘀阻证和大气下陷证。痰阻心络证多转化为大气下陷证和心脾两虚证,心脾两虚证多因失治、误治,气虚日甚而转化为大气下陷证，后期发展为痰阻心络证。心血瘀阻证和大气下陷证发展到慢性期相当一部分仍保持原来的证型[23]。VMC 的预后与其脏腑亏损程度及标证治疗是否得当有密切关系。对于疾病初起，若宣透邪毒不利，邪毒壅盛，化热伤阴，阴损及阳，可致心阳衰微而现危证；对于气阴两虚中偏阴血虚者，如若辨证论治不当，不但心体用俱伤，而且肺脾肾因失心血濡养，其气已伤，痰浊瘀血等病理产物接踵而至，阻塞经络，又加重心伤，在此虚损的基础上，外来之温热邪毒又不断侵及，使疾病反复加重而不愈，终至危候[24]。

5. 现代医学辅助检查相关性研究

有研究者分析 100 例成人病毒性心肌炎中医辨证分型与心率变异性指标之间的相关性，表明气阴两虚型 R - R 间期标准差、相邻两个正常心动周期差 >50% 所占的百分比降低最为明显，与痰火扰心型、邪毒侵心型比较，差异有统计学意义（$P < 0.05$），其中以痰火扰心型降低最明显，与气阴两虚型比较，差异有统计学意义（$P < 0.05$）。邪毒内侵型与痰火扰心型心率变异性指标下降无统计学意义[25]。另外也有相关研究分析心电图类型与证候分类的关系，发现大气下陷证多见期前收缩、心律不齐；邪毒侵心证、阴虚火旺证及气阴两虚证多见心动过速；痰阻心络证多见传导阻滞和 ST - T 改变；心血瘀阻证以 ST - T 改变最为常见；阴阳两虚证多见心动过缓，心脾两虚证可见心律不齐[3]。

近年来，中医对病毒性心肌炎的辨证在临床应用及科研方面已经取得了不少成果，但仍存在一些问题，主要表现在以下几个方面：其一，中医证候缺乏规范，因临证多变，难以取得统一的标准。其二，VMC 的中医辨证分型与微观化研究关系的研究接近空白。其三，人和动物在生理、病理等各方面存在较大差异，证候也有不同之处，目前尚无根据中医证候制模，造成实验研究和临床脱轨，无论单方单药还是模型制作方面都缺乏证候针对性。其四，目前发表在期刊上的文章多为近几年的中医临床治疗经验，而在古代中医文献中类似 VMC 的病案可见一斑，但临床对中医古医籍的研究为数不多。

针对以上的问题，今后工作可从以下几方面展开：其一，利用医疗信息网络的迅猛发展，点线面结合，多途径采集病例，扩大病例数以及长期随访观察中医辨证分型规律，并在在增加病例数基础上进行对照研究，科学分析。其二，开展 VMC 的不同证候类型与心功能、血流动力学、病理学、免疫学等相关性研究。其三，研究用药应与临床辨证论治相结合，重视三期临床。其四，此外中医工作者应温故而知新，不断钻研古近现代名中医的医案医话，发挥中医诊疗优势。

二、回顾性临床研究

回顾性分析了 2003 年 10 月 ~2009 年 7 月天津中医药大学第一附属医院 189 例病毒性心肌炎住院患者的临床资料，并建立数据库，运用聚类等统计方法研究病毒性心肌炎的发病诱因，探索病毒性心肌炎中医证治规律，完善其证候分类，为建立客观、统一的病毒性心肌炎中医证候学标准提供参考（具体研究过程及其数据请参见本节附 3）。

通过回顾分析 189 例病毒性心肌炎患者临床资料，我们得出病毒性心肌炎的发病诱因最主要的是感受外邪、劳累过度、情志失常、饮食不节，感受外邪是主要临床证型有热毒侵心证、气阴两虚证、痰阻心络证，其中以热毒侵心证和气阴两虚证多见。与热毒侵心证关联较密切的症状为咯痰、苔黄、脉数；与气阴两虚证关联较密切的症状为咽红、苔白、脉结代，急性期以热毒侵心证为主，兼气阴两虚；慢性期以气阴两虚证为主，兼热毒留恋。

疾病的慢性演变过程中，气阴两虚是基本病理变化，而邪毒、瘀血、痰浊是常见病理因素，尽管本病有病因、证型之不同，但均有气阴两虚的表现，只是程度不同而已，由于病处在不同阶段，两者各有所偏颇。疾病初期以邪毒为盛，治以清热解毒为主；随着疾病发展，瘀血、痰浊的表现渐渐加重，则要兼用化瘀化痰之法；若以气阴两虚为主要表现则需益气养阴。

三、中医辨证规律总结

根据既往文献及临床研究总结，我们认为病毒性心肌炎的中医辨证规律如下。

1. 邪毒侵入是发病关键

邪毒侵心是病毒性心肌炎发病之关键。温热邪毒消灼心阴，耗伤心气，故上呼吸道感染之后，每见心慌、胸闷、气短，动则加剧之心伤征象，此即叶天士所谓："温邪上受，首先犯肺，逆传心包。"同时，邪毒侵心每与正气不足有关，即所谓："邪之所凑，其气必虚。"治疗以祛邪为原则，解毒护心为其常法，可选用银翘散加减。治疗时强调祛邪务要彻底，不应过早弃用清热解毒之品，研究也表明病毒可在体内长期低复制，故需注意诊察有无余毒留恋，应彻底清除余毒，以控制病毒反复感染。其次，要根据患者的素体禀赋和临床表现，因人因证施治，祛邪勿伤正。

若进入慢性期、迁延期，每遇不慎，常反复感染外邪，内舍于心，乃致急性发作，此时仍当以解毒护心立法，以除邪气。临证应重视对咽喉的诊察，因咽喉乃肺胃之门户，寒热表现极易显现，且病毒易在咽部大量繁殖后进入血中引起心肌损伤，故但见咽喉微红、红肿或咽后壁淋巴滤泡增生，即于方中加入清热解毒之品治疗；对咽干、咽痒、呛咳不停、说话声音嘶哑等慢性咽炎表现者，应加养阴利咽之品，及时消除咽部的感染病灶，杜绝病情的反复。

2. 瘀阻心脉贯穿本病始终

温热邪毒侵心，耗气伤阴，气损则运血无力，阴伤则血行涩滞，故瘀阻心脉。瘀血既成，阻滞脉络，进一步使气血运行不畅，加重病情，即所谓虚可致瘀，瘀亦可夹虚。瘀血不仅是病毒性心肌炎病程中的重要病理产物，同时亦是致病、加重病情的重要因素。虽然病毒性心肌炎外观瘀血征象不明显，但瘀血存在于本病发展过程的各个时期。现代研究表明，病毒性心肌炎早期心肌细胞变性坏死，心肌组织缺血缺氧，心肌间质水肿，大量的自由基堆积局部，心肌微循环障碍；慢性期心肌结构异常，心肌间质增生，形成心肌纤维化，这些都可以看成是血瘀证之微观辨证指标。研究也表明活血化瘀法具有改善炎性病灶的血液循环、减少渗出、促进炎症吸收的作用。故活血化瘀治疗应贯穿本病的始终，不应拘泥于有无瘀血之象。[26-27]。

瘀阻心脉是病毒性心肌炎中重要的病理环节，特别是慢性期所表现的心肌供血不足、心脏扩大和顽固性心律失常，虽然患者无明显的瘀血症状、体征，但根据"久病血瘀""久病入络"的观点，仍需考虑瘀阻心脉证。

3. 气阴损伤是病变结果

气阴损伤也是贯穿病毒性心肌炎整个病程的病理变化。气阴损伤不仅是病毒性心肌炎发病的内因，还是病变的必然结果。心之气阴损伤，则运血无力，故临床常见倦怠乏力、面色苍白、胸闷、气短、多汗、心悸等症，治疗当以益气养阴为基本治法，可选生脉散或炙甘草汤加减，酌加野菊花、连翘等清热解毒，丹参、赤芍等活血化瘀。

目前多认为病毒性心肌炎的发病过程包括两个阶段：早期病毒直接侵犯心肌引起心肌损伤和功能障碍，后期是继发性自身免疫反应阶段，其针对的抗原主要是心肌肌球蛋白，病毒感染可能只是导致心肌病的诱因，而自身免疫反应的持续存在是心肌炎向心肌纤维化发展，进一步向心肌病转化的关键。丁氏[27]认为"气阴两虚"与本病的"免疫失调"机制有密切关系，现代研究证实益气养阴药能改善机体的免疫状态，增强抗病能力。

　　病毒性心肌炎临床症状轻重不一，轻者无明显症状，重者有时症状也不明显，常规体检时才发现心脏扩大，而有些暴发性病毒性心肌炎甚至可以猝死。病毒性心肌炎病程较长，病机演变复杂，分期难以界定。但纵观病毒性心肌炎的发生发展，"毒、瘀、虚"三者互相胶结，贯穿病程始终，孰轻孰重，心中自明，不必拘泥分期。

【参考文献】

　　[1] 王菲菲. 基于病毒性心肌炎文献分析的中医证候计量诊断及用药规律研究 [D]. 南京中医药大学，2009.

　　[2] 刘寨华，张华敏，唐丹丽. 病毒性心肌炎古代文献理论梳理及中医药辨治研究 [J]. 中国中医基础医学杂志，2009，15（11）：807 - 809.

　　[3] 曹洪欣，刘寨华，张华敏. 基于聚类分析的病毒性心肌炎的证候分类及证候特征研究 [J]. 中医杂志，2007，48（7）：629 - 632.

　　[4] 刘寨华，曹洪欣，张华敏. 病毒性心肌炎证候演变规律探析 [J]. 中国中医基础医学杂志，2007，13（11）：837 - 839.

　　[5] 张建华. 辨证分型治疗病毒性心肌炎的疗效观察 [J]. 临床合理用药，2010，3（7）：46 - 47.

　　[6] 于月明，李彤，林晓生，等. 中西医结合治疗病毒性心肌炎 40 例临床观察 [J]. 中华中医药杂志，2006，21（7）：442.

　　[7] 崔春霞，崔春荣. 辨证治疗病毒性心肌炎 76 例 [J]. 河南中医，2006，26（5）：44 - 45.

　　[8] 孙庆福. 中医辨证施治联合卡托普利治疗急性重症心肌炎并心力衰竭的临床研究 [J]. 中国中西医结合杂志，2001，21（7）：53.

　　[9] 丁应梅. 中西医结合病毒性心肌炎 136 例 [J]. 山西中医，2007，23（3）：27 - 28.

　　[10] 车文彦，张明义. 对病毒性心肌炎各期辨证治疗的探讨 [J]. 黑龙江医药，2007，20（5）：527 - 528.

　　[11] 王振涛. 病毒性心肌炎的分期辨治 [J]. 河南中医，2003，

23（2）：44－46.

[12] 李毅，沈玲妹．中医中药分阶段治疗急性病毒性心肌炎临床观察 [J]．上海中医药杂志，2002，36（3）：16.

[13] 李克忠．病毒性心肌炎的分期辨治 [J]．河南中医学院学报，2003，18（3）：55－56.

[14] 粟华魁，周德生．从温病学探讨病毒性心肌炎辨证论治规律 [J]．湖南中医杂志，2005，21（2）：72－73.

[15] 曹洪欣，殷惠军，郭书文．病毒性心肌炎病变机理探析 [J]．中医药学报，1998，（3）：15－16.

[16] 胡思源，贺爱燕，刘虹，等．通脉液治疗小儿急性心肌炎的临床研究 [J]．中国中医急症，1999，8（3）：104－106.

[17] 贺爱燕，胡思，刘虹，等．陈宝义教授对小儿 VMC 的中医理论认识和辨治经 [J]．陕西中医，2010，31（2）：204－205，218.

[18] 丁阳．从脾胃论治心肌炎举隅 [J]．现代中西医结合杂志，2000，9（23）：2391－2392.

[19] 于红明，贾江俊，贺慧芳，等．涤痰化瘀汤治疗 VMC120 例 [J]．河北中医．2010，32（5）：681.

[20] 王雪峰．小柴胡汤及其分解剂对柯萨奇 B3m 病毒感染乳鼠心肌保护及细胞免疫调节作用的研究 [J]．中国中西医结合杂志，2000，20（8）：599－602.

[21] 张俊清，张军平．大气下陷与病毒性心肌炎的治疗 [J]．辽宁中医杂志，2009，36（3）：374－375.

[22] 李小颖．34 例病毒性心肌炎的辨证分型与疗效观察 [J]．新中医，1996，8（2）：32.

[23] 郑锐锋，李春生，王小沙．病毒性心肌炎病因病机的探讨 [J]．中国中医急症，2004，13（9）：599－600.

[24] 黄永生．病毒性心肌炎的辨证论治 [J]．长春中医学院学报，2003，3（19）：38－39.

[25] 白雪，杨思进．成人病毒性心肌炎心率变异性与中医辨证分型关系的研究 [J]．中西医结合心脑血管杂志，2006，4（4）：362－364.

[26] 孙刚，王振涛．从瘀论治病毒性心肌炎 [J]．中医杂志，2005，46（10）：795.

［27］杨文军．丁书文治疗病毒性心肌炎经验［J］．山东中医药大学学报，1997，21（1）：48－50．

附2　病毒性心肌炎中医证候要素文献研究

中医药治疗病毒性心肌炎具有一定优势，但目前对本病的中医辨证分型尚未系统规范，临床上分型混乱，直接制约了其应用与提高。如何在既往研究的基础上总结规律、规范辨证，显得十分重要。本研究从文献入手，通过对30余年中医文献资料的分析研究，总结了病毒性心肌炎的证候要素、证候类型等分布规律，现报告如下。

1. 资料与方法

1.1 文献纳入标准

有明确的病毒性心肌炎诊断标准（因为文献年代跨度较大，文献的病毒性心肌炎诊断标准稍有差别）；患者的年龄、性别、种族不限；文献辨证分型至少2型或2型以上，且每型后有明确的样本例数。

1.2 文献排除标准

1.2.1 经验总结、个案报道和综述性文献。

1.2.2 有辨证分型但在一方基础上进行加减治疗的文献。

1.2.3 实验研究；单纯以本虚、标实为辨证分型标准的文献。

1.3 文献来源及检索方法

文献的检索分计算机初检和手工检索两步进行，初检由单人完成，手工检索由双人独立完成，并核对检索结果，如果出现分歧，通过咨询专家讨论决定。

初检：在中国知网的学术期刊数据库上，以"病毒性心肌炎"为关键词，对1978年1月~2010年1月的全部期刊进行高级检索，模糊查询，共检索出文献6415篇；在结果中，以逻辑方式"并且"、全文包含"辨证"或"辩证"进行第2次检索，共检索出文献282篇；在结果中，以不包含关键词"综述"或"进展"进行第3次检索，共检出文献267篇。阅读题目，排除不相关文献，检得文献105篇。阅读全文后，排除病例报告、医家经验、无具体病例数及自拟方文献，共获得符合研究标准的文献30篇。

手工检索：检索1978年前关于中医辨证治疗病毒性心肌炎的文献，阅读摘要，排除实验研究、综述等不符合标准的文献，共检出10篇；阅读全文，根据文章提供信息进行最后筛选，排除无2型以上辨证分型或明确样本例数文献，检得符合标准文献0篇。

1.4 资料提取情况

所有数据通过双人双录入数据库，提取信息包括以下3个方面：①作者信息：所在地区，发表年代；②患者信息：诊断、纳入、排除的标准，样本数分布情况，男女例数，年龄分布；③辨证分型：具体分型，相应样本数。

1.5 证候要素的提取及归类合并原则

着重于病机，以八纲辨证为基础，结合气血津液辨证与病毒性心肌炎的病理特点，提取证候要素。其归类合并原则为：阴虚，包括脾肾亏虚、心阴虚、心肾阴虚；阳虚，包括心阳虚、胸阳痹阻；气虚，包括脾肾亏虚、心肺两虚、心气虚；血虚，包括心脾两虚、心肺两虚；热（火）毒邪，包括风热犯肺、热毒侵心、邪毒侵心、风热扰心、肝火痰热扰心、外感风热、热毒炽盛、湿热中阻、湿热阻滞、外邪侵袭、邪毒内蕴、邪毒侵犯卫表、邪热犯心、阴虚火旺、余热不尽；痰（湿）浊，包括痰浊内阻，痰湿内阻、气滞血瘀，肝火痰热扰心，痰火扰心、心脉阻滞，痰热内扰，痰瘀内阻，胸阳痹阻；瘀血，包括心脉阻滞、胸阳痹阻、心血内阻、心血瘀阻；气滞包括气滞血瘀；风邪主要为外风，包括风热犯肺、外感风热、风热扰心。

2. 结果

2.1 病例资料

　　入选文献 30 篇，总计病例数 1439 例，年龄 1 个月 ～ 74 岁；其中男 657 例，女 694 例，2 篇文献[4,9]未详细报道男女比例；主要基础疾病为上呼吸道、胃肠道疾病。

　　2.2 证候类型分布情况

　　表 3 - 5 示，1439 例病毒性心肌炎患者共有证候类型 28 种，其中最常见的是气阴两虚 453 例（31.48%）和邪毒侵心 195 例（13.55%）。

表 3 - 5　　1439 例病毒性心肌炎患者证候类型分布情况

证候类型数	病例	百分比（%）
风热侵心袭肺	69	4.79
气虚	53	3.68
气血亏虚	79	5.49
气血亏虚兼阳虚	14	0.97
气虚血瘀	4	0.28
气阳两虚	15	1.04
气阴两虚	453	31.48
气阴两虚兼血虚	23	1.60
气阴两虚兼血瘀	18	1.25
气滞血瘀	74	5.14
邪毒侵心	195	13.55
邪毒侵心，心脉失养	68	4.73
表郁湿困	2	0.14
湿热阻滞	13	0.90
湿热中阻，内伤心阴	10	0.70
痰湿内阻	33	2.29

证候类型数	病例	百分比（%）
痰湿内阻，气滞血瘀	21	1.46
痰火扰心	48	3.34
痰火扰心，心脉阻滞	14	0.97
痰瘀内阻	2	0.14
血虚	15	1.04
阳虚	23	1.60
阳虚血瘀，兼痰浊	21	1.46
阳虚血瘀	30	2.08
阴虚	78	5.42
阴阳俱虚	21	1.46
阴虚血瘀	19	1.32
瘀血	24	1.67
合计	1439	100

2.3 证候要素分布情况

1439 例病毒性心肌炎患者共有 9 个证候要素，分布情况为：气虚，659 例（45.80%），阴虚 652 例（45.31%），热（火）毒邪 403 例（28.01%），瘀血 227 例（15.77%），痰（湿）浊 164 例（11.40%），血虚 199 例（13.83%），阳虚 94 例（6.53%），风邪 69 例（4.80%），气滞 95 例（6%）。

2.4 证候要素组合规律

2.4.1 虚证、虚实夹杂、实证证候类型中证候要素的分布规律

1439 例病毒性心肌炎患者中，虚证 774（53.79%），虚实夹杂证 170 例（11.81%），实证 495 例（34.40%）。

2.4.1.1 虚证证候类型及其要素分布规律：虚证包含 10 个证候类型，其证候要素包括气虚 637 例（44.27%），阴虚

575 例（39.96%），血虚 131 例（9.10%），阳虚 73 例（5.07%）。

2.4.1.2 虚实夹杂证候类型及其要素分布规律：虚实夹杂证候类型 7 种，其证候要素包括热（火）毒邪 78 例（5.42%），阴虚 59 例（4.10%），瘀血 92 例（6.39%），气虚 22 例（1.53%），阳虚 39 例（2.71%）。

2.4.1.3 实证证候类型及其要素分布规律：实证证候类型 11 种，其证候要素包括热（火）毒邪 325 例（22.59%），痰（湿）浊 133 例（9.24%），瘀血 135 例（9.38%），风邪 69 例（4.79%），气滞 21 例（1.46%）。

以上结果提示，气虚、阴虚、热（火）毒邪、瘀血、痰（湿）浊是病毒性心肌炎证候要素中较为重要的证候要素，此外每个证候要素都包括其中若干要素。

2.4.2 各证候类型中证候要素的组合规律

1439 例病毒性心肌炎患者涉及证候类型 28 种，其中单证素证型 492 例（34.19%），两证素证型 840 例（58.37%），三证素证型 107 例（7.44%）。在各种证型中，气虚、阴虚、热（火）毒邪、瘀血、痰（湿）浊是病毒性心肌炎中较为重要的证候要素，其中气虚、阴虚是主要的虚性证候要素；热（火）毒邪、瘀血、痰（湿）浊是主要的实性证候要素。两个证候要素可单独或同时存在于虚实夹杂证候中，故可将病毒性心肌炎的中医临床证候简化归纳为两型：邪（风、热）毒侵心、挟瘀挟痰伴气阴亏虚；气阴两虚、挟瘀挟痰伴阳亏血虚。其中邪（风、热）毒侵心、挟瘀挟痰伴气阴亏虚涵盖了 6 个证候类型（风热侵心袭肺，邪毒侵心，湿热中阻、内伤心阴，痰火扰心，痰火扰心、心脉阻滞），包含病例 404 例（28.08%）；气阴两虚、挟瘀挟痰伴阳亏血虚涵盖 15 个证候类型（气虚，气血亏虚，气血亏虚兼阳虚，气虚血瘀，气阳两虚，气阴两虚，气阴两虚兼血虚，气阴两虚兼血瘀，血虚，阳虚，阳虚血瘀兼痰浊，阳虚瘀血，阴虚，阴阳俱虚，阴虚血瘀），包含病例866例（60.18%）；其他7个证候类型（气滞血瘀，表郁湿困，湿热阻滞，痰湿内阻，痰湿内阻、气滞血瘀，痰瘀内阻，瘀血）包含病例169例（11.74%）。

3. 小结

本研究通过检索30余年关于病毒性心肌炎的文献，对符合标准的文献通过八纲、气血津液等中医辨证方法结合病毒性心肌炎的病理特征进行证候类型的归纳，再对证候类型进行拆分提取证候要素，相同证候要素进行合并，最后分析病毒性心肌炎的证候分布规律。结果显示，病毒性心肌炎多为本虚表实、虚实夹杂，其证候要素及其证候类型分布规律为：①以本虚为主，多为虚实夹杂；②气虚、阴虚是病毒性心肌炎的主要本虚性证候要素，热（火）毒邪、瘀血、痰（湿）浊是其主要标实性证候要素；③气滞、风邪是较少见的标实证候要素，血虚、阳虚是较少见本虚证候要素。病毒性心肌炎中医虽无明确记载，但与"心悸""怔忡""虚劳""温病"等疾病密切相关。历代有颇多论述与发展，《素问·痹论》云："心痹者，脉不通，烦则心下鼓，暴上气而喘。嗌干，善噫，厥气上则恐。"《诸病源候论》："心藏于神而主血脉，致心气不足，因为邪之所乘，则使惊而悸动不安。"《伤寒论》："伤寒脉结代，心动悸，炙甘草汤主之。"《证治准绳》："有汗吐下后正气内虚而悸者，有邪气交击而悸者。"《外感温热篇》："温邪上受，首先犯肺，逆传心包。"病因为风热或湿热等邪毒，内损于心所致。病机为风热或湿热等邪毒由表入里，内舍于心，导致心脉痹阻，化瘀成痰或久之郁而化火，耗伤气阴，最终气、血、阴、阳俱损。热毒、正虚为病机关键，痰瘀心脉贯穿整个病机过程。

本研究中从文献检出的证候类型数量较多，多为两个证候要素组合，多个证素及证型在临床中较为少见，病例数较少。

根据文献及中医理论，在结合临床实际的情况下，依据病毒性心肌炎证候类型本虚标实的特点，本虚为心之气阴两虚，标实为热毒兼挟痰瘀。早期多为风热或湿热等邪毒侵心，心脉痹阻，化痰成瘀，耗伤气阴；中晚期多为余邪不尽，痰瘀互结，心脉失养，气阴双虚，日久则气血阴阳俱亏。因此将其证候类型概括为邪毒侵心型与气阴两虚型，便于临床操作，便于基层推广，使中医药在治疗病毒性心肌炎过程中发挥更大的作用。

【参考文献】

[1] 李宗梅，梁惠，郭占忠.24 例老年人病毒性心肌炎辨治讨论 [J].中医药学报，1992，20（5）：30.

[2] 李小颖.34 例病毒性心肌炎的辨证分型与疗效观察 [J].新中医，1996，8（3）：32 - 33.

[3] 陶继红.50 例病毒性心肌炎中医辨证施治疗效分析 [J].中医药学报，1988，16（1）：36.

[4] 王维新.60 例病毒性心肌炎的辨证论治 [J].浙江中医学院学报，1991，15（1）：19 - 20.

[5] 陶霞.126 例病毒性心肌炎的中药治疗体会 [J].甘肃中医，2007，20（9）：26 - 27.

[6] 冯振兴.辨证分型治疗病毒性心肌炎98 例 [J].安徽中医临床杂志，1996，8（1）：9 - 10.

[7] 杨继红.辨证合复方丹参注射液为主治疗急性病毒性心肌炎32 例 [J].广西中医药，2001，24（3）：31 - 32.

[8] 李传慧，王树凤.辨证施护病毒性心肌炎68 例报告 [J].安徽中医临床杂志，2001，13（3）：223 - 224.

[9] 席保忠.辨证治疗23 例病毒性心肌炎 [J].甘肃中医学院学报，1996，13（2）：9 - 10.

[10] 刘先进，张凤玲，刘建平.辨证治疗病毒性心肌炎24 例 [J].中医研究，1994，7（3）：29 - 30.

[11] 邹大同.辨证治疗病毒性心肌炎32 例 [J].南京中医学院学报，1988，28（4）：20 - 21.

[12] 巩辉, 贺娅. 辨证治疗病毒性心肌炎 38 例临床观察 [J]. 安徽中医学院学报, 1994, 13 (2): 23-24.

[13] 田种升, 常丽学, 阴建军. 辨证治疗病毒性心肌炎 49 例 [J]. 辽宁中医杂志, 1991, 18 (12): 20-21.

[14] 韩青春. 辨证治疗病毒性心肌炎 52 例 [J]. 实用中西结合临床, 2003, 3 (6): 36.

[15] 王世英, 吕凤莲, 黄继红. 辨证治疗老年病毒性心肌炎 30 例 [J]. 中医药信息, 1999, 6 (2): 24.

[16] 柳月霞, 王亚文. 辨证治疗小儿病毒性心肌炎 63 例 [J]. 实用中医内科杂志, 2005, 19 (3): 231.

[17] 唐仲伟. 病毒性心肌炎 40 例的辨证论治 [J]. 中医杂志, 1985, 26 (7): 41-43.

[18] 孙宝库. 病毒性心肌炎 45 例辨证治疗体会 [J]. 内蒙古中医药, 2000, 19 (增刊): 2-3.

[19] 彭慕斌. 病毒性心肌炎 48 例的辨证治疗 [J]. 职业与健康, 2004, 20 (12): 156-157.

[20] 冯振兴. 病毒性心肌炎辨证施治 [J]. 中医临床与保健, 1989, 1 (3): 21-22.

[21] 张淑慧, 刘亚东. 病毒性心肌炎中医药综合治疗 27 例 [J]. 内蒙古中医药, 2000, 19 (增刊): 1.

[22] 白雪, 杨思进. 成人病毒性心肌炎患者心率变异性与中医辨证分型关系的研究 [J]. 中西医结合心脑血管病杂志, 2006, 4 (4): 362-363.

[23] 王萍萍, 马红彪. 中西药结合治疗小儿病毒性心肌炎 30 例临床观察 [J]. 长治医学院学报, 2008, 22 (6): 464-465.

[24] 肖晓琳. 中西医结合治疗病毒性心肌炎 32 例疗效观察 [J]. 甘肃中医, 2000, 13 (2): 26.

[25] 于月明, 李彤, 林晓生, 等. 中西医结合治疗病毒性心肌炎 40 例临床观察 [J]. 中华中医药杂志, 2006, 21 (7): 442-443.

[26] 陈建强, 廉波. 中西医结合治疗病毒性心肌炎 57 例 [J]. 山西中医, 2000, 16 (1): 28.

[27] 陈荣庆, 陈怡凯, 陈俊贤, 等. 中西医结合治疗急性病毒性

心肌炎 43 例临床分析 [J]. 华夏医学, 2004, 18 (2): 183 - 184.

[28] 成淑凤, 高雅. 中西医结合治疗小儿病毒性心肌炎 41 例 [J]. 中医研究, 2008, 21 (10): 19 - 20.

[29] 吕荣亚, 吕志和. 中医辨证配合西药治疗急性病毒性心肌炎 30 例 [J]. 中国社区医师, 2003, 19 (14): 33 - 34.

[30] 秦燕. 中医辨证治疗病毒性心肌炎 68 例 [J]. 中医研究, 2007, 20 (2): 46 - 47.

附 3   病毒性心肌炎证治规律回顾性分析

回顾分析病毒性心肌炎患者的临床资料, 并建立数据库, 结合临床专业知识, 运用聚类统计方法探索病毒性心肌炎证治规律。

1. 资料与方法

1.1 研究目的

通过回顾性临床研究, 分析 2003 年 10 月 ~2009 年 7 月天津中医药大学第一附属医院 189 例病毒性心肌炎住院患者的临床资料, 研究病毒性心肌炎的发病诱因, 探索病毒性心肌炎中医证治规律, 完善其证候分类, 为建立客观、统一的病毒性心肌炎中医证候学标准提供参考。

1.2 病例来源

病例资料来源于天津中医药大学第一附属医院 2003 年 10 月 ~2009 年 7 月符合病毒性心肌炎诊断标准的 189 例患者, 其中男性 77 例, 女性 112 例, 男女比例 1 : 1.45, 年龄最小 3 岁, 最大 36 岁, 平均年龄 (11.41 ± 6.966) 岁。

1.3 诊断标准

西医诊断标准: 参照 1999 年镇江会议制定的成人急性病毒性心肌炎诊断参考标准及 1999 年 9 月昆明会议制定的儿童病毒性心肌炎诊断标准。

证候诊断标准: 参照《中医证候鉴别诊断学》《中医临床

诊疗术语证候部分》(中华人民共和国国家标 GB/T16751.2—1997)。

1.4 纳入标准

1.4.1 符合病毒性心肌炎诊断标准;

1.4.2 具有完整的中医病名诊断、中医证候诊断、西医诊断,基本情况齐全;

1.4.3 首次症状表现记录齐全;

1.4.4 年龄≤40 岁。

1.5 排除标准

1.5.1 不符合病毒性心肌炎疾病诊断;

1.5.2 基本信息不齐全;

1.5.3 首次症状表现记录不全;

1.5.4 年龄 >40 岁。

1.6 研究内容

1.6.1 一般情况:性别、年龄、病程、证候;

1.6.2 发病及诱发原因;

1.6.3 证型分布及临床表现与证型相关;

1.6.4 临床用药及证型相关。

1.7 研究方法

1.7.1 建立数据库

运用 Access 数据录入系统,由录入员根据录入说明的要求,将 189 例住院病历信息(住院号、姓名、性别、年龄、籍贯、住址、发病诱因、病程、首次记录的症状体征、中医证型、治疗及用药等)录入数据库。双份录入,核对无误后锁定数据库。

1.7.2 统计学方法

应用 SPSS 11.5 统计软件进行分析,其中计数资料以构成比表示,计数资料组间比较应用卡方检验;病例症状体征归类采用指标聚类方法,189 例病毒性心肌炎患者归类采用样本聚类方法；症状与证候的关联性采用 Logistic 回归法，$P < 0.05$ 差异有统计学意义。

2. 研究结果

2.1 一般情况

2.1.1 189 例病毒性心肌炎患者性别分布情况

189 例病毒性心肌炎患者中女性居多，112 例，占 59.26%，见表 3 - 6。

表 3 - 6　　189 例病毒性心肌炎患者性别分布表

性别	频数	百分比（%）
男	77	40.74
女	112	59.26

2.1.2 189 例病毒性心肌炎患者年龄分布情况

13 岁以下的儿童患病率（134 例，70.9%）高于成人（55 例，29.1%），见表 3 - 7。

表 3 - 7　　189 例病毒性心肌炎患者年龄分布表

	0～13 岁	13～30 岁	30 岁以上	合计
例数	134	50	5	189
百分比（%）	70.9	26.46	2.65	100

2.1.3　189 例病毒性心肌炎患者病程、证候诊断情况

189 例患者中，急性期 153 例，占 80.95%。中医证型分布以热毒侵心证（70.90%）为主，其次是气阴两虚证（14.81%）。急、慢性期热毒侵心证的分布，差异有统计学意义（$P < 0.05$），且随病程的延长呈下降趋势。急、慢性期气阴两虚证的分布，差异有统计学意义（$P < 0.05$），且随病程的延长呈增长趋势，见表 3 - 8、3 - 9、3 - 10。

表 3 - 8   189 例病毒性心肌炎患者病程分布表

	急性期	慢性期
例数	153	36
百分比（%）	80.95	19.05

表 3 - 9   189 例病毒性心肌炎患者中医证型分布表

证型	频数	百分比（%）
热毒侵心证	134	70.90
气阴两虚证	28	14.81
其余证型	27	14.29

表 3 - 10   热毒侵心证与气阴两虚证在各分期的分布表

	急性期（$n = 153$）		慢性期（$n = 36$）	
	热毒侵心证	气阴两虚证	热毒侵心证	气阴两虚证
例数	118	15	16	13
百分比（%）	77.12	9.80	44.44	36.11

2.2 发病或诱发原因

189 例病毒性心肌炎患者中，135 例有明显发病诱因，占 71.43%。感受外邪、过度劳累、饮食不节、情志失常等均是病毒性心肌炎发病及诱发的相关因素。感受外邪是最主要的因素，所占比例最大，为 59.26%，与其他发病诱因相比，差异有统计学意义（$P < 0.05$），见表 3 - 11。

表 3 - 11   189 例病毒性心肌炎患者发病或诱发原因分布表

	频数	百分比（%）
感受外邪	112	59.26
劳累过度	16	8.47
饮食不节	4	2.12
情志失常	3	1.59
无明显诱因	54	28.57

2.3　临床表现

2.3.1　189 例病毒性心肌炎患者症状分布情况

咽红、乏力、憋气在病毒性心肌炎症状中出现频率较高，分别占 73.16%、52.91%、47.62%，与其他症状相比，差异有统计学意义（$P < 0.05$）；其次胸闷（32.80%）、发热（29.63%）、气短（24.87%）亦是病毒性心肌炎的多见症状，见表 3 – 12。

表 3 – 12　　189 例病毒性心肌炎患者症状分布表

症状	频数	百分比（%）
乏力	100	52.91
憋气	90	47.62
胸闷	62	32.80
胸痛	20	10.58
心悸	30	15.87
气短	47	24.87
面色少华	17	8.99
头晕	19	10.05
头痛	3	1.59
发热	56	29.63
咽红	138	73.16
咽肿	27	14.29
咽干	2	1.06
咳嗽	40	21.16
咯痰	24	12.70
恶心	5	2.65
纳少	37	19.58
寐差	3	1.59
自汗	2	1.06
便溏	5	2.65
便秘	12	6.35

2.3.2 189 例病毒性心肌炎患者舌色分布情况

病毒性心肌炎中舌红为最常见舌色，占 92.05%，见表 3－13。

表 3－13   189 例病毒性心肌炎患者舌色分布表

舌色	频数	百分比（%）
舌红	139	92.05
舌淡	7	4.64
舌暗	3	1.99
舌暗红	2	1.32

2.3.3 189 例病毒性心肌炎患者舌苔分布情况

189 例病毒性心肌炎患者舌苔中白苔所占比例最大，占 40.51%，与其他苔色所占比例相比，差异有统计学意义（$P < 0.05$）。黄苔（28.72%）、薄苔（21.54%）亦是病毒性心肌炎常见苔色，见表 3－14。

表 3－14   189 例病毒性心肌炎患者舌苔分布表

舌苔	频数	百分比（%）
苔少或剥	2	1.03
苔白	79	40.51
苔黄	56	28.72
苔薄	42	21.54
苔厚腻	16	8.21

2.3.4 189 例病毒性心肌炎患者脉象分布情况

189 例病毒性心肌炎患者可见多种脉象，为细脉、浮脉、滑脉、数脉、弦脉、沉脉、缓脉、结代脉。其中数脉所占比例较大，占 48.24%，与其他脉象比例相比，差异有统计学意义（$P < 0.05$）。细脉（14.57%）、滑脉（12.56%）也是病毒性

心肌炎较常见的脉象，见表3－15。

表3－15   189例病毒性心肌炎患者脉象分布表

脉象	频数	百分比（%）
数脉	96	48.24
细脉	29	14.57
滑脉	25	12.56
浮脉	18	9.05
结代脉	14	7.04
沉脉	8	4.02
弦脉	5	2.51
缓脉	4	2.01

2.4 聚类结果及症状体征在证候中的分布

2.4.1 聚类结果

常见症状体征聚类采用指标聚类的方法，证候聚类采用样本聚类方法，每聚为一类的证候各症状体征按照出现的百分比由大到小排列。见表3－16。

表3－16   189例病毒性心肌炎常见临床表现

症状	频数	百分比（%）
乏力	100	52.91
憋气	90	47.62
胸闷	62	32.80
胸痛	20	10.58
心悸	30	15.87
气短	47	24.87
头晕	19	10.05
发热	56	29.63
咽红	138	73.16

症状	频数	百分比（%）
咽肿	27	14.29
咳嗽	40	21.16
咯痰	24	12.70
纳少	37	19.58
舌红	139	92.05
苔白	79	40.51
苔黄	56	28.72
苔薄	42	21.54
数脉	96	48.24
细脉	29	14.57
滑脉	25	12.56

注：列出 >10% 的临床表现，以此为基础进行证型的变量聚类分析。

20 个病毒性心肌炎常见症状体征聚类得出 3 个常见证型，即热毒侵心型、痰阻心络型、气阴两虚型，见表 3 – 17。

表 3 – 17　　　　　20 个常见临床表现聚类结果

证型	临床表现
热毒侵心	咳嗽、咯痰、舌红、咽红、脉数、苔黄、纳少、发热、咽肿
气阴两虚	苔白、脉细、乏力、气短、苔薄
痰阻心络	胸闷、憋气、胸痛、头晕、脉滑、心悸

聚类结果显示：189 例病毒性心肌炎患者中热毒侵心证与气阴两虚证较常见，共计 146 例，占 77.25%，见表 3 – 18。

表3-18　　189例病毒性心肌炎患者证候聚类结果分布表

证型	频数	百分比（%）
热毒侵心证	77	40.74
气阴两虚证	69	36.51
其余证型	43	22.75

聚类结果与原诊断相比，差异有统计学意义（$P < 0.05$），表明聚类结果与原诊断存在一定的差异，见表3-19、图3-1。

表3-19　　聚类结果与原证候诊断比较表

聚类结果	原诊断			合计
	热毒侵心型	气阴两虚型	其余证型	
热毒侵心证	68	1	8	77
气阴两虚证	54	7	8	69
其余证型	12	20	11	43
合计	134	28	27	189

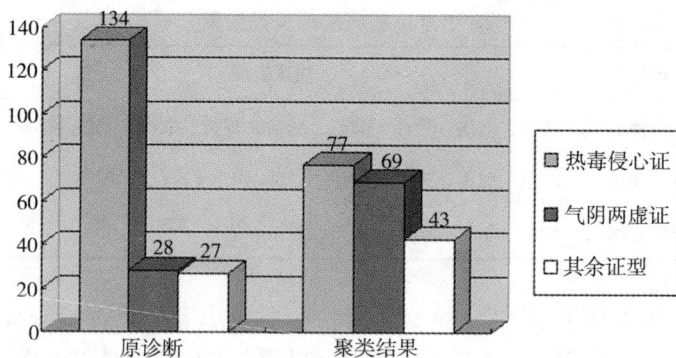

图3-1　聚类结果与原诊断证候分布情况

2.4.2 主要证候与病程

热毒侵心证和气阴两虚证在急、慢性期都是主要的证候。急性期热毒侵心证与气阴两虚证的例数对比，差异有统计学意义（$P < 0.05$）；慢性期热毒侵心证与气阴两虚证的例数对比，差异有统计学意义（$P < 0.05$）。热毒侵心证在两分期的发病例数差异有统计学意义（$P < 0.05$）；热毒侵心证随病程的延长表现出下降趋势，两分期气阴两虚证的发病例数差异有统计学意义（$P < 0.05$），见表3-20。

表3-20   热毒侵心证与气阴两虚证病程分布表

	急性期 （$n = 153$）		慢性期 （$n = 36$）	
	热毒侵心证	气阴两虚证	热毒侵心证	气阴两虚证
例数	65	56	12	13
百分比%	42.48	36.60	33.33	36.11

2.4.3 主要证候的临床表现分布

2.4.3.1 热毒侵心证出现频数大于50%的症状是咽红、乏力、舌红、数脉、苔黄。与热毒侵心证型密切相关的是咯痰、苔黄、数脉3个症状，见表3-21、3-22、3-23。

表3-21   热毒侵心证主要症状表现 （$n = 77$）

症状	频数	百分比（%）
咽红	71	92.21
乏力	49	63.64
憋气	34	44.16
发热	31	40.26
咳嗽	29	37.66
咯痰	24	31.17
胸闷	23	29.87
纳少	20	25.97

表 3 - 22　　　　　　热毒侵心证主要舌脉表现

舌脉表现	频数	百分比（%）
舌红	72	93.50
苔黄	51	66.23
苔薄	21	27.27
数脉	65	84.42

表 3 - 23　　　　　热毒侵心证临床表现 logistic 分析

症状	B	S. E.	Wald	P 值	Exp（B）	95.0%C. I. for Exp（B）	
						Lower	Upper
咯痰	4.060	0.957	18.012	0.000	57.966	8.890	377.950
苔黄	4.645	1.128	16.970	0.000	104.109	11.419	949.210
数脉	6.152	1.242	24.540	0.000	469.692	41.182	5356.911

2.4.3.2 气阴两虚证出现频数大于50%的症状是咽红、乏力、憋气、苔白、舌红。与气阴两虚证型密切相关的是咽红、苔白、结代脉3个症状，见表3-24、3-25、3-26。

表 3 - 24　　　　气阴两虚证主要临床表现（$n = 69$）

症状	频数	百分比（%）
咽红	56	81.16
乏力	40	57.97
憋气	37	53.62
胸闷	25	36.23
气短	23	33.33
发热	16	23.19
纳少	14	20.29

表 3 - 25　　　　　气阴两虚证主要舌脉表现

舌脉表现	频数	百分比（%）
舌红	56	81. 16
苔白	64	92. 75
苔薄	17	24. 60
数脉	28	40. 58

表 3 - 26　　　　气阴两虚证临床表现 logistic 分析

症状	B	S. E.	Wald	P 值	Exp（B）	95.0% C. I. for Exp（B）	
						Lower	Upper
咽红	2. 404	0. 880	7. 455	0. 006	11. 067	1. 970	62. 153
苔白	6. 522	0. 994	43. 061	0. 000	680. 076	96. 946	4770. 720
结代脉	4. 472	1. 350	10. 976	0. 001	87. 501	6. 210	1232. 893

2. 5 临床用药

189 例病毒性心肌炎中治疗药物有 107 味，17 个种类。主要有清热药、补虚药、化痰药、解表药、理气药，活血药、消食药、利水药、安神药出现比例也较高。这反映出气阴两虚、邪毒侵心、痰阻心络等为病毒性心肌炎的中医常见证型，反证前文总结的病毒性心肌炎常见证型符合辨证施治实际。化痰药、活血药较多使用，说明医生在选药时考虑到了本病的挟痰挟瘀之性；宁心安神药的使用，则是众多医家所主张的养心阴、通心阳以宁心神治法的体现。

24 味常用药物中，清热药占最大比例，有 8 味；其次是补虚药、化痰药，分别有 4 味、3 味；活血药、利水药、解表药各有 2 味，理气药、化湿药、消食药各 1 味，见表 3 - 27。

表 3 - 27　　　189 例病毒性心肌炎 24 味常用药物分布表

药物	频数	百分比（%）	药物	频数	百分比（%）
连翘	140	74.07	茯苓	66	34.92
丹参	132	69.84	瓜蒌	62	32.80
赤芍	113	59.78	虎杖	61	32.28
黄芩	92	48.68	鸡内金	59	31.22
野菊花	92	48.68	桔梗	58	30.69
川芎	85	44.97	柴胡	56	29.63
厚朴	84	44.44	生地	51	26.99
麦冬	82	43.39	黄连	51	26.99
玄参	80	42.33	半夏	45	23.80
黄芪	78	41.27	当归	41	21.69
玉竹	73	38.62	荆芥	38	20.10
枳壳	69	36.50	银花	38	20.10

　　治疗热毒侵心证常用 28 味药物，其中包含清热药 11 味，化痰药 5 味，补虚药 3 味，解表药 3 味，活血药 2 味，化湿药、利湿药、理气药、消食药各 1 味；其中清热药占最大比例，有连翘、赤芍、黄芩、野菊花、玄参、银花、黄连；其次是化痰药，有桔梗、瓜蒌、前胡、苦杏仁、浙贝，均为清化热痰药，见表 3 - 28。

表 3 - 28　　　　热毒侵心证主要用药分布表

药物	频数	百分比（%）	药物	频数	百分比（%）
连翘	65	85.71	鸡内金	25	32.47
赤芍	58	75.32	麦冬	25	32.47
黄芩	48	62.34	黄芪	24	31.17
丹参	45	58.44	牛蒡子	23	29.87
野菊花	43	55.84	柴胡	22	28.57

续表

药物	频数	百分比（%）	药物	频数	百分比（%）
玄参	38	49.35	银花	22	28.57
厚朴	34	44.16	黄连	20	25.97
虎杖	34	44.16	芦根	19	24.68
桔梗	34	44.16	前胡	18	23.38
荆芥	31	40.26	苦杏仁	18	23.38
川芎	30	38.96	浙贝	17	22.08
瓜蒌	28	36.36	大青叶	17	22.08
枳壳	28	36.36	射干	17	22.08
玉竹	27	35.06	贯众	16	20.78

　　热毒侵心证是病毒性心肌炎早期主要证候，外邪袭肺侵心，多为实热证，可兼夹痰浊，伤及心阴。治疗以祛邪为主，注重祛除邪毒，运用清热解毒法，同时兼顾清热化痰、滋养心阴。连翘、银花、野菊花清热解毒，黄芩、黄连解毒泻火，赤芍、玄参清热凉血，桔梗、瓜蒌、前胡、苦杏仁、浙贝清热化痰，麦冬、玉竹滋养心阴。

　　治疗气阴两虚证常用 22 味中药，其中清热药 7 味，补虚药 4 味，解表药、活血药、化痰药、利湿药各 2 味，化湿药、理气药、消食药各 1 味；清热药占最大比例，有连翘、赤芍、野菊花、玄参、黄芩、生地、黄连；其次是补虚药，甘草、黄芪补气，麦冬、玉竹补阴，当归补血，见表 3-29。

表 3-29　　　　气阴两虚证主要用药分布表

药物	频数	百分比（%）	药物	频数	百分比（%）
丹参	57	82.61	黄芩	30	43.48
连翘	54	78.26	生地	28	40.58
赤芍	44	63.77	鸡内金	26	37.68

续表

药物	频数	百分比（%）	药物	频数	百分比（%）
野菊花	40	57.98	当归	24	34.78
川芎	36	52.17	虎杖	24	34.78
厚朴	36	52.17	柴胡	23	33.33
玉竹	36	52.17	枳壳	23	33.33
茯苓	34	49.27	半夏	22	31.88
麦冬	34	49.27	瓜蒌	21	30.43
黄芪	32	46.38	黄连	20	28.99
玄参	31	44.93	桂枝	19	27.53

气阴两虚证的病机为气阴两伤、心失所养，治疗大法为益气养阴。虽然气阴两虚是本病发生的根本原因，但是外感温热邪毒则是诱发和加重本病的主要外因，所以此证型多有热毒伤阴，用连翘、野菊花、黄芩、黄连等清热解毒，用麦冬、玉竹滋养心阴，甘草、黄芪补益心气，配用当归补气生血，兼玄参、生地滋阴生津解毒。

3. 小结

通过回顾分析 189 例病毒性心肌炎患者临床资料，我们得出病毒性心肌炎的发病诱因有感受外邪、劳累过度、情志失常、饮食不节，感受外邪是最主要的发病诱因。病毒性心肌炎的临床证型有热毒侵心证、气阴两虚证、痰阻心络证，其中以热毒侵心证和气阴两虚证多见。与热毒侵心证关联较密切的症状为咯痰、苔黄、脉数；与气阴两虚证关联较密切的症状为咽红、苔白、脉结代，急性期以热毒侵心证为主，兼气阴两虚；慢性期以气阴两虚证为主，兼热毒留恋。

在治疗用药方面，贯彻祛邪与扶正并重、治标与治本并行的原则。目前，病毒性心肌炎的治法主要是清热解毒、益气养阴，兼用化痰化瘀之法，在治疗过程中要处处顾护正气。病毒性心肌炎主要证候用药分析表明：所使用中药中，比较集中在清热药、补虚药、化痰药类。在治疗上，需贯彻驱邪与扶正并重，治标与治本并行的原则，在重用清热药驱邪外出的同时，不忘顾护人体正气，以提高自身的免疫力。疾病的慢性演变过程中，气阴两虚是其基本病理变化，而邪毒、瘀血、痰浊是其常见病理因素，尽管本病有病因、证型之不同，但均有气阴两虚的表现，只是程度不同而已，由于病处在不同阶段，两者各有偏颇。疾病初期以邪毒为盛，治以清热解毒为主；随着疾病发展，瘀血、痰浊的表现渐渐加重，则要兼用化瘀化痰之法；若以气阴两虚为主要表现则需益气养阴。所以在病变过程中，根据证候演变的不同阶段，灵活运用益气养阴法，选择适当的药物，但注意要处处顾护正气，在治疗之初就应注重益气养阴。若后期邪毒反复侵袭、留恋不去，则在益气养阴时亦要清热解毒。如若患者心气虚较甚，常选用甘草、黄芪、党参、太子参等；若阴虚偏重，常选用麦冬、北沙参、玉竹、枸杞子等；若患者邪毒较甚，常选用连翘、银花、黄芩、黄连等。

附4 病毒性心肌炎证候学专家问卷的研制

由于目前病毒性心肌炎的中医证型没有统一标准，严重影响了临床疗效的提高和对其进行深入的研究。本研究通过在全国范围内进行专家问卷咨询，整理众多专家的经验，形成较为统一的专家意见，为建立客观、统一的病毒性心肌炎中医证候标准提供了参考。

一、资料与方法

（一）专家问卷的制定

基于1523例病毒性心肌炎的临床调查，对其中约200例病毒性心肌炎展开系统回顾分析的前提下，编制问卷的相关条

目。在长期从事临床一线的心脏病学专家及统计学专家中进行
小样本预调查，对所选条目的代表性和准确性进行确认，最终
形成《病毒性心肌炎中医证候学专家咨询问卷》，涉及问卷说
明和证候学调查两部分：问卷说明包括此次研究的目的、背
景；证候学调查包括中医相关病证、发病的关键因素、主要病
机、证候要素、辨证分型、治法、常用的基础方剂及中医药治
疗的优势。采用内部一致性信度检验，取克朗巴赫系数 >0.7
表示同质性信度良好，结果显示：信度系数 Alpha = 0.8122，
问卷设计合理，一致性信度较好，遂展开全国范围的问卷
调查。

（二）专家遴选

参加问卷咨询的专家来源于中华中医药学会心病分会、中
国中西医结合学会心血管病分会，长期从事中医、中西医结合
防治心血管疾病专业的临床医师。遴选时也充分考虑了专家的
地域分布，尽量覆盖全国范围，以使参加问卷咨询的专家具有
较广泛的代表性。

（三）调查方法

采取现场问卷、现场回收的方式，以便及时解答专家的疑
问和保证较高的回收率。

（四）统计分析

数据经双人双份录入，核对无误后锁定数据库。采用
SPSS 11.5 统计软件进行相关统计分析。

二、结果

（一）专家一般情况

共发放问卷 161 份，回收有效问卷 153 份，回收率
95.03%。专家来自山东、江苏、安徽、浙江、福建、上海、
广东、湖北、河南、北京、天津、河北、内蒙古、宁夏、陕

西、四川、云南、辽宁、吉林、黑龙江、江西等 22 个省市，其中男 97 人，女 56 人。见表 3 - 30 ~ 3 - 33。

表 3 - 30　　　　　　　专家地域分布

地域	人数	占总人数（%）
华东	35	22.88
华南	3	1.96
华中	37	24.18
华北	51	33.33
西北	3	1.96
西南	3	1.96
东北	20	13.07
港澳台	1	0.66
总计	153	100

表 3 - 31　　　　　　　专家职称构成

职称	人数	占总人数（%）
主任医师	95	62.09
副主任医师	36	23.53
主治医师	22	14.38
总计	153	100

表 3 - 32　　　　　　　专家年龄构成

医师年龄	人数	占总人数（%）
≤40	23	15.03
41 ~ 50	70	45.75
51 ~ 60	44	28.76
61 ~ 70	16	10.46
总计	153	100

表 3 - 33　　　　　　　　专家临床工作年限

工作年限	人数	占总人数（%）
≤10	7	4. 58
11 ~ 20	34	22. 22
21 ~ 30	78	50. 98
31 ~ 40	25	16. 34
≥41	9	5. 88
总计	153	100

（二）问卷分析

通过在全国范围内开展《病毒性心肌炎中医证候学专家咨询问卷》调查，分析了 153 位专家对病毒性心肌炎的认识，形成了较为统一的专家意见，达成了病毒性心肌炎中医证候学专家共识。见表 3 - 34 ~ 3 - 43。

表 3 - 34　　　　与病毒性心肌炎相关中医病证的专家认同情况

与病毒性心肌炎相关的中医病证	人次（回答"是"）	认同率（%）
心悸	136	88. 89
温病	100	65. 36
胸痹	92	60. 13
虚劳	49	32. 03
心瘅	45	29. 41

表 3 - 35　　　　病毒性心肌炎发病关键因素的专家认同情况

病毒性心肌炎发病的关键因素	人次（回答"是"）	认同率（%）
邪毒	147	96. 08
正虚	122	79. 74
瘀血	70	45. 75
痰浊	49	32. 03

表 3 - 36　病毒性心肌炎主要病机的专家认同情况

病毒性心肌炎的主要病机	人次（回答"是"）	认同率（%）
邪毒侵心	143	93.46
气阴两虚	95	62.09
瘀阻心络	79	51.63
心脉失养	76	49.67

表 3 - 37　病毒性心肌炎证候要素的专家认同情况

病毒性心肌炎的证候要素	人次（回答"是"）	认同率（%）
热毒	140	91.50
气虚	97	63.40
血瘀	83	54.25
阴虚	75	49.02
痰浊	64	41.83

表 3 - 38　病毒性心肌炎中医辨证分型的专家认同情况

病毒性心肌炎的中医辨证分型	人次（回答"是"）	认同率（%）
邪毒侵心	152	99.35
气阴两虚	139	90.85
瘀阻心络	99	64.71
其他	33	21.57

表 3 - 39　病毒性心肌炎主要治法的专家认同情况

病毒性心肌炎的主要治法	人次（回答"是"）	认同率（%）
解毒护心	145	94.77
益气养阴	143	93.46
活血通络	93	60.78
养阴通脉	70	45.75
温阳益气	51	33.33

表3-40　病毒性心肌炎邪毒侵心型常用基础治疗方剂的专家认同情况

病毒性心肌炎邪毒侵心型常用的基础治疗方剂	人次（回答"是"）	认同率（%）
银翘散	104	67.97
黄连解毒汤	53	34.64
竹叶石膏汤	33	21.57
清宫汤	28	18.30

表3-41　病毒性心肌炎瘀阻心络型常用基础治疗方剂的专家认同情况

病毒性心肌炎瘀阻心络型常用的基础治疗方剂	人次（回"是"）	认同率（%）
血府逐瘀汤	115	75.16
桃仁红花煎	45	29.41
四物汤	20	13.07
少腹逐瘀汤	4	2.61

表3-42　病毒性心肌炎气阴两虚型常用基础治疗方剂的专家认同情况

病毒性心肌炎气阴两虚型常用的基础治疗方剂	人次（回答"是"）	认同率（%）
生脉散合炙甘草汤	80	52.29
生脉散	76	49.67
黄芪生散汤	30	19.61
炙甘草汤	19	12.42

表3-43　　　中医治疗病毒性心肌炎优势的专家认同情况

中医治疗病毒性心肌炎的优势	人次（回答"是"）	认同率（%）
在抗病毒与调节免疫方面有优势	134	87.58
辨证论治，掌握疾病的动态演变规律，与西医一般治疗可以相互补充，相得益彰	126	82.35
不良反应较少，经济适用	94	61.44
方证相应，容易形成规范的治疗方案，易于基层推广	70	45.75

三、小结

本研究通过在全国范围内开展《病毒性心肌炎中医证候学专家咨询问卷》调查，分析了 153 位专家对病毒性心肌炎的认识，形成了较为统一的专家意见，达成了病毒性心肌炎中医证候学专家共识，即：病毒性心肌炎与中医的心悸、胸痹和温病密切相关；其发病关键因素是邪毒、正虚；主要病机为邪毒侵心、耗气伤阴、瘀阻心络、心脉失养；证候要素以热毒、气阴两虚为主，挟痰挟瘀为患；辨证分型为邪毒侵心型、气阴两虚型及瘀阻心络型；其治法为解毒护心，益气养阴，活血通络；邪毒侵心型常以银翘散加减，气阴两虚型常以生脉散合炙甘草汤加减，瘀阻心络型常以血府逐瘀汤加减。同时专家认为中医药治疗病毒性心肌炎主要优势在于辨证论治，掌握疾病的动态演变规律，与西医一般治疗可以相互补充，相得益彰，从而在抗病毒与调节免疫方面形成合力。这为病毒性心肌炎中医证候学研究奠定了基础，同时也为建立客观、统一的证候标准提供了重要的依据。

第四章　病毒性心肌炎的辅助检查

第一节　病毒学检查

　　病毒性心肌炎是病毒侵犯心肌引起的炎性病变，国外有学者将病毒感染与心脏疾病的相关性分为三级：①高度相关：指的是从心内膜、心肌或心包液中分离出病毒或用免疫荧光法在病变部位检测出病毒抗原；②中度相关：指的是从咽拭子或粪便中分离出病毒，并且伴有血清抗体效价升高4倍以上或1∶32的特异性 IgM 抗体阳性；③低度相关：指的是单纯从咽拭子或粪便中分离出病毒或仅有血清抗体效价升高4倍或1∶32的特异性 IgM 抗体。从上述三级标准看，即使从某些病变部位找到病毒或从血清中测出病毒抗体或抗原，都不一定能说明心肌炎的存在，需要结合临床综合分析。

　　测定患者体内的病毒对病毒性心肌炎的诊断是很有意义的，感染初期可自患者鼻咽洗液、粪便、血液、心包液或心包、心肌、心内膜活检组织分离出病毒。感染1周内血清中出现特异性抗体，第2~3周滴定度最高。应于起病1周（最晚2周）内采取第1份血清，2周后（或起病4~6周）采取第2份血清，双份血清抗体滴定有4倍或4倍以上增高或下降，则有助于病原诊断。

　　目前病毒学检查可以有两种途径，一种是直接检查病毒，包括直接分离病毒和通过免疫组织化学技术检测病毒；另一种则是通过测定血清中与某种病毒抗原特异性结合的抗体，间接证实病毒感染的存在。

一、直接分离

病毒分离可以直接鉴定某种病毒，根据病毒必须在活细胞中才能增殖的特性，故常以接种培养的方法测定病毒。长期以来，能够既满足病毒复制又适于培养的方法主要有应用动物接种、鸡胚接种与细胞培养接种3种培养方法，其中以细胞培养方法最为敏感、经济和最有前途。病毒分离的方法是将患者有关部位（如心肌、血液、咽、粪便）取得的样本接种于敏感细胞，进行组织培养，观察细胞病变，分离出病毒并做特异性抗体试验以鉴别病毒的类型。

但是由于患者带毒时间比较短，出现临床症状时多数已不在感染早期，病毒分离的阳性率较低，且操作费时费力，尚不能作为常规检测方法。

二、免疫组织化学技术

用荧光染色的免疫抗体检测抗原，其特点是可以做出快速诊断。这种检测方法的优点是直接检测组织或细胞内的病毒基因，而无需有活性的病毒抗原或有感染力的病毒存在，因此，也可见于检测已被固定和贮存多年的标本。

三、聚合酶链反应法（PCR）

即脱氧核糖核酸（DNA）体外扩增技术。自1990年Steven[7]报告用聚合酶链反应（PCR）检测心肌炎患儿血液中柯萨奇病毒B组RNA（CVB－RNA）成功以来，因其简单易行，在国内外得到广泛应用。这是一种迅速、敏感、特异性高的诊断检测方法，若在心肌标本中发现病毒核酸，则可作为病毒感染的直接证据，但要做心内膜心肌活检获得标本，大多数患者不能接受，而用外周血检测白细胞中的病毒核酸对急性病毒性心肌炎的病原学诊断也具有一定价值。但由于 PCR 技术太敏感，要求检测标本绝对避免污染，且易出现假阳性结果，故现在多用套式 PCR 等。我国新开展的用合成多肽代替病毒检测血清 CVB - IgM 抗体，既可避免活病毒的感染，也可早期特异地做出病原学判断[9]，已向全国推广使用。此外，外周及心肌中 EV3 RNA 的测定已广泛应用。同时又建立了原位 PCR 及定量 PCR 检测心肌中 EV3 RNA。尽管肠道病毒是常见的病原，但并非唯一。因此我国有研究者对多病毒（肠道病毒、疱疹病毒、巨细胞病毒、腺病毒、EB 病毒等）基因进行了检测，已有相应报道[8]。

临床报道应用 FQ - PCR 检测 VMC 患者血清 CBV - RNA，能有效地检测到极微量 CBV - RNA 病毒，方法简便、快速、灵敏度高、特异性强。尤其在病程 3 个月内，阳性率达 73.53%，可作为 VMC 患者近期病毒感染的主要依据[10]。

四、血清学检查

目前，除了直接检测病毒，还有一种常用的方法是通过测定与某种病毒抗原特异性结合的抗体，间接证实病毒感染的存在，它相对于病毒检测稍容易一些，目前有以下几种方法。

1. 中和试验

中和试验是病毒在活体或细胞培养中被特异性抗体中和而失去感染性的一种试验，可以用来检查患者血清抗体增长情况或者检查人群中隐性感染后抗体保持的水平。

当人感染病毒后大约 4 周，机体会产生特异性抗该病毒的中和抗体，与相关的病毒发生反应。如果某患者感染了柯萨奇病毒，分别抽取急性期和恢复期的血清样本，将其血清样本与定量柯萨奇病毒混合，测定双份血清中病毒中和抗体的滴度，若由阴性变为阳性或者恢复期血清滴度比急性期升高 4 倍以上，或一次出现 1∶640 的滴度即有诊断意义，若一次出现 1∶320 的滴度作为可疑阳性[11]。

中和抗体的特异性高，持续时间长，是目前常用的心肌炎病原学检测方法。缺点是不利于早期诊断，且引起心肌炎的病毒种类很多，一般的实验室仅能测定几种病毒，应用有限。

2. 补体结合试验

补体结合试验是用已知病毒的可溶性抗原来测定患者血清中有无相应抗体，是用来检测脊髓灰质炎病毒感染的试验，但它消失得比较快，如果脊髓灰质炎补体结合抗体及中和抗体都是阳性，则为近期感染；若补体结合抗体阴性而中和抗体阳性，则提示既往感染过。本试验特异性较中和试验低，由于补体结合抗体出现早、消失快，因而可以用于早期诊断。

3. 血凝抑制试验

许多病毒能凝集红细胞，称为血凝现象，这种现象能被相应抗体所抑制。诊断标准也是急性期和恢复期的血清样本的流感病毒抗体滴度，若由阴性变为阳性或恢复期血清滴度比急性期升高 4 倍以上，或一次出现 1∶640 的滴度即有诊断意义，若一次出现 1∶320 的滴度作为可疑阳性。本试验经济简便，特异性较高，可鉴定不同性别病毒的特异性抗体，多用于具有血凝特性的病毒性感染，比如流感病毒等。

4. 酶联免疫吸附试验（ELISA）

这是以一种免疫过氧化物酶为基础检测血清中病毒 IgM 抗体的方法，若 IgM 抗体阳性或滴度升高，通常表明患者存在急性或持续性病毒感染，可以帮助早期诊断，并有利于观察重复感染及迁延不愈的动态。该方法比较简便，具有较高的敏感性和特异性，当天可以完成，故应用比较广泛。以 ELISA 法同时测定柯萨奇 B 组病毒抗原和 IgM 抗体对病毒学诊断有意义。临床报道用此方法检验相应抗体的有风疹病毒、流感病毒、巨细胞病毒、麻疹病毒、乙型肝炎病毒、腺病毒、柯萨奇 B 组病毒等 20 余种，检测病毒抗原的有柯萨奇 B 组病毒、乙型肝炎病毒、轮状病毒、疱疹病毒等[12]。

【参考文献】

[1] 李瑾，丁传馥. 病毒性心肌炎 [M]. 上海：科技教育出版社，2003：49 - 51.

[2] 王航雁. 儿童病毒性心肌炎的流行病学、病原与病理生理 [J]. 人民军医，2003，46（11）：667.

[3] 王晓茵，罗丽玲. 免疫核糖核酸对巨细胞病毒感染母亲所生新生儿 3~5 年反复呼吸道感染患病率的影响 [J]. 实用儿科临床杂志，2003，18（6）：443 - 444.

[4] 文玲莉. 婴儿巨细胞病毒感染的血液系统损害 [J]. 实用儿科临床杂志，2003，18（9）：702 - 703.

[5] 陈瑞珍，杨英珍，陈世波，等. 巨细胞病毒感染与动脉粥样硬化关系的研究 [J]. 中国心血管病杂志，1997，2（4）：242 - 244.

[6] 王文棣，马少春. 人巨细胞病毒感染性心肌炎干预措施的研究 [J]. 医学临床研究. 2004，21（4）：337 - 339.

[7] Steven T, Volker W, Bruce M, et al. Molecular approaches to enteroviral diagnosis in idiopathic cadiomyopathy and myocarditis [J]. J Am Coll Cardiol, 1990, 15 (7): 1688 - 1694.

[8] 陈瑞珍，杨英珍，郭棋，等. 病毒性心肌炎心内膜心肌活检组织中多种病毒基因检测的初步探讨 [J]. 中华心血管病杂志，1999，27（6）：416 - 417.

[9] 杨昌生，陈颖. 应用合成肽检测病毒性心肌炎患者血清柯萨 B 组病毒抗体 [J]. 上海医科大学学报，1999，26（2）：125 - 127.

[10] 林炳忠. 荧光定量 PCR 检测柯萨奇病毒的结果分析 [J]. 现代医药卫生，2004，20（9）：773.

[11] 傅文永，乔红梅，成焕吉，等. 腺病毒在小儿病毒性心肌炎中的病原学地位 [J]. 中国实用儿科学杂志，2000，15（7）：429.

[12] 方凤. 小儿病毒相关性疾病 [M]. 上海：第四军医大学出版社，2001：189 - 190.

第二节 血清生化检查

虽然 VMC 的病理机制还不十分清楚，但其组织学特征为心肌纤维之间与血管周围的结缔组织中细胞浸润，以单核细胞为主；心肌细胞可有变性、溶解或坏死。致使心肌细胞中 cT-nI、MYO、CK – MB mass、CK、AST、LDH 和 α – HBDH 等不断地释放入血而使其含量增高，检测血中这些物质的含量或活性，能够了解心肌细胞损伤与否及损伤的程度。

一、心肌酶学检查

（一）天门冬氨酸氨基转移酶（AST）

AST 主要分布在心肌，其次是肝脏、骨骼肌和肾脏组织中，为非特异性细胞内功能酶，VMC、病毒性肝炎、中毒性肝炎和肌肉损伤均可使 AST 升高，酶的释放说明有组织损害。有资料显示，VMC 组 AST 为（50.2 ± 25.7）U/L，明显高于 NVMC 组（33.7 ± 19.0）U/L 和对照组（19.4 ± 12.1）U/L（$P < 0.01$），说明 AST 是反映 VMC 患者心肌受损的一个指标。

（二）乳酸脱氢酶（LDH）

LDH 是一种糖酵解酶，广泛存在于机体的各种组织中，其中以心肌、骨骼肌和肾脏含量最为丰富，因此 LDH 对于诊断具有较高的灵敏度，但特异性较差。

（三）肌酸激酶（CK）

CK 主要存在于胞质和线粒体中，以骨骼肌和心肌含量最多，其次是脑组织和平滑肌。CK 水平受性别、年龄、种族、生理状态的影响。①男性肌肉容量大，CK 活性高于女性。②新生儿出生时由于骨骼肌损伤和暂时性缺氧，可使 CK 升高。③黑人约为白人的 1.5 倍。④运动后可导致 CK 明显增高，且运动越剧烈、时间越长，则 CK 升高越明显。CK 在细胞损伤时可较早出现在血中，心肌炎时 CK 明显升高。CK 对 VMC 患者心肌损伤的诊断灵敏度与 LDH 接近而较 AST 高，VMC 患者康复时 CK 比 LDH 恢复快。

（四）肌酸激酶同工酶（CK - MB）

肌酸激酶同工酶（CK - MB）主要存在于心肌中，正常人血清中 CK - MB 含量较少。CK - MB 是心肌损伤的特异性及敏感性指标，故心肌炎时 CK - MB 明显升高，其特异性较强。心肌损伤后 2 ~ 12 小时血清 CK - MB 活性急剧上升，一般持续 2 ~ 3 天，此指标在判断心肌损害上有一定灵敏度。2000 年修订的小儿病毒性心肌炎诊断标准将其列为主要诊断指标之一。但因 CK - MB 恢复正常的时间较快，故 CK - MB 诊断窗口期较短，容易出现漏诊现象。

（五）α-羟丁酸脱氢（α-HBDH）

心肌细胞中 LDH 主要为 LDH_1 和 LDH_2，VMC 患者心肌损伤时，LDH_1 和 LDH_2 释放入血，导致 LDH_1、LDH_2 活性增高，LDH_1、LDH_2 可催化 α-羟丁酸脱氢，故称 α-羟丁酸脱氢酶（α-HBDH）。因此，测定 α-HBDH 等于间接测定 LDH_1、LDH_2。α-HBDH 对心肌损害有较高的敏感性和特异性。

二、心肌肌钙蛋白

（一）概述

病毒性心肌炎是指病毒感染引起心肌细胞变性、坏死和间质炎性细胞浸润及纤维渗出的过程[1]。20 世纪 90 年代起，血清心肌肌钙蛋白（cTn）开始运用于临床诊断心肌损伤。肌钙蛋白分子呈球形，含 3 个亚单位，是心肌组织收缩的调节蛋白。心肌肌钙蛋白是由 3 种不同基因控制的亚单位组成的蛋白复合物，包括 cTnI、cTnT 和 cTnC，与原肌球蛋白一起通过调节钙离子对横纹肌动蛋白 ATP 酶的活性来调节肌动蛋白和肌球蛋白相互作用。

cTnI 和 cTnT 在心肌细胞内大部分以肌钙蛋白复合物的形式固定于肌原纤维上，小部分游离于肌浆中，在心肌损伤早期，游离于肌浆中的 cTnI 和 cTnT 快速释放出来，血清 cTnI 和 cTnT 水平升高，随着肌原纤维不断崩解破坏，固定于其上的 cTnI 和 cTnT 不断释出，所以血清 cTnI 和 cTnT 持续升高[3]。cTnI 和（或）cTnT 阳性的拟诊心肌炎患者，用组织学和免疫组织学检测心内膜心肌活检标本，确诊率较高[4]。因此，cTnI 和 cTnT 被认为是局部心肌缺血损伤的新的金标准。其中，cTnI 是心肌纤维上专有的收缩蛋白，在心肌细胞损伤早期，游离胞质内的心肌 cTnI 快速释放，血清 cTnI 水平于损伤后 4 ~ 6 小时升高，然后肌原纤维不断崩解破坏，以固定形式存在的心肌 cTnI 不断释出，cTnI 水平于损伤后 18 ~ 24 小时达到高峰，1 周后降至正常[5]。其绝对的心肌特异性可以完全区分心肌和骨骼肌的损伤，并且在正常的血液循环中不会出现，因此它更适合检测心肌坏死。

（二）血清心肌肌钙蛋白 T（cTnT）的检测

主要采用酶联免疫吸附剂测定分析法（ELISA）进行检测。1992 年推出第一代 cTnT ELISA 分析法（cTnT - 1）商品试剂，但临床应用中曾与 TnT 骨骼肌亚型发现交叉现象以及在部分晚期肾功能衰竭患者中的"假阳性"现象而引起普遍关注。1997 年的第二代 cTnT 检测试剂（cTnT - 2）诊断敏感性与 cTnT - 1 相同而心肌特异性更高，并基本上排除了交叉现象，部分晚期肾功能衰竭患者中的"假阳性"问题研究也有了新的进展[6]。1999 年的第三代分析试剂 cTnT（cTnT - 3）运用重组人基因技术代替 cTnT - 2 的牛血清，在增加特异性和灵敏度的同时，线性范围更大，分析时间缩短至小于 20 分钟。快速定量检测 cTnT 的分析仪测定结果与 cTnT - 2 之间相关性良好[7]。

（三）血清心肌肌钙蛋白 I（cTnI）的检测

检测 cTnI 的试剂和方法很多，并得到广泛应用。应用研究中发现，各种 cTnI 分析方法测定结果之间差异很大，最大可相差 36 倍[8]。

1. 金标免疫法

采用一步法免疫色谱干膜层析活性卡进行检测，此法标本用量少，简便、快速，不受时间、地点限制，但结果只能定性，并受主观因素影响。

2. 放射免疫法

放射免疫法是以沉淀双抗体竞争法检测 cTnI 的放射免疫分析方法。原理：先将待测血清与定量的免抗 cTnI 抗体混合、孵育，然后加入^{125}I 标记的 cTnI，与待测血清中的 cTnI 竞争抗 cTnI 抗体，形成抗原抗体复合物，该复合物与再次加入的猴抗 IgG 结合形成沉淀，离心除去上清液，测定沉淀物的放射强度，根据标准曲线求得 cTnI 的浓度。该法最低检出限为 10μg/L，但操作复杂，反应时间长，使其临床应用受到限制。

3. ELISA 法

由 20 世纪 80 年代报道的 ELISA 法到 90 年代对 ELISA 进行改良测定 cTnI 的双抗体夹心 ELISA 法，但还不够快速、简便。

4. 化学发光法

利用化学发光法测定 cTnI 是一种双抗体一步夹心酶联免疫分析方法。反应快速，最低检测浓度低，准确度高。

5. 酶联荧光分析法（ELFA）

在 cTnI 检测中具有操作简便，自动化程度高，测定快速，结果准确的特点。

（四）血清心肌肌钙蛋白对于病毒性心肌炎的临床意义

当心肌损伤时，cTn 以 Tnc - cTnI - cTnT 复合物形式释放，随后降解。外周血中出现任何一种可检测到的 cTn 必然是心肌细胞损伤的结果[9]。当病毒直接损害心肌细胞或缺血时，游离的 cTnI 迅速透过细胞膜进入血液致使血清 cTnI 水平于 4~6 小时开始升高[5]，故 cTnI 可较早地在血液中出现并持续较长时间。CK-MB 曾作为诊断心肌受损的指标之一，后发现其在心肌细胞损害方面缺乏可靠性，与心肌损伤后持续时间短有关（1~4 天）[10]。故 cTnI 是一项可以灵敏、特异反映心肌损伤及心肌细胞坏死的标志物。

此外，有研究[11]表明，cTnT 在心肌受损伤后 3 小时血清中即可检测到，且持续时间可达 15 天，还有研究[12]显示，急性病毒性心肌炎患者血清 cTnT 明显高于健康对照组，经治疗 2 周病情好转后，cTnT 明显下降，但仍高于健康对照组，提示 cTnT 的浓度与心肌受损的程度密切相关。故在急性病毒性心肌炎的诊断中，cTnT 阳性检出率很高，具有较高的临床价值。

cTnI 是目前诊断心肌损伤的一项很有前景的生化标志物，具有特异性好、灵敏度高的优点。但由于它在人血清中不稳定，极易被降解，极易形成复合物等特点，且肌钙蛋白也可受内源性物质，如 HB 和胆红素等阴性或阳性因素的干扰，而且 cTnI 检测未能实现标准化，检测产品普遍达不到所要求的检测灵敏度[13]，故在临床上的应用受到一定限制。应该建立相对固定检测系统，及各种心脏疾病 cTnI 检测数据库，确立诊断参考值，注重分析患者 cTnI 结果的变化趋势，将更有利于 cTnI 发挥其价值[14]。

【参考文献】

[1] Leonard EG. Iral myocarditis [J]. Pediatr Infect Dis J, 2004, 23 (7): 665-666.

[2] Robert H, Christenson, Show H D, et al. Toward Standardization of Cardiac Troponin Ⅰ Measurements Part Ⅱ: Assessing Commutability of

Candidate Reference Materials and Harmonization of Cardiac Troponin I Assays [J]. Clin Chem, 2006, 52 (9): 1685 – 1692.

[3] 王丽. 病毒性心肌炎患儿肌钙蛋白 I 和 T 的检测及意义 [J]. 实用诊断与治疗杂志, 2004, 18 (6): 495 – 497.

[4] Lauer B, Niederau C, Kuhl U, et al. Cardiac t roponin T in the diagnosis and follow up of suspected myocarditis [J]. Dtsch Med Wochenschr, 1998, 123 (14): 409.

[5] 中华医学会心血管病分会, 中华心血管病杂志编辑委员会. 慢性收缩性心力衰竭治疗建议 [J]. 中华心血管病杂志, 2002, 30 (1): 7 – 23.

[6] Oi DS, Zimmerman D, Graham J, et al. Cardiac troponin T predicts long – term outcomes in hemodialysis patients [J]. Clin Chem, 2001, 47 (3): 412 – 417.

[7] Müller – Bardorff M, Rauscher T, Kampmann M. Quantitative bedside assay for cardiac troponin T: a complementary method to centralized laboratory testing [J]. Clin Chem, 1999, 45 (7): 1002 – 1008.

[8] Shi QW, Ling MF, Zheng XC. Degradation of cardiac troponin I in serum complicates comparisons of cardiac troponin I assays [J]. Clin Chem, 1999, 45 (7): 1018 – 1025.

[9] Yamazaki T, Lee JD, Shimizu H, et al. Circulating matrix metalloproteinase – 9 is elevated in patients with congestive heart failure [J]. European Heart Failure, 2004, 6 (1): 41 – 51.

[10] Masiel AS, Mc Cord J, Nowak RM, et al. Breathing not properly multinational study investigation beside B – type natriuretic peptide in the emergency diagnosis of heart failure with preserved ejection fraction results from the breathing properly multinational study [J]. J Am Coll Cardiol, 2003, 41 (111): 2010 – 2017.

[11] Katus HA, Remppis A, Looser S, et al. Enzyme linked immunoassay of cardiac troponin T for the detection of acute myocardial infarction in patients [J]. Mol Cell cardiol, 1989, 21 (12): 1349 – 1353.

[12] 吴柱国, 孟琼, 彭涛, 等. 小儿急性病毒性心肌炎肌钙蛋白 T 的检测及其临床意义 [J]. 广东医学院学报, 2002, 20 (2): 95 – 96.

[21] Ferguson JL, Beckett GJ, Stoddart M, et al. Myocardial in farction redefined: the new ACC/ESC definition, based on cardiac troponin, increases the apparent incidence of infarction. Heart, 2002, 88 (4): 343 – 347.

[22] 付蕾. 心肌肌钙蛋白 I 的检测及临床应用 [J]. 山西医药杂志, 2010, 39 (5): 420.

第三节　免疫功能检测

一、细胞免疫检测

(一) 细胞免疫介导的心肌损伤

心肌炎病理损伤机制为病毒的直接损伤和免疫介导的病理损伤[1]。病毒感染机体后，诱导机体免疫系统产生一系列反应，包括非特异性免疫的增强，特异性 T 淋巴细胞的增殖、活化，体内多种细胞因子水平和黏附分子表达改变等。这些反应一方面有利于病毒的清除，另一方面也造成了心肌的炎症反应，同时引起宿主免疫功能紊乱及受感染细胞抗原性质的改变，从而诱发自身免疫反应，对宿主细胞造成损伤[2]。

在急性 VMC 阶段，炎性细胞浸润可分为两个时相：第一时相即病毒感染后 3 ~ 9 天，主要为 NK 细胞和巨噬细胞浸润心肌并达到高峰；第二时相在病毒感染后 7 ~ 14 天，T 细胞替代 NK 细胞和巨噬细胞成为主要浸润细胞[3]。

病毒感染早期，自然杀伤细胞 (NK) 首先浸润心肌组织，介导细胞毒作用，限制病毒复制，清除被病毒感染的细胞。T 细胞是浸润心肌的第二批主要免疫细胞，其免疫应答作用既可抑制病毒复制保护心肌，也可导致心肌炎和组织坏死。VMC 的严重程度及其发展与 T 细胞介导的细胞免疫有关[1]。

1. VMC 的细胞免疫指标

(1) T 细胞：大量研究结果显示急性 VMC 患者总 T 细胞

（CD3）、辅助性 T 细胞（CD4）和抑制性 T 细胞（CD8）均减少，CD4/CD8 比值降低，而 VMC 后遗症组患者 CD3、CD4 均较正常组无差异，CD8 显著降低，CD4/CD8 显著高于正常组[4]。在对 VMC 患儿机体 T 细胞亚群的研究中得出相似结论[5]。说明 VMC 患者在急性期存在细胞免疫功能低下，而在迁延期和慢性期与细胞免疫功能失调有关。

（2）NK 及 LAK 细胞活性：自然杀伤细胞（NK）与淋巴因子激活的杀伤细胞（LAK）活性明显下降，尤以柯萨奇病毒（CVB）心肌炎患者的 NK 及 LAK 细胞活性下降最为显著[6]，提示 VMC 患者的非特异性免疫功能低下。

（3）免疫因子：病毒感染后 3 天，即有 IL-1α、IL-1β、TNF-α 和 IFN-γ 等表达增加，7 天后就有 IL-2 出现，同时心肌 T 细胞浸润达高峰，并持续到 14 天，IL-2、IFN-γ、IL-1β 和 TNF-α 的表达可持续到 80 天。白细胞介素（IL）中 IL-1、IL-6、IL-8 及肿瘤坏死因子（TNF-α）在血清中明显增高，这是心肌损伤的重要标志，且这两种细胞因子持续升高，提示将要发生心功能不全[7]。

总之，细胞免疫指标的变化对疾病诊治有重要意义。

2. 一氧化氮（NO）

一氧化氮是由血管内皮细胞合成释放的一种内皮依赖性舒张因子，是介导平滑肌舒张神经传递和炎症控制的重要细胞间信使。在 CVB_3 心肌炎的致病机制中可能具有双重作用，激活的免疫细胞产生细胞因子，引起诱导型 NO 合成酶（iNOS）产生，使 NO 增加，病理情况下，增加产生的 NO 可导致心肌损伤和心肌收缩力下降[16]。

二、体液免疫

（一）VMC 患者存在体液免疫

在 VMC 患者中可以检测出多种抗心肌成分的自身抗体，

包括肌凝蛋白、微管蛋白、热休克蛋白、ADP/ADP 转运体及线粒体蛋白，但真正具有器官特异性的自身抗体为抗 α - 肌凝蛋白重链抗体，其他的则为器官非特异性抗体。

在急性 VMC 患者的血清中以及在其心内膜心肌活体组织标本中均可发现的参与心肌损伤的抗体主要有抗心肌纤维膜抗体、抗心肌抗体、异嗜性抗体、非器官特异性抗体及抗平滑肌抗体等[48]。另有报道[49]，在病毒性心肌炎患者血清中常有抗 ADP/ATP 载体抗体，而在正常人及冠心病患者中则极为罕见。病毒性心肌炎患者亦被检测出内皮细胞的抗体[50]。

心肌炎常可进展为扩张型心肌病（DCM）。文献报道[51,52,53]在 VMC 和 DCM 患者血清和心肌组织中检测出多种抗心肌细胞特定抗原分子的自身抗体，其靶抗原包括 ANT、肌球蛋白、热休克蛋白、线粒体 M7、支链 α - 酮酸脱氢酶复合体、β 受体、M2 胆碱能受体等。

在病毒性心肌炎（VMC）患者及柯萨奇病毒 B_3（CVB_3）感染的小鼠心肌细胞表面均发现 IgG 抗肌浆球蛋白、抗 ANT 及其免疫复合物沉积，抗 β 受体等也在 CVB_3 实验小鼠中被发现，说明体液免疫对心肌损害起一定作用。ANT 抗体是心肌特异性自身抗体之一，有报道用免疫转印技术检测 38 例 VMC 患儿及 28 例正常儿血清中抗犬心肌线粒体 ANT 抗体，VMC 组血清抗犬 ANT 抗体检出率为 26.3%，正常组为 0，差异有显著性意义（$P < 0.01$），也支持体液免疫所致代谢紊乱参与了 VMC 的发病过程。据报道[33]病毒性心肌炎患者中用免疫荧光技术检出抗心肌抗体（AHA）的阳性率为 52% ~ 57%，还有报道抗心肌抗体多在心脏受累后 2 ~ 6 周内检出，持续时间不等，其阳性率高达 70% ~ 80%[34,35]，均提示 AHA 对病毒性心肌炎的心肌损害评价，有肯定的临床意义。

（二）体液免疫状态

1. 体液免疫低下

一些临床研究报道病毒性心肌炎患者血清 IgG、IgA 明显低于正常水平，提示患者体液免疫功能低下或缺陷。如王文棣等[36]通过对 41 例心肌炎患儿进行免疫球蛋白及外周血淋巴细胞凋亡检测，发现患儿体液免疫功能低下，主要表现为 IgA、IgG 明显降低，外周血淋巴细胞凋亡率明显增高，认为其可能是病毒或支原体感染后引起心肌炎的重要原因之一。陈凤仪[37]用静脉注射治疗病毒性心肌炎，能较快提高血中 IgG 水平，补充多种抗体，提高机体的体液免疫功能，并发挥免疫调节作用，使儿童免疫功能低下状态得到恢复正常，提高机体的体液免疫功能。

2. 体液免疫增强

另有临床研究报道病毒性心肌炎患者血清 IgG、IgA、IgM 均高于正常水平，体液免疫反应处于增强的状态。

CD23 是 IgE 的低亲和力受体，主要表达于活化的 B 细胞上，被认为是 B 细胞活化的标志。CD23 能促使 B 细胞的活化、增殖和分化，使 B 细胞转化成分泌免疫球蛋白的浆细胞。许波等[31]临床研究所检测的 VMC 患儿急性期及迁延期 CD23、IgG、IgA、IgM 均高于正常对照组，且急性期及迁延期 CD23 和 IgG、IgA、IgM 呈正相关，认为 VMC 急性期及迁延期均有 B 细胞的过度活化及免疫球蛋白 IgG、IgA、IgM 升高，体液免疫反应处于增强的状态，体液免疫可能参与了 VMC 患儿的免疫性心肌损伤，而且迁延期这种增强的体液免疫状态仍然存在，估计和 VMC 患儿的迁延不愈有关。CD3$^-$/HLA – DR – 细胞除 CD3$^-$T 淋巴细胞外表达有 HLA – DR 抗原的其他淋巴细胞，如活化的 B 细胞等，主要反映体液免疫、自身免疫功能。许波等[31]临床研究检测 VMC 患儿急性期、迁延期的 CD3$^-$/HLA – DR – 表达率亦均高于正常对照组，也提示 VMC 患儿急性期、迁延期有 B 细胞过度活化状态，并提示 VMC 患儿有自身免疫反应增强状态的存在。张巧芳等[38]对 20 例 VMC 患儿进行血清免疫球蛋白检测，结果全部患儿血清 IgG、IgM 水平明显高于对照组，考虑可能与多数患儿在发病前或发病期间伴有呼吸系统感染有关。俞氏等[39]报道病毒性心肌炎成人患者 IgG、IgM 均增高。

3. 根据分期体液免疫有所不同

还有报道显示心肌炎在急性期和迁延期的体液免疫状态不同。其中多认为在急性期早期，由于病毒感染，体内产生较多的中和抗体，故可表现为血清免疫球蛋白的升高，其中 IgG 维持时间长，是抗病毒免疫的主力，故其升高尤为明显[40]。在慢性迁延期，部分患儿存在着体液免疫功能低下[41]，使机体对致病微生物的敏感性增高而反复罹患各种病毒感染，产生病毒介导的细胞免疫反应致心肌进一步受累，可能是导致心肌炎病情迁延不愈的原因之一。胡思源等[42]研究病毒性心肌炎病例，发现急性期病程≤1 个月者 IgG 升高，而病程＞12 个月的慢性迁延期，IgG、IgA 均降低；叶氏等[43]报道病毒性心肌炎急性期患者 IgG 明显增高，慢性期 IgM 低于正常。

但也有研究报道病毒性心肌炎患者急性期体液免疫功能低下。马秀梅等[44]研究发现急性期 VMC 患者血清 IgG、IgA 降低，经用静脉注射参麦注射液治疗后，血清 IgG、IgA 水平显著增高（$P < 0.05$），说明参麦注射液对 VMC 急性期存在的体液免疫紊乱具有良好的调节作用。韩彦彦等[45]研究发现心肌炎急性期患儿组血清免疫球蛋白 IgG、IgA、IgM 明显低于对照组，因此认为心肌炎患儿体液免疫与病毒感染有关，B 淋巴细胞产生抗体不足，使感染患儿出现获得性的体液免疫功能缺陷，随着临床症状好转，患儿组恢复期测定各项免疫球蛋白指标可逐渐恢复正常。

4. 体液免疫正常

极少数文献报道 VMC 患者液免疫基本正常。Th2 细胞主要分泌IL-4、IL-5、IL-6、IL-10、IL-12 等Ⅱ型细胞因子，刺激 B 细胞等增殖和抗体生成，参与体液免疫。而陈曙霞[46]等的研究提示 Th 亚群参与了急、慢性心肌炎的发病，但病毒性心肌炎小鼠急性期 Th2 类免疫正常；慢性期病变过程中，Th 亚群均升高。

三、抗心肌抗体

近年来研究表明[55-60]，病毒性心肌炎患者中可测出多种抗心肌自身抗体。特异性抗心肌抗体（Antiheartautoantibodies，AHA）是一类针对心肌某一特定抗原决定簇的自身免疫性抗体，具有器官特异性和疾病特异性，许多研究表明[57-61]它们只存在于病毒性心肌炎（VMC）和扩张型心肌病（DCM）患者体内。我们在临床研究中发现抗心肌线粒体 ADP/ATP 载体蛋白抗体（ANT）、抗β1-受体抗体（β1）、抗胆碱能受体抗体（M2）、抗肌球蛋白重链抗体（MHC）均参与了心肌的自身免疫损伤过程。

在病毒性心肌炎晚期和心肌病中很难证实感染性病毒的存在，因此心肌的自身免疫性损伤可能为这一时期的首要致病机制[62]。病毒感染不仅可以引起直接的心肌损伤，还可以激活机体免疫系统，诱导机体产生 AHA，引起免疫性心肌损伤。以抗心肌抗体阳性血清所做的细胞毒实验，更是反证了 AHA 对心肌具有毒性作用，表现为：心肌细胞肿胀和坏死，提示各种病因损伤心肌都可成为自身抗原进而产生 AHA，AHA 又促进心肌损伤，因此 AHA 也是心脏受累的指标。

近年来研究证明[55-60]，VMC 和 DCM 患者体内测出的多种抗心肌自身抗体，以抗心肌线粒体 ADP/ATP 载体蛋白抗体（ANT）、抗β1-受体抗体（β1）、抗胆碱能受体抗体（M2）、抗肌球蛋白重链抗体（MHC）4 种抗体敏感度较高，提示在病毒性心肌炎的发病过程中发生了心肌的自身免疫损伤过程，因此，检测血清中抗心肌抗体对病毒性心肌炎的临床诊断、治疗和预后判断有很大的价值。其中特异性方面，在参与试验性研究[56-59,61]的正常对照组总计 683 人中，仅 34 人抗心肌抗体结果为阳性，假阳性率为 5%，特异性高达 95%。敏感度方面，参与试验性研究[56-59,61,63] 的 VMC 患者 20843 例，其中急性病毒性心肌炎（AVMC）患者阳性率为 37.4%，慢性病毒性心肌炎（CVMC）患者阳性率为 61.7%。ANT 阳性率为 58.2%，β1 阳性率为 42.7%，M2 阳性率为 54.7%，MHC 阳性率为 53.3%。

不同病程的心肌炎病例的血清 AHA 及心肌肌钙蛋白 I（cTnI）、CK - MB 阳性率各有不同，一般认为在病程早期（6 个月以内），病毒已经由血流直接侵入心肌，并在心肌细胞内复制，致使心肌细胞发生代谢紊乱与营养障碍，而引起心肌细胞的溶解、坏死、水肿及血管内皮细胞肿胀与间质炎症反应。cTnI 的阳性率高于 CK - MB 和 AHA，而随着病程的延长，病毒或受损心肌作为抗原，诱发细胞及体液免疫反应，出现心肌受累的现象。病毒不仅可以直接引起心肌损伤，还可以激活机体免疫系统诱导机体产生心肌抗体，引起免疫性心肌损伤，故而 cTnI 的敏感性下降，而 AHA 的敏感性逐渐升高，提示心肌损伤的早期检测 cTnI 的必要性和重要性，而后期 AHA 的敏感性较高[64,65]，是心肌损伤后期的重要检测指标。自 1985 年 Schultheiss 发现抗 ANT 抗体以来，到目前为止，抗 ANT 抗体、抗 β1 抗体、抗 M2 抗体和抗 MHC 抗体等 AHA 的器官特异性和疾病特异性均已得到了有力的实验依据，它们特异性地存在于 VMC 和 DCM 患者体内，是 VMC 和 DCM 发病的自身免疫损伤的特异性标志和重要依据，提示 VMC 和 DCM 是器官特异性自身免疫病。且 VMC 和 DCM 患者的 4 种特异性 AHA 水平均显著高于正常人和其他疾病患者，提示这 4 种 AHA 可作为 VMC 和 DCM 的特异性诊断指标。

AHA 介导的心肌损害是扩张型心肌病的始动因素及早期

发展的重要因素，AHA 持续阳性的病毒性心肌炎患者有
36.4%转化为扩张型心肌病，因此监测心肌炎患者血清 AHA
既是诊断病毒性心肌炎的重要指标，又有助于防止心肌炎向扩
张型心肌病转化，对心肌炎的预后有着重要的指导意义。

【参考文献】

［1］丁乐，钟家蓉，杨锡强．病毒性心肌炎心肌病的免疫机制
［J］．South China Jounal of Cardiovascuilr Disease，2006，12（3）：216.

［2］杨思进，赵李平．病毒性心肌炎的免疫研究进展［J］．中西医
结合心脑血管病杂志，2003，1（3）：162.

［3］Deguchi H，Kitaura Y，Hayashi T，et al. Cell – mediatedimmune
cardiocyte injury in viral myocarditis of miceand patients［J］．Jpn Circ J,
1989，53（1）：61–77.

［4］Karin K，Reinhar D，Kandol F. et al. The role of enterovirus repli-
cation in the development of acute and chronic heart muscle disease in different
immunocompetent mouse strains［J］．Scand J Infect Dis，1993，88（sup-
pl）：84.

［5］陈曙霞，梅敞，章隆泉，等．病毒性心肌炎、扩张型心肌病患
者 T 细胞及其亚群和免疫球蛋白的改变［J］．上海免疫学杂志，1994，
14（1）：36.

［6］韩彦彦，董丽芬，康娜．病毒性心肌炎患儿机体的免疫状况
［J］．中华儿科杂志，1999，37（1）：46.

［7］王文霞，吴敏霞，朱晴晖，等．病毒性心肌炎患者多项免疫参
数分析［J］．上海免疫学杂志，1994，14（5）：275.

［8］宁娟，李永宏．病毒性心肌炎的发病机制［J］．医学综述，
2008，14（9）：1349.

［9］钟在英，方超平，张灵芝，等．病毒性心肌炎患儿 NK 细胞、LAK
细胞活性及 T 细胞亚的变化［J］．武警医学，2006，17（7）：491–492.

［10］白希玲．病毒性心肌炎对患儿免疫功能影响的观察［J］．中
国误诊学杂志，2005，43（12）：298–299.

［11］杨英珍，金佩英，王球达．Coxsackie B 病毒性心肌炎患者中天

然杀伤细胞活性及 q、r 干扰素的观察 [J]. 中华心血管病杂志, 1998, 16 (6): 337.

[12] 李文华, 高顺宗, 董波. 病毒性心肌炎免疫发病机制的研究 [J]. 山东医药, 2000, 40 (16): 60.

[13] Yong LH, Joag SV, Zheng LM, et al. Perforin mediated myocardial damage in acute myocarditis [J]. Lancet, 1990, 336 (8722): 1019 – 1021.

[14] Godeny EK, Gauntt CJ. Interferon and natural killercell activity in coxsackinevirus B3 – induced murinemyocarditis [J]. Eur Heart J, 1987, Suppl (8): 433 –435.

[15] 刘强, 程志清. 病毒性心肌炎免疫机制的研究进展 [J]. 浙江中西医结合杂志, 2005, 15 (4): 264.

[16] Huber S. T cells in coxsackievirus – induced myocarditis [J]. Viral Immunol, 2004, 17 (2): 152 – 164.

[17] Huber Sartini D, Exley M. Vgamma (+) T cells Promote autoirnrnune CD8 (+) cytolytic T – lymPhocyte activation in coxsackievirus B3 – induced myocarditis in mice: role for CD4 (+) Th1 cells [J]. J Virol, 2002, 76 (21): 10785 – 10790.

[18] 郭亚春, 邵雪斋, 宋鸿儒. 柯萨奇病毒性心肌炎免疫机制研究进展 [J]. 承德医学院学院报, 2007, (24) 4: 417.

[19] Angelini A, Calzolari V, Calabrese F, et al. Myocarditis mimicking acute myocardial infarction role of endomyocardial biopsy in the differential diagnosis [J]. Heart, 2000, 84 (3): 245 –250.

[20] Binah O. Cytotoxic lymphocytes and cardiac electrophysiology [J]. J Mol Cell Cardiol, 2002, 34 (9): 1147 –1161.

[21] Felzen B, Shi krut M, Less H, et al. Fas (CD95/Apo – 1) – mediated damage to ventricular myocytes induced by cytotoxic T – lymphocytes from perforin – deficient mice: a major role for inositol, 1,4,5 – trisphophate [J]. Circ Res, 1998, 82 (4): 438 –450.

[22] Ayach B, Fuse K, Martino T, et al. Dissecting mechanisms of innate and acquired immunity in myocarditis [J]. Curr Opin Cardiol, 2003, 18 (3): 175 –181.

[23] 陈瑞珍，陈萍. 心肌炎的免疫学作用机制 [J]. 临床儿科杂志，2007，25（10）：805.

[24] 熊丁丁，杨英珍，胡英，等. 穿孔素介导的细胞毒效应在病毒性心肌炎小鼠发病中的作用 [J]. 上海医科大学学报，1999，26（2）：128-130.

[25] Gebhard JR, Perry CM, Harkins S. coxsackievirus B3 - induced myocarditis: perforin exacerbates diseases, but play no detectable role in virus chearance [J]. Circulation. 1998, 97（9）：637-639.

[26] 吴伟忠，金佩英，杨英珍，等. 小鼠柯萨奇 B3 病毒性心肌炎的 T 细胞免疫 [J]. 上海医科大学学报，1992，19（2）：90.

[27] 陈慰峰. 医学免疫学 [M]. 北京：人民卫生出版社，2004：235-236.

[28] 李国平. 综合疗法治疗类风湿性关节炎 90 例 [J]. 新中医，1995，31（7）：322.

[29] Eriksson U, Kurrer MO, Schmitz N, et al. Interleukin - 6 - deficient mice resist development of autoimmune myocarditis associated with impaired up regulation of complement C3 [J]. Circulation, 2003, 107（2）：320-325.

[30] Moss RB, Moll T, Elkalay M, et al. Th1/Th2 cells in inflammatory disease states: therapeutic implicatione [J]. Expert Opin Biol Ther, 2004, 4（12）：1887-1896.

[31] 许波，郝芳之，张纪芸. 病毒性心肌炎患儿免疫状况的研究 [J]. 中国当代儿科杂志，2001，3（5）：497-500.

[32] 李文强，文正万，邬松林，等. 病毒性心肌炎患儿 sIL-2R 及抗 ANT 抗体的检测及意义 [J]. 上海免疫学杂志，1999，19（1）：46-57.

[33] 徐济民，冯守道. 心血管病和免疫 [J]. 国外医学：内科学分册，1986，13（8）：337-341.

[34] 罗星照，彭月芳. 抗心肌抗体在小儿病毒性心肌炎发病机理中的作用与临床诊断 [J]. 实用儿科临床杂志，1989，4（1）：1-2.

[35] 李涛，许红力，孙波. 抗心肌抗体的测定及其临床应用 [J]. 吉林医学，1982，3（2）：17.

[36] 王文棣，蒋玉红，周冬，等. 心肌炎患儿淋巴细胞凋亡的改

变 [J]. 中国当代儿科杂志, 1999, 1 (1): 7-8.

[37] 陈凤仪. 大剂量丙种球蛋白辅治病毒性心肌炎的临床意义 [J]. 中华实用中西医杂志, 2005, 18 (19): 1225.

[38] 张巧芳, 范崇济, 张宏艳, 等. 婴幼儿急性心肌炎的免疫学初步探讨 [J]. 天津医药, 1994, (2): 99-100.

[39] Yu Guoerui, et al. Chin Med J. 1988, 101 (3): 191.

[40] 叶鸿瑁, 吴相攸, 张静, 等. 小儿病毒性心肌炎的免疫功能观察 [J], 中国实用儿科杂志, 1988, 3 (2): 74.

[41] 胡婉英, 鲍金花, 李宣海, 等. 慢性病毒性心肌炎患者体内的 α 干扰素及其他免疫功能的动态研究 [J]. 上海免疫学杂志, 1984, 4 (2): 78.

[42] 胡思源, 陈宝义, 尹新中, 等. 通脉养心合剂对病毒性心肌炎患儿细胞及体液免疫功能的影响 [J]. 中国实验方剂学杂志, 1996, 2 (2): 11-13.

[43] 叶鸿珺, 吴相攸, 张静, 等. 小儿病毒性心肌炎的免疫功能观察 [J]. 中国实用儿科杂志, 1988, 3 (2): 74.

[44] 马秀梅, 王风涛, 张卫红, 等. 单用大剂量参麦注射液治疗小儿病毒性心肌炎的疗效及对肝肾功能的影响 [J]. 潍坊医学院学报, 2008, 30 (5): 404-408.

[45] 韩彦彦, 董丽芬, 康娜. 病毒性心肌炎患儿机体免疫状况研究 [J]. 临床儿科杂志, 1999, 17 (4): 210-212.

[46] 陈曙霞. 急、慢性病毒性心肌炎小鼠辅助 T 淋巴细胞亚群动态观察及药物干预的影响 [J]. 临床心血管病杂志, 2000, 16 (3): 122-125.

[47] 胡艳芳, 龚方戚. 病毒性心肌炎免疫发病机制及免疫治疗的研究进展 [J]. 国外医学·儿科学分册, 2005, 32 (1): 4-6.

[48] 王中琰, 王瑞芬, 邢西忠. 病毒性心肌炎发病机制简介 [J]. 临沂医专学报, 1994, 16 (3): 231-233.

[49] 陈瑞珍, 陈萍. 心肌炎的免疫学作用机制 [J]. 临床儿科杂志, 2007, 25 (10): 805-806.

[50] 陈灏珠. 心脏病学 [M]. 北京: 人民卫生出版社, 2009, 1593-1594.

[51] Michael L, X. Fu. Anti - M2 muscarinic receptor autoantibodies

and idiopathic dilated cardiomyopathy [J]. International Journal of Cardiology, 1996, 54 (2): 127 – 135.

[52] Liao YH. Functional analysis of autoantibodies against ADP/ATP carrier from dilated cardiomyopathy [J]. International Journal of Cardiology, 1996, 54 (2): 165 – 169.

[53] Wallukat G, Reinke P, Dorffel WV, et al. Removal of autoantibodies in dilated cardiomyopathy by immunoadsorption [J]. International Journal of Cardiology, 1996, 54 (2): 191 – 195.

[54] Maisch B, et al. Myocarditis and related disorders [M]. Springer – Verlag Tokyo Berlin Heidelberg New York, 1985, 209, 217 – 221.

[55] 王西栋, 陈晨华. 病毒性心肌炎发病机理的实验研究 [J]. 中国病毒学, 1995, 10 (3): 215 – 220.

[56] 马沛然, 王玉林, 于修平, 等. 病毒性心肌炎抗心肌抗体的测定及临床意义 [J]. 山东医科大学学报, 1996, 34 (3): 246 – 248.

[57] 景宏美, 张克智. 血清中抗心肌抗体检测在病毒性心肌炎及扩张型心肌病中的临床意义 [J]. 南通医学院学报, 1997, 17 (4): 521 – 522.

[58] 徐灵敏, 杨静丽, 陶桂娥, 等. 特异性抗心肌抗体对小儿心肌疾病的诊断价值 [J]. 中国当代儿科杂志, 1999, 1 (3): 134 – 136.

[59] 王敏, 廖玉华, 郭和平. 合成肽抗原检测 ADP/ATP 载体抗体及其在病毒性心脏病中的应用 [J]. 华中医学杂志, 2001, 25 (1): 23 – 24.

[60] 郭亚春, 邵雪斋, 宋鸿儒. 柯萨奇病毒性心肌炎免疫机制研究进展 [J]. 承德医学院学报, 2007, 24 (4): 415 – 417.

[61] 冯明年, 丁旭, 刘志琛, 等. 483 例抗心肌抗体及克萨奇病毒 B 抗体 IgM 测量结果分析 [J]. 中国厂矿医学, 2001, 14 (5): 414 – 415.

[62] Rose NR. Autoimmune myocarditis: Concepts and questions [J]. Immunology Today, 1991, 12 (8): 253 – 255.

[63] 张淑芹, 孙非, 刘志屹. 病毒抗体、心肌抗体、心肌酶三种检测指标在病毒性心肌炎诊断中的应用 [J]. 吉林医学, 2003, 24 (6): 505 – 506.

[64] 王慧, 王立金, 余新超, 等. 心肌肌钙蛋白 I、抗心肌抗体与小儿心肌损伤的相关研究 [J]. 中国煤炭工业医学杂志, 2005, 8 (3):

227～228.

[65] 程翔, 廖玉华, 苑海涛. 抗心肌抗体消长与病毒性心脏病转化关系探讨 [J]. 临床心血管病杂志, 2002, 18 (10): 494.

第四节　胶原蛋白检测

有些病毒性心肌炎发病常常为其原发病所掩盖, 心胸部症状较轻, 易被漏诊, 再次就诊时已经发生心腔扩大。约有13%的病毒性心肌炎患者转化为扩张型心肌病, 而心肌纤维化是两者的重要转折点。

心肌纤维化 (MF) 是指在心肌细胞外基质 (ECM) 中胶原纤维过量积聚、胶原含量显著升高或胶原成分发生改变。若心脏暴露于各种压力或损伤, 如血流动力学超负荷、心肌炎、心肌梗死等病理性改变, 均可导致心脏成纤维细胞增殖和细胞外间质胶原、纤维蛋白产生。进一步失代偿就会进展为 MF。MF 根据组织学特征可分为 2 种类型: 反应性纤维化, 包括间质纤维化和血管周围纤维化, 是对心肌负荷或炎症的反应; 修复性纤维化, 是对心肌细胞坏死的反应, 常发生于心肌间质。而荆志成[1]等人的研究证实, 在病毒性心肌炎患者中各期心脏间质皆可见到胶原纤维增生。急性期有少量修复性纤维化, 恢复期为大量修复性纤维化和反应性纤维化, 慢性期有大量单纯反应性纤维化。

MF 包括多方面的改变, 其中最重要的就是心肌间质胶原合成和降解比例失调。存在于心肌的胶原可分 I、III、IV、V、VI型。其中 I、III 型胶原占90%以上, I型占80%。这些胶原构成三维空间分布的连续性网架结构, 与纤黏蛋白、层黏蛋白及弹性蛋白、蛋白聚糖等共同组成心肌 ECM, 在心肌的结构和功能中起着重要的作用, 有助于心肌细胞产生直接的收缩力和心室被动地舒张。其中 I 型胶原主要聚合成粗纤维,其僵硬度大、伸展和回缩弹力较小；Ⅲ型纤维主要构成细纤维，其回弹和伸展性较大。Li 等[2]采用柯萨奇 B3 腹腔接种 Bal b/c 小鼠建立病毒性心肌炎模型，10 天后心肌活检发现 CD3+T 细胞大量浸润，肿瘤坏死因子 α、白细胞介素 1、4，转化生长因子 β 表达增加，Ⅰ、Ⅲ型胶原合成及 Ⅰ/Ⅲ型胶原比率均明显升高。国内胡鹏、覃远汉[3-4]等人的研究也证实了这一点。

临床检验中与纤维组织形成有重要关系的血清纤维化指标是透明质酸、Ⅲ型前胶原和层粘连蛋白。透明质酸主要作为结缔组织基质而发挥作用，Ⅲ型前胶原是Ⅲ型胶原的前体，层粘连蛋白属结构性糖蛋白。叶飞等人[5]的研究表明这三项指标能反映心肌纤维化的程度。故这 3 个指标也可以反映病毒性心肌炎的病理变化进程，以辅助其诊断和治疗。但仍需注意结合其他心电图、超声心动图等辅助检查，并排除肝脏等其他器官病变，以免造成误诊。

【参考文献】

[1] 荆志成，程显声，杨英珍. 氯沙坦干预病毒性心肌炎恢复期、慢性期心脏胶原表达及心功能的实验研究 [J]. 中华医学杂志，1998，79（9）：699-701.

[2] Li J, Schwimmbeck PL, Tschope C, et al. Collagen degradation in a murine myocarditis model：relevance of matrix metalloproteinase in association with inflammatory induction [J]. Cardiovasc Res, 2002, 56 (2)：235-247.

[3] 胡鹏，覃远汉. 柯萨奇病毒致小鼠心肌损害的组织形态学变化 [J]. 中国组织工程研究与临床康复，2007，43（11）：8721-8725.

[4] 覃远汉，刘唐威，庞玉生，等. 基质金属蛋白酶-3 在病毒性心肌炎中的表达及福辛普利的干预作用 [J]. 实用儿科临床杂志，2005，20（7）：635-637.

[5] 叶飞，段宝祥，张贞胜，等. 扩张型心肌病患者心肌纤维化指标的观察 [J]. 上海医学检验杂志，2002，17（2）：77-78.

第五节　心电图检查

心电图（ECG）是检查心脏疾病最简便的方法。心电图问世近百年来，以其经济、简便、无创得到了快速发展。无论心电工作者还是临床医生必须明确心电图的优势、劣势，才能更好地为临床提供诊断。

一、心电图的优势

在诊断方面，心电图对心肌梗死及心律失常的诊断有其绝对的优势。它不仅可以判定有无心肌梗死，而且还可以确定梗死的部位及范围，是其他任何检查无法比拟的，尤其是对某些特殊部位梗死如右室梗死的诊断。同时，还可以观察心肌梗死的演变过程及分期，判定预后，并指导治疗。心电图在诊断心律失常过程中，也有其过人之处。它可以判定心律失常的性质、起源，并且随着十二导联同步心电图机的应用，对心律失常的诊断更加确切，同时，还可以观察抗心律失常药物的疗效。

二、心电图的劣势

虽然心电图是临床医生不可缺少的诊断手段，但是它仍然不尽完美。由于心电图描述的是心脏的电活动，所以它对心室肥厚的诊断就有很大的局限性。如临床已有心室肥厚，而心电描记的是综合的电活动，向量抵消后心电图可能不显示心室肥厚的诊断。因此诊断心室肥厚一定要结合临床及其他检查，以提高诊断率。诊断心肌缺血的 ST－T 改变就更缺乏特异性，心肌炎、心肌病、植物神经功能紊乱、药物影响均可以出现非特异的 ST－T 改变，必须结合患者的年龄、病史及其他检查综合分析。在心律失常的诊断中，对宽 QRS 心动过速及一些复杂、疑难心律失常，仍不十分确切，需要借助食道导联或心内电生理等其他检查明确诊断[1]。

三、病毒性心肌炎心电图改变的原理

病毒性心肌炎患者由于病毒侵犯心肌，使心肌出现炎症反应，心肌纤维间和血管周围单核细胞浸润，重者可有心肌纤维的变性和坏死，引起心肌的代谢性改变和心脏传导系统电生理特性改变，出现各种传导阻滞和异常 Q 波。同时，心肌自律性和应激性的改变引起各种心律失常出现，以频发室性期前收缩多见。病毒性心肌炎患者迷走神经张力增高，交感神经和迷走神经相互作用会引起心率变异的发生，对可疑心肌炎患者可监测心率变异指标，作为心肌炎早期心肌损伤的辅助诊断指标[2]。病毒性心肌炎患者的心肌细胞动作电位的 0 相除极电位降低，除极速率下降，复极顺序改变，复极时间延长，在心电图上表现为 ST－T 改变、Q－T 间期延长。

四、病毒性心肌炎常规心电图改变

根据中华医学会儿科分会心血管组病毒性心肌炎诊断标准明确指出，心电图异常是病毒性心肌炎的重要诊断指标[3]。

本病心电图改变多种多样，常以心律失常和 ST－T 段改变最为多见。心电图变化虽然敏感性高，但对本病并无明显特异性。

（一）ST－T 段改变

两个以上导联 ST 段水平型或下斜型下移≥0.05mV 或 ST 段异常抬高；T 波低平、双向或倒置；出现异常 Q 波；甚者出现心梗样改变。ST－T 段改变可随病情的变化而演变，临床诊疗时应注意前后对比。此改变可在病情好转后恢复正常。

（二）心律失常

除窦性心动过速和窦性心动过缓外，主要以异位心律和传导阻滞比较常见。临床上可表现为任意一种类型的心律失常，例如心动过速、期前收缩、扑动、颤动、室内传导阻滞、房室传导阻滞等。在病毒性心肌炎急性期，常见到窦性心动过速、一过性心动过缓、窦性停搏或窦房传导阻滞等。

1. 室性期前收缩比房性期前收缩更多见，大约70%的患者以室性期前收缩为主要表现[4]，这可能与心肌炎在心室的病变程度重于心房有关[5]。期前收缩可有固定的联律间距，但大多数无固定的联律间距，部分符合并行收缩，可能来自局灶性病变。期前收缩可为单源性，也可为多源性。

2. 室上性或室性心动过速比较少见，但室性心动过速有可能引起晕厥。

3. 心房颤动与扑动也可见到，但扑动相对较少。阵发性或持续性心房颤动多出见于心肌炎慢性期，这可能与心房心肌多灶性纤维化致使形成多发性微折返有关。心室颤动也较少见，但为猝死的主要原因。

4. 病毒性心肌炎患者还可出现不同程度的房室传导阻滞。其中一度与二度Ⅰ型房室传导阻滞比较常见，二度Ⅱ型及三度房室传导阻滞多见于重症患者。左束支发生完全性传导阻滞多提示病变程度较重。约1/3患者起病后迅速发展为三度房室传导阻滞，成为猝死的另一机制。

5. 个别患者可有 QT 间期延长，容易诱发室性心动过速或心室纤颤。

上述各种心律失常可合并出现。心律失常多见于急性期，在恢复期消失，因瘢痕灶是引起期前收缩反复出现的基础之一，也可随瘢痕形成而造成持久的心律失常。

五、病毒性心肌炎动态心电图改变

病毒性心肌炎患者往往伴有心律失常，有时普通心电图难以发现，动态心电图（DCG）监测可获得约 10 万 ~ 14 万个心动周期的信息，因此可监测到常规心电图不能观察到的各种生理及病理状态下的心电变化，大大提高对持续阵发、快速或缓慢、少见的心律失常的检出率，同时还可检出失常节律的出现次数、持续时间及所占百分比，从而计算发生频率并捕捉一过性心律失常[6]。

既往报道表明[7]病毒性心肌炎患者常规心电图阳性发现率为52.3%，而动态心电图阳性发现率高达84.2%。并且动态心电图能检出比较复杂的心律失常和阵发性、间隙性和一过性心律失常。另外，动态心电图记录时间长，对于病毒性心肌炎患者心律失常昼夜发生情况、严重程度、持续时间和发生次数都有较明确的了解，有助于病毒性心肌炎的诊断和指导心律失常的用药。动态心电图对频发性、多源性或配对型室性早搏的治疗及监测也有重要的临床价值[8]。

此外，ST - T改变也是病毒性心肌炎心肌损害的表现之一。常规心电图和动态心电图在病毒性心肌炎患者中均检出较高频率的ST - T改变。某些潜伏或亚临床性心肌损害表现为ST - T的降低，T波低平或倒置，常规心电图可能不易检测到，但通过动态心电图可检测到，提示心肌有一过性缺血。一般动态心电图检查发现最长夜间睡眠状态下ST - T降低达3小时之久，即提示心肌缺血损害严重。

总之，研究证明动态心电图有助于病毒性心肌炎心律失常的诊断，提高心律失常的检出率，对捕获一过性心律失常及分析复杂性心律失常起着重要的作用。同时对病毒性心肌炎的预后和临床用药有重要的指导作用。

六、高频心电图

高频心电图是利用频率在0.05 ~ 100Hz、扫描速度在250~700mm/s、整机灵敏度为30 ~ 100mm/mV的检测技术检测心脏的电活动信号并描记出来的心电图。而常规心电图其频率一般约 40 ~ 100Hz，只能描记心电的低频信号，100Hz 以上的高频信号被滤去而不能反映出来，失去许多对某些心脏疾病极其有诊断价值的信息。高频心电图正逐渐成为又一无创性心脏病检查的新方法而应用于临床。

高频心电图是反映常规心电图未能显示的更加细小的电变化。凡是能引起心肌组织病变的因素都有可能导致高频成分的形成。患心肌炎、心肌病等心脏疾病时，心肌组织均可出现炎症细胞浸润、心肌细胞变性、坏死或纤维组织增生，从而导致心电的产生及传导障碍。在高频心电图上表现为高频切迹、扭挫等高频成分增多。既往研究报道[9]病毒性心肌炎患者高频心电图阳性率约为 83.1%，而常规心电图阳性率只有 44.6%。

高频心电图对心肌炎心肌损害的检测较敏感，可提高病毒性心肌炎的检出率，而且设备价廉，操作方便，无创伤，重复性好，患者易接受，可作为诊断病毒性心肌炎的辅助检查方法。同时，由于冠心病、心肌炎等诸多心血管病也可引起高频心电图异常，其检测缺乏特异性，因此在临床上应结合其他资料综合判断[10]。

【参考文献】

［1］刘月霞，高文丽. 心电图的优势与劣势［J］. 河北职工医学院学报，2002，19（1）：5.

［2］吴江红. 儿童病毒性心肌炎心率变异分析［J］. 临床心电学杂志，2002，11（1）：30.

［3］吴嘉惠. 关于小儿病毒性心肌炎诊断的几个问题［J］. 重庆医学，2002，31（2）：111.

［4］杨英珍. 病毒性心脏病［M］. 上海：上海科学技术出版社，2001.

［5］于维汉. 心肌病学［M］. 北京：科学出版社，2006.

［6］孙梅朵. 小儿病毒性心肌炎动态心电图特点及临床分析［J］. 海南医学，2003，14（9）：23 - 24.

[7] 白梅，关富山. 病毒性心肌炎临床与动态心电图分析 [J]. 实用儿科临床杂志，2000，15（5）：264 –265.

[8] 桂芹，孔祥英. 动态心电图在病毒性心肌炎诊断中的作用 [J]. 重庆医学，2004，33（4）：530 –531.

[9] 郭继鸿. 心电学进展 [M]. 北京：北京医科大学出版社，2002.

[10] 蔡卫明，林菁. 小儿病毒性心肌炎高频心电图表现 [J]. 广东医学，1999，20（10）：777 –778.

第六节 影像学检查

一、X 线检查

大多数局灶性心肌炎患者无异常变化。少数重症病毒性心肌炎患者可有心脏扩大的 X 线征象，表现为心影增大，心胸比例 >50%，多见于左心室增大，有时也可波及右心房、右心室。病程呈弥漫性改变，并发心包炎有心包积液时，心界可明显增大，伴有充血性心力衰竭时则有相应的肺淤血、肺水肿等表现，甚者还可见上腔静脉、奇静脉扩张。病毒感染后若累及肺部支气管引发支气管炎或间质性肺炎时，X 线胸片可显示肺纹理增粗，或呈面纱样改变[1]。但上述改变在病情好转时即可消失。具体影像学表现如下。

（一）左心室增大

在心肌疾病中最为常见，多由扩张型心肌病或心肌疾病导致主动脉瓣病变、二尖瓣关闭不全和动脉导管未闭等引起。左心室增大的方向是向左、向下和向后隆凸。

后前位：左室增大显示左室段延长，心尖向下延伸，可伸入膈下或见于胃泡阴影之内，相反搏动点上移，肺动脉段相对凹陷，称"主动脉瓣型"心脏。如以左室肥厚为主则显示左下心缘圆隆，心影向左扩大，尤以左室上段隆凸最为显著，称为向心性肥大。

左前斜位：心脏后缘下段向后、向下隆凸，与脊柱阴影重叠，心室间沟向前下方移位。

左侧位：心脏后缘下段向后隆凸，心后间隙缩小，食管前间隙消失。

（二）右心室增大

右室增大常见于心肌疾病累及二尖瓣合并肺动脉高压。右室增大的方向是向上、向前及向两侧突出，重度右室增大常使心脏向左后旋转。

后前位：右室增大早期显示心腰平直或隆凸，肺动脉段亦凸出，反之搏动点下移，构成"二尖瓣型心脏"。法洛四联症时，因右室肥厚使左室向后上方移位，心尖上翘、圆隆，形成靴形心。

右前斜位：心前缘肺动脉圆锥部向前隆凸，右室段向前下膨隆，心前间隙缩小或消失。

左前斜位：心前下缘向前隆凸，右室膈面段延长，室间沟向后上移位。

（三）左心房增大

主要见于心肌疾病累及二尖瓣。此外室间隔缺损、动脉导管未闭亦可引起左房增大。左房增大的方向是向后、向右、向左及向上隆凸。

后前位：左心耳增大时，在左心缘肺动脉段下方有一凸出之弧形影，使左心缘出现四个弧度。左房体部向右膨突，使右心房上部出现另一弧形影，称为"双心房"征。

右前斜位：左心房增大的主要X线表现之一是食管受压、移位。轻度右房增大，食管的前壁有浅压迹。中度增大时，心后间隙变窄，食管受压并向后移位。重度增大时食管明显向后移位，并与脊柱阴影重叠。

左前斜位：心后缘上段左心房处向后上隆凸，与左主支气管之间透明间隙消失。重度左房增大可压迫左主支气管向后上移位。

（四）右心房增大

主要见于心肌疾病累及三尖瓣。右房增大的方向是向右、向前及向上隆凸。

后前位：右房弧度延长并向右隆凸。据统计，右心房/心室＞0.5 有诊断意义。

右前斜位：心后下段向后隆凸，心后间隙变窄，但食管无移位。

左前斜位：心前缘上段向上隆凸并延长，有时与其下方右室形成"成角现象"，此征象在左前斜位 45°时显示更为明显。

（五）心脏普遍增大（全心增大）

非对称性全心增大：多数心肌疾病早期改变为单个心腔增大，随着病程发展，最终引起全心增大。但由于导致心脏普遍性增大的病因不同，心脏增大的程度也不一致。

对称性全心增大：由于心肌病引起全心增大，但以心室扩张为主。多见于充血（扩张）型心肌病、克山病等。X 线征象为心脏向两侧增大，搏动减弱。此型心肌病易与心包积液混淆[2]。

二、心脏超声心动图

由于病毒性心肌炎的病灶可呈局限性也可呈弥漫性，临床表现差异很大，加上检查者操作技术和经验的不同，超声心动图检查的结果与诊断的结果常常不一致，如病毒性心肌炎患者的病理检查支持诊断，但超声心动图检查正常；病理检查阴性，可超声心动图检查明显异常；而且同一病例在不同时期检查结果可不同，甚至同一病例在同一时间内由不同的人操作也会得出不一样的检查结果。所以，超声心动图检查结果正常也并不能完全排除心肌炎的存在，它不能作为诊断病毒性心肌炎的敏感性特异性方法，需结合其他辅助检查和临床情况综合判断。

病毒性心肌炎患者中超声心动图的异常主要包括：

（1）左室收缩功能异常：如室壁运动弥漫性减弱，短轴缩短分数（SF）减小（<26%~28%），射血分数（EF）下降（<50%）。

（2）左室舒张功能异常：如左室舒张早期快速充盈后的停顿现象，E峰降低，A峰升高，A/E比值增大。

（3）其他：少数患者急性期可见室壁增厚，乳头肌增粗等炎症的水肿表现，恢复期可消失。部分患者可见室间隔部出现不均匀回声。晚期若出现扩张型心肌病，超声心动图则会显示各室腔扩大，室壁变薄或变厚，二尖瓣开放幅度减低，射血分数进一步下降等，其中5%可发现附壁血栓形成。

此外，有文献报道心肌炎患者超声心动图检查左室射血分数低者，随访死亡率相对较高。

三、核磁共振成像

心脏核磁共振心肌首过和延迟成像主要反映心肌微循环和病理生理状态。心脏核磁共振成像是重要的诊断工具，尤其是钆晚期增强和T2加权像区分局部缺血性和非缺血性心肌病。

缺血性心肌病患者会有心内膜下或者透壁性增强作用，非缺血性心肌病组有3个典型特点，包括无增强作用（59%）、室间隔不规则或条索样增强（28%），少数有心肌增强（13%）[3]。在心肌梗死患者中钆晚期增强显示为少数阶段性血管分布，而心肌炎患者中位像更弥散、有结节或不规则，无阶段性血管分布[4]。

心肌炎在 MRI T2 加权图主要表现为局灶性信号增高，加强型钆增强提示心肌损伤，T2 加权像提示间质水肿，反映整体的炎症反应状态。提示心肌组织内炎性病灶和相应水肿，而 T1 加权图可无明显改变，造影剂 Gd - DTPA 和心电门控技术相结合可显著提高 T1 加权成像对心肌炎损伤诊断的敏感性及可靠性。T2 图像将心肌和骨骼肌的信号强度相联系，评估整体水肿，对定义心肌炎有 100% 的敏感性和 90% 的特异性[3]。所以心脏核磁 T2 加权早期和钆晚期增强为疑似心肌炎患者的影像学诊断提供了更确切的标准。

【参考文献】

[1] 于维汉. 心肌病学 [M]. 北京：科学出版社，2006.

[2] 中国医科大学. 放射诊断学 [M]. 北京：人民卫生出版社，2000.

[3] McCrohon JA, Moon JC, Prasad sk, et al. Differentiation of heart failure related to dilated cardiomyopathy and coronary artery disease using gadolinium - enhanced cardiovascular magnetic resonance [J]. Circulation, 2003, 108 (1): 54 - 59.

[4] Friedrich MG, Strohm O, SchulzMenger J, et al. Contrast media - enhanced magnetic resonance imaging visualizes myocardial changes in the course of viral myocarditis [J]. Circulation, 1998, 97 (18): 1802 - 1809.

[5] Roditi GH, Hartnell GC, Mc C. MRI changes in myocarditis - evaluation with spin echo, cine mrangiography and contrast enhanced spin echo imaging [J]. Clin Radiol, 2000, 55 (10): 752 - 758.

[6] Gutberlet M, Spors B, Thoma T, et al. Suspected chronic myocarditis at cardiac MR: diagnostic accuracy and association with immunohistologically detected inflammation and viral persistence [J]. Radiology, 2008, 246 (2): 401 - 409.

[7] Liu PP, Mason JW. Advances in the understanding of myocarditis [J]. Circulation, 2001, 104 (9): 1076 - 1082.

[8] Mahrholdt H, Goedecke C, Wagner A, et al. Cardiovascular mag-

netic resonance assessment of human myocarditis: a comparison to histology and molecular pathology [J]. Circulation, 2004, 109 (10): 1250 – 1258.

[9] Laissy JP, Hyafil F, Feldman LJ, et al, Differentiating Acute Myocardial Infarction from Myocarditis: Diagnostic Value of Early – and Delayed – Perfusion Cardiac MR Imaging [J]. Radiology, 2005, 237 (1): 75 – 82.

[10] Ingkanisorn WP, Paterson DI, Calvo KR, et al. Cardiac magnetic resonance appearance of myocarditis caused by high dose IL – 2: similarities to community – acquired myocarditis [J]. J Cardiovasc Magn Reson, 2006, 8 (2): 353 – 360.

[11] Mahrholdt H, Wagner A, Deluigi CC, et al. Presentation, patterns of myocardial damage, and clinical course of viral myocarditis [J]. Circulation, 2006, 114 (15): 1581 – 1590.

[12] Mahrholdt H, Wagner A, Judd RM, et al. Delayed enhancement cardiovascular magnietic resonance assessment of non – ischaemic cardiomyopathies [J]. Eur Heart J, 2005, 26 (15): 1641 – 1474.

[13] De Cobelli F, Pieroni M, Esposito A, et al. Delayed gadolinium – enhanced cardiac magnetic resonance in patients with chronic myocarditis presenting with heart failure or recurrent arrhythmias [J]. J Am Coll Cardiol, 2006, 47 (8): 1649 – 1654.

[14] Yilmaz A, Mahrholdt H, Athanasiadis A, et al. Coronary vasospasm as the underlying cause for chest pain in patients with PVB19 – myocarditis [J]. Heart, 2008, 94 (11): 1456 – 1463.

附 心脏核磁共振成像对病毒性心肌炎诊断价值的系统评价

核磁共振成像是一种无创性检查手段，具有多参数多方位成像、良好的软组织对比度和高空间分辨率等特点，不仅能显示心肌损伤部位，而且能很好显示心肌水肿程度，对心肌炎有着较大的潜在诊断价值[1,2]。

本研究的主要目的是用系统评价方法评价心脏核磁共振成

像检测疑似心肌炎患者患病的准确率，以期为 VMC 诊断、治疗及预后评估提供依据。

1. 材料与方法

1.1 纳入与排除标准

1.1.1 研究类型：有关核磁共振成像诊断 VMC 临床研究试验的文献，可提取 4 个表数据，文种限定为英文。

1.1.2 研究对象：疑似或确诊有急慢性 VMC 或心肌炎的患者。

1.1.3 诊断试验方法：待评价试验为核磁共振成像诊断，金标准为心内膜下心肌活检。

1.1.4 测量指标：合并敏感度（$SEN_{合并}$）、合并特异度（$SPE_{合并}$），合并阳性似然比（$+LR_{合并}$），合并阴性似然比（$-LRSEN_{合并}$），合并诊断比值比（$DOR_{合并}$），合并 SROC 曲线下面积（AUC）。

1.1.5 排除标准：动物试验；研究人群为非欧美人群；所报道临床疗效的数据不完整。

1.2 文献检索

计算机检索 Pub Med（1950 ~ 2009）、Embase（1974 ~ 2009）、Cochrane Library 等数据库，检索词包括 viral myocarditis, myocarditis, cardiac magnetic resonance, diagnosis 等，并在临床试验或综述参考文献中追溯相关文献，并尽可能与作者取得联系，索取相关文献。

1.3 文献筛选方法

由 2 名评价者独立按照预先制定的纳入、排除标准筛选文献、提取数据并交叉核对，如有不一致，通过协商解决或与第三者讨论解决。

1.4 文献数据提取方法

两位研究人员从纳入对象（性别、年龄、疾病、诊断标准、纳入标准、排除标准等），待评价试验（仪器、检测方法、是否盲法、是否有详细操作过程报道），对照试验（即参考标准阳性标准、检测方法、是否盲法等），结果（敏感性、特异性、真阳性数、假阳性数、假阴性数、真阴性数）几个方面设计表格，进行资料的提取。

1.5　文献评估方法

临床试验的方法学质量评价按照 Penny[3] 等制定的 QUA-DAS（quality assessment of diagnostic accuracy studies）14 条标准评价文献质量，由 2 名研究者独立完成，意见不一致时讨论解决。每条标准以"是""否""不清楚"评价。"是"为满足此条标准，"否"为不满足或未提及，部分满足或者从文献中无法得到足够信息的计为"不清楚"。QUADAS 量表是从偏倚（3～7，10～12，14），变异（1，2），报告质量（8，9，13）三方面对纳入的每条文献逐条进行评价，找出各种偏倚和变异产生的原因。

1.6　统计分析

将提取的数据输入 Rev Man4.2.6 软件进行异质性分析，用 I^2 评估异质性大小，$I^2 < 25\%$ 则异质性较小，$25\% < I^2 < 50\%$ 则为中等度异质性，$I^2 > 50\%$ 则研究结果间存在高度异质性。如同一诊断方法的不同诊断试验之间异质性较小，用 Meta – Disc 软件（Version 1.4）绘制 SROC 曲线，并分别计算各诊断方法的敏感性、特异性、阳性似然比、阴性似然比、诊断性试验比值比。如存在异质性，首先分析异质性来源，若因不同研究的方法学质量差距过大造成，可进行敏感性分析。

2. 结果

2.1　文献检索结果

初检索到文献 72 篇，阅读文题和摘要后排除不相关文献 60 篇，进一步阅读全文，排除资料不全文献 7 篇，最终共纳入 5[4-8] 篇文献。均为临床对照试验，共计319例患者。

2.2 纳入研究的基本特征

表 4 - 1 　　　　　纳入研究的基本特征

纳入研究	心肌炎病例数	相似病例数	真阳性数	假阳性数	真阴性数	假阴性数
Friedrich，1998[4]	19	18	16	3	18	0
Laissy，2002[5]	20	7	10	10	7	0
Matthias，2008[6]	48	35	35	13	30	5
Mahrholdt，2006[7]	102	26	89	13	26	0
Hassan，2005[8]	25	21	21	5	15	6

2.3 纳入研究的质量评价

5个研究均符合QUADAS评价标准中的8条，其中3篇文献的纳入病例只是部分接受心内膜活检诊断。在有关变异的2个条目（条目1，2）的评价中，3篇文献在疾病谱人群（条目1）评价中均为"是"，占60%，2篇纳入为健康志愿者，评价为"否"，占40%。有关纳入标准（条目2）的评价也均为"是"，占100%。在有关偏倚的9个条目中（3 ~ 7，10 ~ 12，14），全部满足条目3（参考标准偏倚）、条目4（疾病进展偏倚）、条目7（合并偏倚）、条目10（待评价试验解释偏倚）、条目12（临床判断偏倚），评价为"是"的文献占100%；条目5（部分证实偏倚）和条目6（不同证实偏倚），其评价为"是"的文献占40%，评价为"不清楚"的文献占60%；条目11（参考标准解释偏倚）其评价为"不清楚"的文献占100%；条目14（退出偏倚）其评价为"不清楚"的文献占100%。在有关报告质量的3个条目评价中，全部满足条目8（待评价试验的实施偏倚）和条目9（参考标准实施偏倚），评价为"是"的文献均占100%；条目13（无法解释的试验结果的偏倚）期评价为"不清楚"的文献占100%。

表 4-2　　　　　　　　　纳入研究的质量评价

研究	QUADAS 条目													
	1	2	3	4	5	6	7	8	9	10	11	12	13	14
Friedrich, 1998[4]	是	是	是	是	不清楚	不清楚	是	是	是	是	不清楚	是	不清楚	不清楚
Laissy, 2002[5]	否	是	是	是	是	是	是	是	是	是	不清楚	是	不清楚	不清楚
Matthias, 2008[6]	是	是	是	是	不清楚	不清楚	是	是	是	是	不清楚	是	不清楚	不清楚
Mahrholdt, 2006[7]	是	是	是	是	是	是	是	是	是	是	不清楚	是	不清楚	不清楚
Hassan, 2005[8]	否	是	是	是	不清楚	不清楚	是	是	是	是	不清楚	是	不清楚	不清楚

2.4 统计分析结果

在本研究中,Meta-Disc1.4 软件输出的 ROC 平面散点图呈不典型"肩臂形",Spearman 相关系数 = 0.2,P 值 = 0.747,提示 SEN 与 1-SPE 呈阴性关联,不存在阈值效应。对其他来源进行异质性检验,结果为各研究间 SEN (chi-squared = 24.31,P = 0.000,I^2 = 83.5%),SPE (chi-squared = 9.19,P = 0.056,I^2 = 56.5%),DOR (Cochran-Q = 7.52,P = 0.111,I^2 值 = 46.8%) 均存在异质性。故 Meta 分析采用随机效应模型合并效应量。最后得总 SEN、总 SPE、阳性似然比、阴性似然比、诊断优势比、总受试者工作曲线的合并效应量,森林图及 95% CI 如下:SEN$_{合并}$和 95% CI 为 0.94 (0.89 ~ 0.97),SPE$_{合并}$和 95% CI 为 0.69 (0.60 ~ 0.76),+LR 和 95% CI 分别为 2.76 (1.86 ~ 4.10),-LR 值及 95% CI 为 0.11 (0.04 ~ 0.36),DOR$_{合并}$及其 95% CI 为 28.11 (8.28 ~ 95.38),总受试者工作曲线 (SROC 曲线) 曲线下面

积 AUC = 0. 8719。将每个研究逐一排除后进行敏感性分析，结果显示，$SEN_{合并}$ 和 $SPE_{合并}$ 未见明显改变，说明纳入文献稳定性好。如图 4 - 1 ~ 4 - 6。

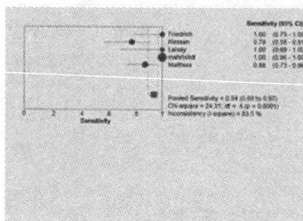

图 4 - 1　纳入研究 $SEN_{合并}$（Sensitivity）的森林图

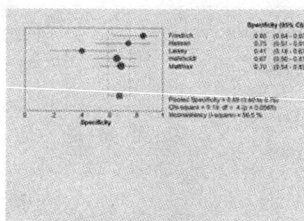

图 4 - 2　纳入研究 $SPE_{合并}$（Specificity）的森林图

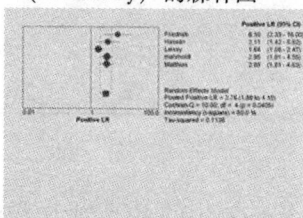

图 4 - 3　阳性似然比（ + LR）的森林图

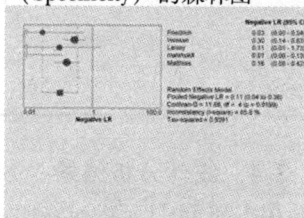

图 4 - 4　阴性似然比（ - LR）的森林图

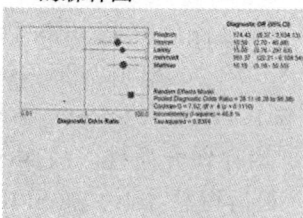

图 4 - 5　纳入研究 $DOR_{合并}$的森林图

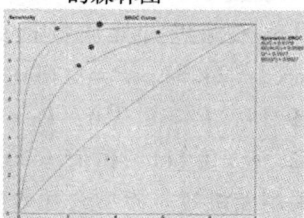

图 4 - 6　受试者工作曲线（SROC 曲线）

3. 讨论

3.1　纳入研究文献的质量评价

诊断性试验临床价值的评价多从研究对象、参考标准、待评价试验和参考试验结果的隐藏、试验的报告质量几方面进行评价，以探讨偏倚和异质性的大小和来源，指导临床选择好的诊断试验，并且能够对试验结果作出恰当解释。

本研究纳入文献的质量评价结果表明，在有关变异的 2 个条目中（条目 1，2），3 篇文献在条目 1（疾病谱人群）中对疾病程度，纳入人群的年龄、性别描述较好，对条目 2（纳入标准），即纳入研究人群的纳入标准和排除标准描述也较好。

在有关偏倚的 9 个条目中（3 ~ 7，10 ~ 12，14），条目 3、4、7、10、12 评价为"是"的文献占 100%，即在参考标准选择上（参考标准偏倚）、避免疾病进展变化上（疾病进展偏倚）、待评价试验独立于参考标准方面（合并偏倚）、待评价试验解释方面（待评价试验解释偏倚）、临床判断（临床判断偏倚）方面上较好地控制了偏倚。条目 5（部分证实偏倚）和条目 6（不同证实偏倚），其评价为"是"的文献各占 40%，说明这类偏倚发生的可能性中等；条目 11（参考标准解释偏倚）、条目 14（退出偏倚）其评价为"不清楚"的文献占 100%，说明在这两方面发生偏倚的可能性较大。

在有关报告质量的 3 个条目评价中，全部满足条目 8（待评价试验的实施偏倚）和条目 9（参考标准实施偏倚），评价为"是"的文献均占 100%，说明所有文献均报道了试验的实施和操作；条目 13（无法解释的试验结果的偏倚）的评价为"不清楚"的文献占 100%，说明该环节可能会出现偏倚。

3.2　统计分析结果

本系统评价共纳入对象 319 例，统计分析结果显示，采用心脏核磁诊断 VMC 的平均 $SEN_{合并}$ 为 94%，平均 $SPE_{合并}$ 为 69%，说明其漏诊率为 6%，误诊率为 31%；平均 $+LR_{合并}$ 为 2.76 > 1，表明心脏核磁结果阳性时有 VMC 的可能性；平均 $-LR_{合并}$ 为 0.11 < 1，提示心脏核磁结果为阴性时不能排除患 VMC 的可能；SROC 曲线下面积为 0.8719，表明其诊断效能较高。

本篇 Meta 分析纳入研究间存在着异质性，考虑可能为有的病例组和对照组设计上存在一定差异，部分文献[5,8]的对照组只有健康人群；此外研究对象的种族、就医背景、疾病程度、是否接受过治疗等差异还可以产生异质性。检测仪器、操作程序、质量控制以及操作人员操作规程方面的改变均可能影响实验室结果的准确性。

4. 结论

本系统评价提示，心脏核磁对 VMC 诊断有高度的敏感性（94%），但特异性处于中等水平（69%），阳性值表明有患病的可能性，疑似病例的漏诊率仅为 6%，对疾病的筛查有帮助；因其漏诊率为 31%，尚不能作为确诊疾病应用；阴性值时候并不能排除患病的可能性。平均 SROC 曲线下面积为 0.8719，显示心脏核磁作为非侵入性检查，对心肌炎的诊断敏感性较高，可作为一种筛查手段。但由于目前高质量研究不多，本研究纳入研究较少，有受纳入研究治疗影响的高度可能性，期待从将来的高质量研究中获得高强度证据印证本研究结果。

【参考文献】

［1］ Olimulder MA, van Es J, Galjee MA. the importance of cardiac MRI as a diagnostic tool in viral myocarditis – induced cardiomyopathy. Neth Heart J, 2009, 17 (12)：481 – 486.

［2］ Pipilis AG, Danias PG, Cardiac Magnetic Resonance Imaging in Acute Myocarditis. Hellenic J Cardiol, 2004, 45：176 – 177.

［3］ Penny Whiting, Anne WS Rutjes, Johannes B Reitsma, 等. QUADAS 的制定：用于系统评价中评价诊断性研究质量的工具. 中国循证医学杂志, 2007, 7 (4)：296 – 306.

［4］ Friedrich MG, Strohm O, Schulz – Menger J, et al. Contrast media enhanced magnetic resonance imaging visualizes myocardial changes in the course of viral myocarditis. Circulation, 1998, 97 (18): 1802 – 1809.

[5] Laissy JP, Messin B, Varenne O, et al. MRI of acute myocarditis: a comprehensive approach based on various imaging sequences. Chest, 2002, 122 (5): 1638 – 1648.

[6] Gutberlet M, Spors B, Thoma T, et al. Suspected chronic myocarditis at cardiac MR: diagnostic accuracy and association with immunohistologically detected inl ammation and viral persistence. Radiology, 2008, 246 (2): 401 – 409.

[7] Mahrholdt H, Wagner A, Deluigi CC, et al. Presentation, patterns of myocardial damage, and clinical course of viral myocarditis. Circulation, 2006, 114 (15): 1581 – 1590.

[8] Laissy JP, Hyail F, Feldman LJ, et al. Differentiating acute myocardial infarction from myocarditis: diagnostic value of early – and delayed – perfusion cardiac MR imaging. Radiology, 2005, 237 (1): 75 – 82.

第七节　病理检查

心内膜心肌活检（EMB）是 1962 年出现的一种新技术。由于一些心肌病变预后独特，往往不能通过无创手段进行诊断，因此常需 EMB 的指导，而且 EMB 能提供活体心脏组织进行光镜、电镜、组织化学、免疫学和病毒学等的研究，所以对某些心血管疾病具有重要的诊断和鉴别诊断价值。但是对于 EMB 在成人及儿童心血管疾病诊治中的作用仍存在争议。

一、历史回顾

诊断性心肌活检已有 50 年的历史，该技术经历了开胸活检、经皮穿刺活检和心导管活检 3 个阶段，1938 年 Silveman 首先设计和描述了活检针，1953 年 Casten 为研究心肌代谢，进行了狗心脏经皮穿刺针吸活检，1956 年在外科配合下开展了局部小刀口开胸穿刺活检，1962 年 Sakakibara 和 Kanno 发明了经心导管心肌活检，这是心肌活检史上一个重要转折点，它使心肌活检的安全性提高，并发症发生率下降，手术时间缩短，此后10年，一直沿用Konno法，即用一根带有活检钳的导管经血管行心内膜心肌活检，1972年Cave和助手改进了Konno活检钳，Bichardson和Brooksby小组对此活检钳进行了大量的左右心室活检验证。近年来，小的活检钳（针）能较安全地应用于儿童和婴儿。

20世纪80年代中期，对心肌活检的临床应用有两种观点。Ferrans认为心肌活检对大多数特异性心肌病患者无帮助，而且继发性心肌病（如淀粉样变、含铁血黄素沉着症、结节病等）可依据非心肌活检方法进行诊断，但Ferrans仍认为心肌活检对心脏疾病的鉴别诊断具有一定的临床应用价值。大多数学者对心肌活检持肯定态度。Billingham、Cave和Mason都认为，心肌活检对诊断特异性心肌病有较高的敏感性，且可用于诊断急性炎症性心肌炎及评价免疫抑制剂的治疗效果。Sckiguri等认为，心肌活检对继发性心肌病的诊断和治疗具有十分重要的作用。英国的Olsen分析了200例患者的心内膜活检标本后发现，51%患有特异性心肌病，25%患有其他类型的心脏病（包括14例炎症性心肌炎）。Brooksby等十分强调心肌组织生化分析的研究和应用，该技术有利于疾病的病因分类以及加强对心肌疾病发生、发展过程和心力衰竭的认识。Breithardt等认为，心肌活检可预测心肌病的预后，诊断早期或原发性心肌病。Nitterhauge认为，心肌活检可诊断那些心电图提示早期心肌梗死而缺乏临床表现患者的心肌病变。Somers等认为，心肌活检有利于心内膜纤维化和特异性充血性心肌病的鉴别。但是，由于心肌活检诊断率较低、操作技术复杂等因素，心肌活检目前仍不能广泛地应用于临床。

20世纪90年代，随着心导管技术的发展和心脏移植的开展，选择性心肌活检的临床应用也随之增多。

二、EMB 检查方法

采用经皮静脉穿刺法将 11F 外扩管送入股静脉，在撤出闭孔器后送入长套管，透视下送至右心房。然后经长套管送入7F 起搏电极导管至右心室内。在缓慢退出起搏电极导管的同时，缓慢将长套管沿起搏电极导管送入右心室内，撤出起搏电极导管，经长套管抽吸见血液后注入肝素化生理盐水，然后送入心内膜心肌活检钳至右心室内，调整长套管和活检钳，远端转向左后方的室间隔。活检取材时，先将钳头抵住室间隔，然后将钳头后撤 1~2cm，张开钳口，再次前送活检钳。当遇阻力且透视观察位置合适时即关闭钳口，同时迅速后撤活检钳至体外。所取心肌用针尖挑入 3% 戊二醛中予以固定 30~60 分钟。一般取材 3~6 次，至少取 3 块心肌组织。根据需要，可切片做病理组织学检查、分离病毒、进行免疫组织化学检查等。

三、EMB 的技术

目前，心导管心肌活检是心脏非手术性活检的经典方法，它包括以下几个方面。

（一）右室心肌活检

较普遍应用的右室心肌活检技术有 3 种：①美国学者常用Stanford 法，它是由 Caves 和 Mason 发明和改进的；②英国研究者常用 Olympus 法；③日本及其他许多学者应用的 Konno法，这是目前应用最广泛的方法。上述 3 种技术的安全性和成功率比较尚未见报道。Hirota 在狗身上对 Konno 法和 Olympus法进行了比较，认为前者能获得较大的心肌标本，而后者的套管技术容易操作，但两者在安全性和成功率方面无明显差异。Hirota 还报道了术后并发症的发生率，应用 Konno 和 Olympus法，出现心外膜出血者为 64% 左右，7% 的动物出现心包填塞。Brooksby 报告，应用 Stanford 法，心室出血和心包填塞的发生率 < 0.16%。右心室 EMB 经皮常规入路选择右侧颈内静脉和股静脉，有时也选取锁骨下静脉。术中需监测心率、血压和脉搏氧饱和度。EMB 常在 X 线透视下进行，有些术者将透视与超声心动图相结合，因后者可辨别颈内静脉位置、大小及随呼吸变动的情况，有助于缩短操作时间，减少并发症。

（二）左室心肌活检

有 3 种常用活检钳：Stanford 左室活检钳、Konno 钳和改进的 Olympus 钳。Stanford 左室和右室钳在结构是相同的，左室钳口径 2.1mm，长 100cm；右室钳口径 2.5mm，长 50cm。后来，Kawai 和 Kitaura 设计了一种无套管可控式活检导管。左心室 EMB 经皮入路可选取股动脉，此路径需置入动脉鞘管，并持续增压注入，以保证动脉开放，还需给予肝素以及阿司匹林或其他抗血小板药物。

（三）经皮经胸针吸活检

这是心导管技术发明之前较常用的心肌活检术。改进后的 Silverman 针为 14～17 号。从左侧胸壁进针，尽可能接近心尖，以避开心外膜大血管。此法并发症较多，但可获得包括心内膜、心肌、心外膜及心包的全层标本。该法不适用于右室活检。

（四）室间隔活检

Bulloch 等将心导管技术和针吸活检术有机结合，以获得左室和室间隔标本。该技术尚未广泛用于临床。

四、病毒性心肌炎的 EMB 病理改变

（一）急性期

主要病变有心肌细胞变性、坏死，血管周围和间质有淋巴细胞、浆细胞、单核细胞等炎性细胞浸润，间质有纤维素沉积

及水肿，呈轻中度的急性心肌炎改变。

（二）慢性期

可见散在的局限性病灶，病灶处有心肌损伤和间质炎性细胞浸润、纤维渗出，有明显的纤维化。常见细胞核肿大变形、毛细血管增生以及心肌纤维肥大、排列紊乱等。主要为愈合后的心肌损伤，并残留急性心肌炎改变。

（三）迁延期

主要病变以心肌细胞变性、坏死，单核细胞为主的炎性细胞浸润，间质水肿，心肌细胞排列紊乱，毛细血管增生，纤维化。还可见心肌纤维肥大和断裂，细胞核肿大、变形，内皮细胞肿胀和心内膜下纤维化等。在同一组织中同时存在急性心肌炎和愈合后心肌损伤改变。

五、心肌炎组织病理检查判定标准

在早期 EMB 研究中，心肌炎的组织学诊断标准未统一，致 EMB 的心肌炎检出率存在极大差异，文献报道为 0 ~ 62%[1]，这为心肌炎的诊断、疗效与预后判定带来了困难。为解决这一问题，1986 年制定了 Dallas 诊断标准[2]，其心肌炎的定义是：心肌炎是心肌炎症细胞浸润，伴邻近心肌细胞变性和（或）坏死，无冠状动脉病变所致的心肌缺血性损伤。

（一）首次 EMB 诊断标准

1. 明确心肌炎

明显的心肌细胞坏死和（或）变性，间质炎症细胞浸润，伴或不伴间质纤维化。

2. 界线性心肌炎

炎症细胞浸润较少，或光镜下未发现明确的心肌损伤证据。需重复 EMB 确定诊断。

3. 无心肌炎

光镜下心肌组织学正常。

（二）随访 EMB 的组织学评价

1. 持续进展性心肌炎

与前次 EMB 比较，炎症细胞浸润及心肌细胞变性、坏死无缓解或加重，伴或不伴纤维化。

2. 恢复中心肌炎

与前次 EMB 比较，炎症细胞浸润明显减轻，可见心肌组织修复迹象，伴或不伴纤维化。

3. 已恢复心肌炎

与前次 EMB 比较，炎症细胞浸润消失，病灶修复，可见明显灶性、融合性或弥漫性间质纤维增生。

因此，Dallas 标准为临床和病理医师提供了一个统一的病毒性心肌炎组织学诊断标准，已为大多数学者认可。然而，Dallas 标准是建立在 HE 染色光镜观察基础上的一个等级定性的诊断标准，其界限性心肌炎和无心肌炎的诊断存在不确定性。

六、EMB 诊断心肌炎存在的问题

（一）假阳性的出现

由于 EMB 的机械性刺激能对活体心肌组织产生影响，甚至产生一些人为损伤，因而常常出现"伪迹"。如不注意鉴别，便会造成诊断上的失误，出现假阳性结果。被公认的伪迹有心肌细胞收缩形成、排列紊乱、间隙增宽及间质水肿、出血等。

（二）假阴性的出现

EMB 现行的操作技术仅能钳取心内膜及其下连的 3～4mm 的心肌组织，又为点状取材，除非是弥漫性心肌炎，否则对病变呈局灶性分布或分布不均匀者，活检钳不易抵达病变的部位，EMB 可能有遗漏。若取 3 块标本，假阴性的机会占 5%，取 4 块标本则可降低至 2% 。

(三) 难以判断病因

心肌炎的组织病理学改变不是特异性的, 不同的病因可以导致同一种组织病理类型, 仅从组织病理学类型难以准确判断病因。近年来由于分子生物学技术的迅猛发展, 已经能用多聚酶链式反应、病毒核酸探针原位杂交法检测心肌组织中的病毒核酸, 弥补了 EMB 在病毒性心肌炎病因诊断中的不足。

(四) 心肌炎的临床和组织病理学诊断很不一致

Edwaeds WD (1987) 认为, 临床表现和心肌活检的组织病理学相关性差。临床诊断为心肌炎者, 经心肌活检确诊仅 17% ~ 27% , 而 71% ~ 83% 的病例, 光镜显示心肌组织正常或更为普遍的是呈现慢性改变, 后者提示心肌病的可能性大。反之, 心肌活检诊断心肌炎者, 临床诊断率仅 11% , 而 89% 的患者临床难以作出心肌炎的诊断。这种情况说明应用 EMB 诊断心肌炎存在着一定的局限性, 不能绝对依据 EMB 来确诊心肌炎。但是, 也有人认为心肌炎的临床症状和 EMB 之间有较好的相关性, 在 29 例临床诊断为心肌炎患者中, 有 25 例经 EMB 证实为心肌炎, 占 86% 。这恰恰说明了 EMB 诊断心肌炎在方法学上还存在着许多问题, 需逐步加以完善, 以提高其临床适用性。

(五) 并发症问题

分为急性和延迟性。急性并发症包括穿孔、室性或室上性心律失常、心脏阻滞、气胸、中心动脉损伤、肺栓塞、神经麻痹、静脉血肿、三尖瓣损伤及动静脉瘘形成等。迟发性并发症包括穿刺部位出血、三尖瓣损伤、心脏压塞和深静脉血栓形成等。Deckers 等的前瞻性研究提示, EMB 并发症的总发生率为 6% , 其中与动脉鞘管和活检操作相关的事件分别占 2.7% 和 3.3% 。

针吸活检术后并发症较多且严重。Shirey 报道 198 例患者中 8% 发生心包填塞（其中一半需紧急开胸处理）。2500 例患者应用 Stanfard 法仅 1% 出现并发症，其中 4 例心包填塞，无 1 例需外科引流。心肌活检可诱发房颤和室性早搏，另外气胸、空气栓塞、一过性右侧喉返神经麻痹和 Homer's 征等并发症亦见报道。Konno 和 Olympus 法心肌活检的心脏穿孔发生率较高，但至今尚无完整的统计学资料。左室活检除 1 例脑栓塞报道外，尚未见其他严重并发症。

随着心导管心肌活检技术的发展，心肌活检已成为一种有价值的诊断手段。虽然尚存在分歧，但心肌活检对诊断心脏移植排异反应、阿霉素（蒽环类）心脏中毒和急性心肌炎具有很高的特异性和敏感性。近年来，心肌活检在许多特殊领域得到了发展，包括酶分析及其他生化研究、免疫学研究、心肌药物学分析和小儿心肌活检，这些研究成果将促进心肌活检在科研和临床实践中的应用。

【参考文献】

[1] Burke M. Viral myocarditis [J]. Histopathology, 1990, 17 (3): 193 – 200.

[2] Aretz TH Billinqham ME, Edwards WD, et al. Myocarditis, a histopathologic definition and classification [J]. Am J Cardiovasc Pathol, 1987, 1 (1): 3 – 14.

第五章 病毒性心肌炎的诊断

第一节 病毒性心肌炎诊断标准概述

一、国内诊断标准[1-6]

心肌炎是心肌局限性或弥漫性的急性或慢性炎症病变，可分为感染性和非感染性两大类。前者由细菌、病毒、螺旋体、立克次体、真菌、原虫、蠕虫等感染所致，后者包括过敏或变态反应性心肌炎，以及理化因素或药物所致的心肌炎等。其中，由病毒感染所致的心肌炎称为病毒性心肌炎。

病毒性心肌炎确诊相当困难，至今国内外尚无统一标准，主要是由于：①症状轻重不一，病情严重程度不一；②临床表现与辅助检查均缺乏特异性；③分离病毒极为困难，且一些患者无前驱病毒感染史；④组织病理学诊断标准差异性大。我国9省市小儿心肌炎协作组于20世纪70年代首次提出了《关于病毒性心肌炎临床诊断指标的建议》，经数次修改，于1983年定稿，为国内学者所采用；1994年5月第六届全国小儿心脏病学术会议（威海会议）上，又进一步修订了1983年的诊断意见，形成《小儿病毒性心肌炎诊断标准》；1999年9月在全国小儿心肌炎心肌病学术会议上，与会代表经充分讨论，修订了1994年威海会议的诊断标准，形成现行的《病毒性心肌炎诊断标准（修订草案）》。1987年5月全国心肌炎心肌病专题座谈会上，国内学者在参考全国 9 省市小儿病毒性心肌炎诊断标准的基础上初步拟定了《成人急性病毒性心肌炎诊断参考标准（草案）》，其后于 1995 年全国心肌炎心肌病专题研讨会上予以修订，1999 年研讨会在以上两次诊断标准的基础上做了重新修订，作为现阶段成人急性病毒性心肌炎诊断时的参考。

（一）成人病毒性心肌炎诊断标准

1. 1987 年成人急性病毒性心肌炎诊断参考标准（张家港会议）

（1）在呼吸道及肠道病毒感染后 1 月内或病毒疾患急性期中出现心脏表现，如舒张期奔马律、心包摩擦音、心脏扩大、心功能不全、阿斯综合征等。

（2）在呼吸道及肠道病毒感染后 1 月内或病毒疾患急性期中，新出现的心律失常及在未服抗心律失常药物前有下列心电图改变之一者：①房室传导阻滞或窦房阻滞、束支传导阻滞。②2 个导联以上的 ST 段呈水平型或下斜型压低 ≥ 0.05mV，或多个导联 ST 段异常抬高或有异常 Q 波者。③频发早搏，呈多形、多源、成对或并行心律，短阵或阵发性室上速或室速、扑动及颤动等。④2 个以上以 R 波为主的导联 T 波呈倒置、平坦或降低 < R 波的 1/10。

（3）病程早期可有 CPK – MB、SGOT、LDH 增高，超过正常值的 50%；实验室检查有左心功能减退的证据。

（4）能够除外其他心脏情况，如甲亢、心脏 β 受体亢进症、风湿性及中毒性心肌炎、冠心病、结缔组织性和代谢性疾病的心肌病变、电解质紊乱以及药物引起的心电图改变等。

（5）有条件的单位应作病原学检查：①从粪便、咽拭子、血液中分离出病毒或（和）恢复期（2~3 周）血清中同型病毒抗体滴度较第一份血清升高 4 倍（首次 ≥640 为阳性，≥320 为可疑)。②心包穿刺液中分离出病毒。③心包、心肌、心内膜分离出病毒或特异性荧光抗体检查阳性。

(6) 如不具备以上临床诊断指标，又不能完全排除心肌炎者，应长期随访或作心内膜心肌活检协助诊断。

2. 1995 年成人急性病毒性心肌炎诊断参考标准（武汉会议）

(1) 在上呼吸道感染、腹泻等病毒感染后 1~3 周内或急性期中出现心脏表现，如严重乏力（心排血量降低）、第一心音明显减弱、舒张期奔马律、心包摩擦音、心腔扩大、充血性心力衰竭或阿斯综合征等。

(2) 上述感染后 1~3 周内或发病同时新出现的各种心律失常和（或）心电图异常，而在未服用抗心律失常药物前出现下列心电图改变者：

①房室传导阻滞、窦房阻滞或束支传导阻滞。

②2 个以上导联 ST 段呈水平型或下斜型下移≥0.05mV，或多个导联 ST 段异常抬高，或有异常 Q 波。

③多源、成对室性早搏，自主性房性或交界性心动过速、持续或非持续阵发性室性心动过速，心房或心室扑动、颤动。

④2 个以上以 R 波为主的导联 T 波呈倒置、平坦或降低＜R 波的 1/10。

⑤频发房性早搏或室性早搏。

注：具有①~③任何一项即可诊断；具有④或⑤，以及无明显病毒感染史者必须具有以下指标之一，以助诊断：

A. 有下列病原学依据之一。

a. 第二份血清中同型病毒抗体滴度较第一份血清升高 4 倍（2 份血清应相隔 2 周以上）或一次抗体效价≥640 者为阳性，≥320 者为可疑（如以 1:32 为基础者则宜以≥256 为阳性，≥128 为可疑阳性，根据不同实验室标准作决定）。

b. 病毒特异性 IgM≥1∶320 者为阳性（按各实验室诊断标准，但需在严格质控条件下）。

上述 a、b 如同时有 2 种病毒基因阳性者更支持有近期病毒感染。

c. 单有血中肠道病毒核酸阳性，可能为其他肠道病毒感染。

d. 从心内膜、心肌、心包或心包穿刺液中测出肠道病毒或其他病毒基因片段。

B. 左室收缩功能减弱（经无创或有创检查证实）。

C. 病程早期有 CK、CK - MB、AST、LDH 增高，并在急性期中有动态变化。如有条件可进行血清心脏肌钙蛋白 I 或肌钙蛋白 T、肌凝蛋白轻链或重链测定。

（3）对尚难明确诊断者可长期随访。有条件时可作心内膜心肌活检进行病毒基因检测及病理学检查。

在考虑病毒性心肌炎诊断时，应除外甲状腺功能亢进症、二尖瓣脱垂综合征及影响心肌的其他疾患如风湿性心肌炎、中毒性心肌炎、冠心病、结缔组织病、代谢性疾病以及克山病（克山病地区）等。如有条件必须进行上述任何一项病原学检查。

3. 1999 年成人急性病毒性心肌炎的诊断参考标准（镇江会议）

（1）病史与体征：在上呼吸道感染、腹泻等病毒感染后 3 周内出现心脏表现，如出现不能用一般原因解释的感染后重度乏力、胸闷、头昏（心排血量降低所致）、心尖第一心音明显减弱、舒张期奔马律、心包摩擦音、心脏扩大、充血性心力衰竭或阿斯综合征等。

（2）上述感染后 3 周内新出现下列心律失常或心电图改变。

①窦性心动过速、房室传导阻滞、窦房阻滞或束支阻滞。

②多源、成对室性早搏，自主性房性或交界性心动过速，阵发或非阵发性室性心动过速，心房或心室扑动或颤动。

③两个以上导联 ST 段呈水平型或下斜型下移≥0.05mV，或 ST 段异常抬高，或出现异常 Q 波。

（3）心肌损伤的参考指标：病程中血清心肌肌钙蛋白 I 或肌钙蛋白 T（强调定量测定）、CK－MB 明显增高。超声心动图示心腔扩大或室壁活动异常和（或）核素心功能检查证实左室收缩或舒张功能减弱。

（4）病原学依据

①在急性期从心内膜、心肌、心包或心包穿刺液中检测出病毒、病毒基因片段或病毒蛋白抗原。

②病毒抗体：第二份血清中同型病毒抗体（如柯萨奇 B 组病毒中和抗体或流行性感冒病毒血凝抑制抗体等）滴度较第一份血清升高 4 倍（2 份血清应相隔 2 周以上）或一次抗体效价≥640 者为阳性，≥320 者为可疑阳性（如以 1∶32 为基础者则宜以≥256 为阳性，≥128 为可疑阳性，根据不同实验室标准决定）。

③病毒特异性 IgM 以≥1∶320 者为阳性（按各实验室诊断标准，需在严格质控条件下）。如同时有血中肠道病毒核酸阳性者更支持有近期病毒感染。

对同时具有上述（1）、（2）（①、②、③中任何一项）、（3）中任何两项，在排除其他原因心肌疾病后，临床上可诊断为急性病毒性心肌炎。如同时具有（4）中第一项者，可从病原学上确诊为急性病毒性心肌炎；如仅具有（4）中②、③者，在病原学上只能拟诊为急性病毒性心肌炎。

如患者有阿斯综合征发作、充血性心力衰竭伴（或不伴）心肌梗死样心电图改变、心源性休克、急性肾功能衰竭、持续性室性心动过速伴低血压或心肌心包炎等一项或多项表现，可诊断为重症病毒性心肌炎。如仅在病毒感染后 3

周内出现少数早搏或轻度 T 波改变，不宜轻易诊断为急性病毒性心肌炎。

对难以明确诊断者，可进行长期随访，有条件时可做心内膜心肌活检进行病毒基因检测及病理学检查。在考虑病毒性心肌炎诊断时，应除外 β 受体功能亢进、甲状腺功能亢进症、二尖瓣脱垂综合征及影响心肌的其他疾患，如风湿性心肌炎、中毒性心肌炎、冠心病、结缔组织病、代谢性疾病以及克山病（克山病地区）等。

以下为三次会议中成人病毒性心肌炎诊断标准比较，见表 5-1。

表 5-1　　　成人急性病毒性心肌炎诊断标准比较

诊断指标	1987 年标准	1995 年标准	1999 年标准
病史体征	病毒感染病史及心脏表现		
心电图	房室传导阻滞或窦房阻滞、束支传导阻滞；心房或心室扑动或颤动；2 个以上导联 ST 段呈水平型或下斜型下移≥0.05mV；多个导联 ST 段异常抬高或有异常 Q 波者		
	频发多形、多源、成对或并行早搏	多源、成对室性早搏	
	短阵性、阵发性室上速或室速	自主性房性或交界性心动过速、持续或非持续阵发性室性心动过速、频发房性早搏	窦性心动过速、自主性房性或交界性心动过速，阵发或非阵发性室性心动过速
	2 个以上 R 波为主的导联 T 波倒置、平坦或降低 < R 波的 1/10	—	

续表

诊断指标	1987 年标准	1995 年标准	1999 年标准
心肌损伤	CPK – MB、SGOT、LDH 增高，超过正常值的 50%	CK、CK – MB、AST、LDH 增高伴动态变化；如有条件可进行肌钙蛋白 I/T、肌凝蛋白轻链或重链测定	肌钙蛋白 I 或肌钙蛋白 T（强调定量测定）、CK – MB 明显增高
	左室收缩功能减弱		超声心动图示心腔扩大或室壁活动异常和（或）核素心功能检查证实左室收缩或舒张功能减弱
病原学检查	发现病毒抗体；心内膜、心肌、心包或心包穿刺液分离出病毒或特异性荧光抗体检查阳性	发现病毒抗体、病毒特异性 IgM；心内膜、心肌、心包或心包穿刺液中测出肠道病毒或其他病毒基因片段	心内膜、心肌、心包或心包穿刺液中检测出病毒、病毒基因片段或病毒蛋白抗原；病毒抗体、病毒特异性 IgM
排除诊断	除外其他心脏情况，如 β 受体功能亢进、风湿性心肌炎等		
难以确诊者	进行长期随访，有条件时可做心内膜心肌活检		

（二）小儿病毒性心肌炎诊断标准

1. 1983 年小儿病毒性心肌炎诊断意见（9 省市心肌炎协作组）

（1）病原学诊断根据

①取自患儿心包穿刺液、心包、心肌、心内膜分离到病毒

或特异性荧光抗体检查阳性。

②取自患儿粪便、咽拭子或血液的样本分离出病毒，且疾病恢复期血清中同型病毒中和抗体滴度较第一份血清升高或下降 4 倍以上。

（2）临床诊断根据

①主要指标

a. 急、慢性心功能不全或心脑综合征。

b. 有奔马律或心包炎表现。

c. 心脏扩大。

d. 心电图有明显心律失常或 ST – T 改变（除标准三导联外）连续 3 天以上或运动试验阳性。

②次要指标

a. 发病同时或 1~3 周前有过病毒感染。

b. 有明显乏力、苍白、多汗、心悸、气短、胸闷、头晕、心前区痛、手足凉、肌痛等症状，至少两种；婴儿可有拒食、紫绀、烦躁、双眼凝视等；新生儿可结合母亲流行病学史考虑诊断。

c. 心尖区第一心音明显低钝，或安静时有心动过速。

d. 心电图有轻度异常。

e. 病程早期可有血清肌酸磷酸激酶（CPK）、谷草转氨酶（GOT）或乳酸脱氢酶（LDH）增高（最好检查同工酶），病程中多有抗心肌抗体（AHA、HRA）增高。

（3）确诊条件：必须除外其他原因引起的心血管疾病。

①具有主要指标 2 项或主要指标 1 项及次要指标 2 项者（至少包括 1 项心电图指标），可临床诊断为心肌炎。

②同时具备病原学第 1、2 项之一者可诊断为病毒性心肌炎，在发生心肌炎同时或前一个月内，身体其他系统有明显的

病毒感染，如无条件作病毒学检查，结合病史，临床上可考虑心肌炎亦系病毒引起。

③凡不具备以上条件，但临床怀疑为心肌炎，可作为"疑似心肌炎"进行长期随诊，如有系统的动态变化，亦可考虑为心肌炎。或在随诊过程中除外。

④在考虑上述条件时，应首先除外其他疾患，包括风湿性心肌炎、中毒性心肌炎、结核性心包炎、先天性心脏病、胶原性疾病或代谢性疾病的心肌损害（包括维生素 B1 缺乏症）、原发性心肌病、先天性房室传导阻滞、高原性心脏病、克山病、川崎病、良性早搏和神经功能紊乱、电解质紊乱及药物等引起的心电图改变。

（4）临床分期：主要根据病情变化分期，病程长短作参考。

①急性期：新发病、临床症状明显而多变，病程多在 6 个月内。

②恢复期：临床症状和心电图改变等逐渐好转，但尚未痊愈，病程一般在 6 个月以上。

③迁延期：临床症状反复出现，心电图和 X 线迁延不愈，实验室检查有病情活动表现者，病程多在 1 年以上。

④慢性期：进行性心脏增大或反复心力衰竭，病程在 1 年以上。

说明：a. 明显的心律失常包括除偶发及频发早搏以外的异位节律、窦性停搏、一度以上的房室以及窦房和完全左、或右及双、三束支传导阻滞。b. 心电图轻度异常包括上项以外的心电图异常改变。

2. 1994 年小儿病毒性心肌炎诊断标准（威海会议）

（1）临床诊断依据

①主要指标

a. 急、慢性心功能不全或心脑综合征。

b. 有心脏扩大、奔马律或心包炎表现之一（临床、心电图、X 线、超声心动图）。

c. 心电图（包括 Holter 监测）有明显心律失常，ST – T 改变（持续 4 天以上，伴动态变化），心肌梗死样图形或运动试验阳性之一。

d. 发病 1 个月内血清 CK – MB 增高。

e. 心脏同位素扫描发现异常。

②次要指标

a. 发病同时或前 1 个月内有病毒感染史。

b. 有明显乏力、苍白、多汗、心悸、气短、胸闷、头晕、心前区不适、手足凉、肌痛或腹痛等症状（至少 2 项），小婴儿可有拒食、紫绀、四肢凉等。新生儿可结合母亲流行病史考虑诊断。

c. 心尖区第一心音明显低钝，或安静时心动过速。

d. 心电图有轻度异常。

e. 发病数月内血清 LDH – 1、α – HBDH 或 AST 增高。

（2）病原学诊断依据

①自患儿心包穿刺液、心包、心肌或心内膜分离到病毒，或特异性抗体阳性。

②自患儿粪便、咽拭子或血液中分离到病毒，且恢复期血清同型抗体滴度较第一份血清升高或降低 4 倍以上。

③病程早期患儿血中特异性 IgM 抗体滴度在 1∶128 以上。

④用聚合酶链反应或病毒核酸探针原位杂交法，自患儿心

肌或血中查到病毒核酸。

（3）确诊条件

①具有主要指标 2 项，或主要指标 1 项及次要指标 2 项者（含心电图指标 1 项），可临床诊断为心肌炎。

②同时具备病原学指标 1 项者，诊断为病毒性心肌炎。在发病同时伴有其他系统病毒感染者（如腮腺炎等），而无条件进行病毒学检查时，结合病史可考虑心肌炎亦系病毒引起。

③凡不具备确诊条件，但临床怀疑为心肌炎时，可作为"疑似心肌炎"，给予必要的治疗，并长期随诊。在院外随诊过程中，根据病情变化，确诊或除外心肌炎。

④在考虑上述条件时，应先除外其他器质性心脏病、先天性房室传导阻滞、Q - T 间期延长综合征、川崎病、β 受体功能亢进和迷走神经亢进症，以及电解质紊乱和药物引起的心电图改变。

（4）临床分期

①急性期：新发病，症状及检查发现明显而多变，病程多在 6 个月以内。

②恢复期：症状及客观检查好转，但尚未痊愈，病程多在 1 年以上。

③迁延期：临床症状反复出现，客观检查指标迁延不愈，病程多在 1 年以上。

④慢性期：病情反复，时有加重，进行性心脏增大或反复心衰，病程在 1 年以上。

3. 1999 年病毒性心肌炎诊断标准（修订草案，昆明会议）

（1）临床诊断依据

①心功能不全、心源性休克或心脑综合征。

②心脏扩大（X 线、超声心动图检查具有表现之一）。

③心电图改变：以 R 波为主的 2 个或 2 个以上主要导联（Ⅰ、Ⅱ、aVF、V5）的 ST－T 改变持续 4 天以上伴动态变化、窦房传导阻滞、房室传导阻滞，完全性右或左束支阻滞，成联律、多形、多源、成对或并行性早搏，非房室结及房室折返引起的异位性心动过速，低电压（新生儿除外）及异常 Q 波。

④CK－MB 升高或心肌肌钙蛋白（cTnI 或 cTnT）阳性。

（2）病原学诊断依据

①确诊指标：自患儿心内膜、心肌、心包（活检、病理）或心包穿刺液检查，发现以下之一者可确诊心肌炎由病毒引起。

a. 分离到病毒。

b. 用病毒核酸探针查到病毒核酸。

c. 特异性病毒抗体阳性。

②参考依据：有以下之一者结合临床表现可考虑心肌炎系病毒引起。

a. 自患儿粪便、咽拭子或血液中分离到病毒，且恢复期血清同型抗体滴度较第一份血清升高或降低 4 倍以上。

b. 病程早期患儿血中特异性 IgM 抗体阳性。

c. 用病毒核酸探针自患儿血中查到病毒核酸。

（3）确诊依据

①具备临床诊断依据 2 项，可临床诊断为心肌炎。发病同时或发病前 1～3 周有病毒感染的证据支持诊断者。

②同时具备病原学确诊依据之一，可确诊为病毒性心肌炎，具备病原学参考依据之一，可临床诊断为病毒性心肌炎。

③凡不具备确诊依据，应给予必要的治疗或随诊，根据病情变化，确诊或除外心肌炎。

④应除外风湿性心肌炎、中毒性心肌炎、先天性心脏病、

结缔组织病以及代谢性疾病的心肌损害、甲状腺功能亢进症、原发性心肌病、原发性心内膜弹力纤维增生症、先天性房室传导阻滞、心脏自主神经功能异常、β受体功能亢进及药物引起的心电图改变。

（4）分期

①急性期：新发病，症状及检查阳性发现明显且多变，一般病程在半年以内。

②迁延期：临床症状反复出现，客观检查指标迁延不愈，病程多在半年以上。

③慢性期：进行性心脏增大，反复心力衰竭或心律失常，病情时轻时重，病程在1年以上。

3个小儿病毒性心肌炎诊断标准比较，见表5－2。

表5－2　　　　　小儿病毒性心肌炎诊断标准比较

诊断指标	1983年标准	1994年标准	1999年标准
病原学诊断根据	①心包穿刺液、心包、心肌、心内膜分离到病毒或特异性荧光抗体检查阳性；②粪便、咽拭子或血液分离出病毒，且疾病恢复期血清中同型病毒中和抗体滴度较第一份血清升高或下降4倍以上		确诊指标：心内膜、心肌、心包或心包穿刺液检查到病毒、病毒核酸、特异性病毒抗体阳性。参考依据：①粪便、咽拭子或血液中分离到病毒，且恢复期血清同型抗体滴度较第一份血清升高或降低4倍以上；②血中特异性IgM抗体阳性；③血中查到病毒核酸
	—	③血中特异性IgM抗体滴度在1∶128以上；④心肌或血中查到病毒核酸	

续表

诊断指标	1983 年标准	1994 年标准	1999 年标准
临床诊断根据	主要指标		①心功能不全、心源性休克或心脑综合征；②心脏扩大（X线、超声心动图检查具有表现之一）；③心电图改变：以 R 波为主的 2 个或 2 个以上主要导联（I、Ⅱ、aVF、V5）的 ST–T 改变持续 4 天以上伴动态变化，窦房传导阻滞、房室传导阻滞，完全性右或左束支阻滞，成联律、多形、多源、成对或并行性早搏，非房结及房室折返引起的异位性心动过速，低电压（新生儿除外）及异常 Q 波；④CK–MB 升高或心肌肌钙蛋白（cTnI 或 cTnT）阳性
	①急、慢性心功能不全或心脑综合征；②有心脏扩大、奔马律或心包炎表现之一；③心电图有明显心律失常，ST–T 改变（持续 4 天以上，伴动态变化），心肌梗塞样图形或运动试验阳性之一		
	—	④发病 1 个月内血清 CK–MB 增高；⑤心脏同位素扫描发现异常	
	次要指标		
	①有明显乏力、苍白、多汗、心悸、气短、胸闷、头晕、心前区不适、手足凉、肌痛或腹痛等症状（至少 2 项）；②心尖区第一心音明显低钝，或安静时心动过速；③心电图有轻度异常		
	④发病同时或 1~3 周前有过病毒感染；⑤CPK、GOT、LDH、CK–MB 增高，病程中多有抗心肌抗体（AHA、HRA）增高	④发病同时或 1 个月内有病毒感染史；⑤血清 LDH–1、α–HBDH 或 AST 增高	
排除诊断	除外其他心脏情况，如风湿性心肌炎、先天性心脏病、川崎病等		
难以确诊者	可作为"疑似心肌炎"，给予必要的治疗，并长期随诊		给予必要的治疗或随诊

（三）分 期

纵观中国制定的心肌炎诊断标准，1987 年、1995 年、1999 年成人诊断标准均未涉及分期的问题；小儿 3 次诊断标准制定的分期各不相同，主要依据病情变化、病程长短分期，见表 5 - 3。此外，也有学者建议根据疾病阶段性的时相性特点，分为病毒感染期、免疫激活期、扩张型心肌病期，但尚缺乏指导分期的客观指标[7]。

表 5 - 3　　　病毒性心肌炎临床分期比较（中国）

分期	小儿病毒性心肌炎诊断参考标准		
	1983 年	1994 年	1999 年
急性期	新发病、症状明显而多变，病程多在6个月内	新发病，症状及检查明显而多变，病程在6个月以内	新发病，症状及检查阳性明显且多变，病程在6个月以内
恢复期	症状及心电图等好转，但尚未痊愈，病程一般在6个月以上	症状及客观检查好转，但尚未痊愈，病程多在1年以上	—
慢性期	症状、心电图和X线反复发作或迁延不愈，实验室检查病情活动，病程在1年以上	病情反复，时有加重，进行性心脏增大或反复心衰，病程在1年以上	进行性心脏增大，反复心力衰竭或心律失常，病情时轻时重，病程在1年以上
迁延期	—	症状反复出现，检查指标迁延不愈，病程多在1年以上	症状反复出现，检查指标迁延不愈，病程多在半年以上
后遗症期	曾患心肌炎，临床已无症状，但遗留较稳定的心电图异常	—	—

二、国外诊断标准

1. Goodwin 等制定的诊断标准[8]

（1）症状（6分）：肌肉痛、胸痛、发热、呼吸困难、咳嗽、心率快6项，每项各1分。

（2）检查（24分）：出现第三心音3分，颈静脉怒张3分，心脏大3分，心室内径增大和超声心动图显示室壁运动不良3分，心电图 ST – T 改变或心律紊乱3分，病毒抗体滴度升高6分，酶联免疫吸附试验阳性3分。

两项合计共30分，积分达30分者确定为 VMC，20～30分为可疑，＜20分不能诊断。

2. Sekiguchi 等根据急性期心内膜心肌活检患者的临床分析制定的诊断标准[9]

（1）主要指标：①以上呼吸道感染、胃肠道症状、胸痛或不适等为主要症状，10天内出现心脏症状，包括阿斯综合征、充血性心力衰竭、心源性休克等；②心电图出现严重心律失常及异常改变，伴血清中心肌酶谱增高。

（2）次要指标：①病毒中和抗体、补体结合试验、血凝抑制试验效价增高达阳性指标；②心内膜心肌活检示发现阳性组织；③冠状动脉造影无明显冠脉狭窄。

主要指标2项，加次要指标3项中任2项即可诊断。

3. 日本小儿心肌炎诊断标准试行方案[10]

（1）前驱症状：感冒、消化道症状；于10日内出现心脏症状。

（2）心脏听诊：心音钝、奔马律、收缩期杂音。

（3）胸部 X 线：心影扩大。

（4）心电图：ST – T 段改变，Q – T 间期延长，低电压，QRS 电轴变化，异常 Q 波，出现束支/房室传导阻滞及期外收缩。

（5）超声心动图：有心功能低下、心包积液。

（6）初期有谷草转氨酶、肌酸磷酸激酶、乳酸脱氢酶等升高。

（7）病程 2、3 周后血清病毒抗体效价较第一次升高 4 倍以上。

三、病理诊断标准

目前，病毒性心肌炎的病理诊断标准各家不一，影响了诊断结果和治疗方案的制定。

1. 日本病理诊断标准[10]

1977～1979 年日本厚生省十个大学制定了 VMC 病理诊断标准。

（1）急性及亚急性心肌炎：间质有非特异性炎症细胞、多形核白细胞、嗜酸细胞、淋巴细胞、浆细胞、组织细胞等渗出；心肌细胞变性、坏死；心肌小血管炎及血管周围小肉芽肿形成；纤维母细胞增生；毛细血管扩张、新生；间质显著水肿。

（2）慢性间质性心肌炎：间质有非特异性炎症细胞、淋巴细胞、浆细胞、组织细胞等渗出；血管周围性及不规则的斑点状变性、坏死、瘢痕形成，其中有新生小血管；心内膜血栓，有时合并心内膜肥厚、纤维素性心包炎。

（3）巨细胞性心肌炎：间质有肉芽肿样炎症，异物型或郎罕巨细胞、单核细胞、淋巴细胞、上皮样细胞渗出；含纤维母细胞进行性不规则的变性、坏死、瘢痕形成；病变自心内膜分布在心肌及室间隔顶部。

2. Edward 标准[11]

1982 年，Edward 在心脏病学临床进展中首次提出此标准，简称 Edward 标准，其具体指标为：①心肌损害：表现为心肌细胞颗粒变性，肌浆凝聚溶解，伴小灶性坏死；②炎性细胞浸润：以淋巴细胞和单核细胞为主，每高倍视野≥5个，呈弥散或小灶状分布。其他改变如间质和心内膜下充血水肿，毛细血管内皮肿胀，以及早期修复和轻度间质增生也可见到。

3. Dallas 标准[12]

1984年，Aretz等8位病理学家在美国的Texas州的Dallas开会，提出了此标准，简称Dallas标准。根据首次EMB结果分：①心肌炎，伴有或不伴有心肌间质纤维化；②临界性心肌炎；③无心肌炎。根据连续活检分：①进展性心肌炎，伴有或不伴有心肌间质纤维化；②治愈中心肌炎；③治愈后心肌炎，伴或不伴心肌间质纤维化。

以上标准各有侧重。日本标准界定了急性及亚急性心肌炎、慢性间质性心肌炎、巨细胞性心肌炎；Edward标准从心肌损害与炎性细胞浸润界定了心肌炎；Dallas标准注重多次组织学活检，强调仅凭一次EMB难以作出正确诊断。实际工作中单凭光镜检查，难以全面真实反映心肌的病理学改变。因此，1990年M Burke首次提出用免疫组化方法证实心肌损害，作为上述标准的补充。

【参考文献】

[1] 饶邦复，整理. 全国心肌炎、心肌病诊治专题座谈会纪要[J]. 四川医学，1987，8（6）：371-373.

[2] 全国心肌炎心肌病专题研讨会组委会. 全国心肌炎、心肌病专题研讨会纪要[J]. 临床心血管病杂志，1995，11（6）：324-326.

[3] 中华心血管病杂志编辑委员会心肌炎心肌病对策专题组. 关于成人急性病毒性心肌炎诊断参考标准和采纳世界卫生组织及国际心脏病学会联合会工作组关于心肌病定义和分类的意见[J]. 中华心血管病杂志，1999，27（6）：405-407.

[4] 病毒性心肌炎诊断意见（草案）——1983年修改稿[J]. 实用医学杂志，1984，（4）：44-45.

[5] 李家宜. 小儿病毒性心肌炎诊断标准[J]. 中国实用儿科杂

志，1996，11（5）：316.

［6］中华医学会儿科学分会心血管学组，中华儿科杂志编辑委员会. 病毒性心肌炎诊断标准（修订草案）［J］. 中华儿科杂志，2000，38（2）：75.

［7］Liu PP，Mason JW. Advances in the understanding of myocarditis. Circulation，2001，104（9）：1076-1082.

［8］Battle AO. Viral heart disease. Spring - Verlag Berlin，1984，134-139.

［9］Sekiguchi M，Hisoe M，Hisamituse S，et al. Natural history of acute viral or idiopathic myocarditis：A clinical and endomyocardial biopsy follow - up. In：Schultheiss HP，ed. New Concepts in Viral Heart Disease. Berlin，Heideberg：Spring - Verlag，1988，33-50.

［10］大国真彦. 小児心筋炎の診断のための試案［J］. 日本小児科学会雑誌，1981，85（8）：947.

［11］Edward WD，et al. Myocardial Clinical Progress，1982，57：419.

［12］Aretz HT. Diagnosis of myocarditis，by Endomyocardial biopsy Medical Clinical of North American［J］. 1986，70（6）：1215.

第二节　鉴别诊断

病毒性心肌炎首先应与本系统疾病相鉴别，包括其他类型心肌炎如感染性、中毒性、风湿性心肌炎，以及多种心脏病，其次还要与其他系统疾病加以鉴别。

一、中毒性心肌炎

化学毒物如砷、酒精、汞、铅、一氧化碳、氟化物，或药物如多柔比星（阿霉素）等都可引起心肌炎，出现心悸、胸闷、乏力、恶心、呕吐、头痛等症状，心电图可出现各型心律失常、ST - T 改变等。但中毒性心肌炎一般为急性起病，且有明确的化学毒物或药物的接触史。可与病毒性心肌炎相鉴别。

二、风湿性心肌炎

二者均有胸闷、憋气等症状及心电图的改变，但风湿性心肌炎往往有近期链球菌感染史（如咽痛、抗链"O"升高、咽拭试验阳性等）；常伴有风湿热的特征性大关节炎症，表现如多发性关节炎、皮下结节、环形红斑等；且多有心脏瓣膜受损性杂音，较明显且较恒定；糖皮质激素与抗风湿制剂有效。

三、冠心病

冠心病多见于中老年人，发病年龄较大，常有高血压、高血脂、糖尿病、肥胖等易患因素；多为慢性起病，发展缓慢，常有心肌缺血、损伤或坏死的心电图证据；时发心绞痛，服硝酸甘油后能缓解。冠状动脉造影对冠心病具有确诊价值。

另外，如病毒性心肌炎患者的心电图出现了类似急性心肌梗死的 Q 波时，需与冠心病急性心肌梗死相鉴别。病毒性心肌炎的心电图有不同类型传导阻滞，其病理性 Q 波及 ST 段抬高，T 波均与急性心肌梗死的演变过程不同，病理性 Q 波恢复较快。冠状动脉造影正常。

四、二尖瓣脱垂综合征

二尖瓣脱垂综合征是指各种原因使二尖瓣瓣叶在心脏收缩时向左心房脱垂，导致二尖瓣关闭不全的一系列临床表现。二尖瓣脱垂综合征和病毒性心肌炎均有心悸、胸痛、乏力、头晕，心电图 ST – T 段变化等表现。但二尖瓣脱垂综合征的多数患者在心尖区有收缩中、晚期杂音和收缩晚期吹风样杂音；且超声心动图可明确诊断。

五、甲状腺功能亢进症

甲状腺功能亢进症和病毒性心肌炎均可出现心悸、窦性心动过速、期前收缩及房室传导阻滞等心律失常的心电图表现，但甲状腺功能亢进症的心率增快与代谢相关，且患者多伴有多汗、失眠、纳亢、消瘦、特殊眼征，以及基础代谢率增高，实验室检查甲状腺功能异常等，可与病毒性心肌炎相鉴别。

六、β 受体功能亢进综合征

β 受体亢进综合征病因未完全明确，一般认为主要是由于中枢神经系统功能失调，导致自主（植物）神经失衡，在过劳、高度紧张、精神创伤等应激情况下诱发起病。二者均有心悸、胸闷、气促、心电图 ST - T 段改变、期前收缩等症状，但本综合征起病前往往有精神因素的诱因，使用激素、休息后症状改善不大，给患者口服普萘洛尔 20mg，0.5、1 和 2 小时后分别记录心电图，本综合征大多数患者的 ST - T 段改变消失，心率减慢。

第三节 临床诊断评价与建议

一、临床诊断现状

临床诊断为心肌炎者，经心肌活检证实仅 17% ~ 29%，而 71% ~ 83% 的病例光镜显示心肌组织正常或更为普遍的是呈现慢性改变，提示心肌病的可能性大；心肌活检诊断心肌炎者，临床诊断率仅 11%，而 89% 的患者临床难以作出心肌炎的诊断[1]。由于病毒性心肌炎临床表现多样，轻重差异显著，且缺乏特异性检查，造成了临床诊断与组织病理学诊断常不一致，主要表现如下。

1. 漏诊或误诊

由于患者无任何症状或仅表现为呼吸道、消化道症状，而排除心肌炎。钟氏[2]分析 187 例急性心肌炎患者非典型临床表现，发现以咳嗽、气促或喘息等呼吸道症状为主者86例，容易误诊为肺炎合并心力衰竭；以呕吐、腹泻、纳差、腹痛等消化系统症状为主要表现者54例，易诊断为胃肠炎，或误诊为肠套叠、肠道蛔虫症等；出现晕厥、抽搐、意识障碍等19例，易误诊为癫痫或脑炎；以发热肌痛、纳差、精神差等全身中毒症状为主要表现者12例，而心脏受损表现较轻或缺如，易误诊为败血症、急性上呼吸道感染、肠伤寒、川崎病等；颜面、下肢水肿、少尿者11例，尿常规检查异常，易误诊为肾炎、泌尿系感染；其他少见表现者，有剧烈胸痛3例，关节痛2例。急性重症病毒性心肌炎临床表现重，可发生严重心力衰竭、心律失常，酷似急性心肌梗死表现，常被误诊为心肌梗死，如进行溶栓治疗可导致不良后果[3]。重症心肌炎误诊为心肌梗死原因[4-6]有：①缺乏全面的病史采集及综合分析，如过分注重胸闷、胸痛临床症状，易与心绞痛联系。②容易忽视对易患因素、诱因的全面了解分析，如消化道感染病史。③对患病过程的分析不够仔细，如心肌炎起病及进展相对较缓，而急性心肌梗死发病更急。④临床检查不够细致，缺乏分析，如急性心肌炎查体可见心率多较快、心音相对减弱；急性心肌梗死早期心率和心音变化可不明显或为一过性改变。⑤缺乏对心电图的仔细分析及动态观察，急性心肌炎心电图ST段变化较广泛，多无定位特征，与Q波无肯定关系，且无动态演变。⑥肌钙蛋白T、CK-MB可用以协助急性心肌梗死的诊断，但其增高亦可见于急性心肌炎。

2. 诊断扩大化

仅根据某些症状，如胸痛、心慌、心电图异常不足以诊断为心肌炎。某些患者在上呼吸道感染后短期内有心悸、胸闷、轻度乏力，心电图出现窦性心动过速，血清CVB-IgM抗体、CVB中和抗体增高及（或）EVs-RNA阳性，超声心动图、胸部X线、血清肌钙蛋白、CK-MB等均在正常范围内，只能诊断为病毒感染后心肌反应，不宜诊断为病毒性心肌炎[7]。有研究[8]分析临床表现为不明原因反复叹气样呼吸、心律不齐、发作性心前区不适、头晕、心悸、心慌、胸闷、憋气、乏力等被误诊为病毒性心肌炎的 120 例患者，经检查最终诊断为心脏神经症 41 例，功能性早搏 38 例，左室假腱索 2 例，预激综合征并阵发性室上性心动过速 30 例，特发性室性心动过速 1 例，受体功能亢进症 8 例。另有研究[9~10]分析 42 例误诊为病毒性心肌炎的患者，最终诊断为心脏神经症 16 例，功能性早搏 10 例，预激综合征并阵发性室上性心动过速 8 例，β 受体功能亢进症 2 例，左室假腱索、肋软骨炎、上呼吸道感染、肺炎各 1 例；以心肌炎收治的 106 例患者，其中 44 例心脏神经症误诊为心肌炎，误诊率为 41.5%。可见心脏神经症、功能性早搏误诊为病毒性心肌炎的比率较大，造成误诊的原因主要有：①对心脏神经症认识不足：心脏神经症与心肌炎均缺乏特异性临床表现和相应的检查，有许多相似的症状，如胸闷、气短、心悸、心前区不适、乏力、头晕等，而心脏神经症是一种由于神经功能紊乱而引起的以循环系统失调表现为主的疾病，神经、精神因素在发病中占有主要地位，患者以青壮年多见。②对心电图改变缺乏全面的、正确的判断：心电图改变应为诊断心肌炎的重要指标之一，甚至是诊断心肌炎的必备条件，但并不是所有的心电图改变对诊断心肌炎都具有临床意义。③对心肌酶谱的指标认识不足：CK－MB 指标增高在心肌炎的诊断中占有重要位置，但其在心肌炎早期才会显著提高，如果病程已超过 2~3 个月再检测该指标对诊断意义不大。临床上常将一些表现为胸部症候群的功能性疾病误诊为病毒性心肌炎，盲目给予长期治疗和不必要的休息医嘱，除了会增加患者经济负担、浪费医疗资源外，往往还会加重患者及亲人的精神负担，影响疾病痊愈。

3. 诊断标准存在的问题

（1）无诊断金标准：病毒性心肌炎确诊困难的主要原因

是由于没有特异性诊断指标。心内膜心肌活检（EMB）被认为是诊断病毒性心肌炎的"金标准"，国内自 1981 年起陆续开展经导管心内膜活检，但仍存在不少的问题，作为临床诊断，还需要一段时间。目前，运用 EMB 诊断心肌炎，会使临床诊断更为混乱。

（2）国内两次诊断标准比较：1999 年标准较 1995 年标准在心电图改变上增加了"窦性心动过速"，删去了"2 个以上以 R 波为主的导联 T 波倒置、平坦或降低 < R 波的 1/10；频发房性早搏或室性早搏"；此外，1999 年标准将 1995 年标准中"cTnI/T、CK－MB 等心肌损伤参考指标"列为主要诊断指标，增加了"核素心功能检查"。

（3）频发室早的诊断意义：频发室早是否有诊断意义，国内争议较大。有学者认为室早绝大多数为非心肌炎所致，不需治疗。但临床上确有不少病例在上感后发生早搏、心慌、胸闷、CK－MB 增高，按心肌炎治疗 1 个月后，随着心慌、胸闷等症状消失，CK－MB 恢复正常，室早也消失，说明室早与 VMC 有明确的关系。

（4）心肌酶：诊断标准将 CK－MB 列为心肌炎的诊断主要指标，但增高多少才可作为诊断条件，且心肌酶特异性较差，作为主要诊断指标是否合适，仍存在争议。目前公认的具有高灵敏性和特异性的心肌肌钙蛋白又存在时间窗的限制，故仍需寻找既有高敏感性、高特异性，同时时间窗又符合临床情况的心肌损伤指标。

（5）分期诊断：现行诊断标准是针对急性期制定的，对慢性期、迁延期等患者是否适用，隐性病毒感染的患者是否适用，仍有待研究。

二、临床诊断标准评价

总结近 5 年来天津中医药大学第一附属医院收治的 54 例

临床诊断为急性病毒性心肌炎的住院患者，分析其临床症状、体征及辅助检查；按1995年、1999年国内制定的成人病毒性心肌炎诊断标准分别重新诊断，其诊断结果分为"确诊""疑似""除外"，运用Kappa检验评价两次诊断标准。结果发病同时或发病前1~3周有病毒感染史者占72.22%，血清CVB-IgM阳性者占13.95%；常见症状依次为胸闷、乏力、心悸、胸痛、头晕，常见体征依次为心律失常、心音低钝；心电图检查异常者占83.33%，CK-MB异常者占30%，超声心电图异常者占37.93%。按1995年诊断标准临床确诊30例，疑似24例，除外0例；按1999年诊断标准临床确诊31例，疑似23例，除外0例。Kappa = 0.962，$P = 0.037 < 0.05$，差异有统计学意义，两次诊断标准一致性较好。

1. 病毒感染史与临床表现

国内外报道约59%~88%的病毒性心肌炎患者有过发热、上感或腹泻等先驱病毒感染史，这与本次调查结果相一致。病毒性心肌炎的临床表现常取决于病变的广泛程度，轻重变异很大，可完全没有症状，也可以猝死。

2. 心电图在诊断中的价值

心电图对心肌炎诊断的敏感性高，但特异性低。本组资料的心电图改变以ST-T改变为最多见，多表现为ST段下移，伴T波降低、双向或倒置；其次为心律失常。目前，ECG检查仍是病毒性心肌炎诊断不可或缺的重要指标之一。1次ECG检查只可获得20~50个心动周期的心动描记资料，而1次DCG检查可获得10万~14万心动周期信息，能全面评估心律失常及ST-T改变，为临床早期筛查和诊断治疗病毒性心肌炎提供了可靠依据。由于其记录时间长，而且是在患者自然生活状态下进行检查，能客观反映患者在活动时和安静及睡眠时的心电活动，对较复杂的心律失常和阵发性、间歇性、一过性心律失常的发生情况、严重程度、持续时间和发生次数都有较明确显示。另外，某些潜伏性或亚临床性心肌损害所表现的ST段压低、T波低平和双向倒置，ECG不易检测到，而DCG可以准确记录到一过性和无症状性心肌缺血的发生，提示心肌损伤的严重程度[11]。DCG检查提高了诊断率，降低了误诊率，对本病的早期发现、早期治疗、观察治疗效果，减少向慢性心肌炎及心肌病转化具有重要作用。

3. 心肌损伤指标

临床上诊断心肌损伤的常用指标是由肌酸磷酸激酶（CK）、乳酸脱氢酶（LDH）、门冬氨酸氨基转移酶（AST）以及 α - 羟丁酸脱氢酶（α - HBDH）组成的心肌酶谱，其中尤以CK及其同工酶CK - MB最有临床意义，但心肌酶的升高在临床上没有特异性，并不是某种心肌酶升高就意味着心肌受到伤害，心肌酶升高跟多种原因有关，不仅是器质性病变会引起升高，运动、紧张等也会引起升高。心肌酶的单项升高没有特异性，但为了防止漏诊，建议临床跟踪观察。目前，心肌肌钙蛋白（cTnI）被认为是最好的心肌损伤标志物，不受年龄、性别等因素干扰，显示出高度的灵敏性和特异性[12-13]，但测定cTnI的方法有很多，造成了临床上参考值不统一。cTnI特异性、敏感性优于CK - MB，持续时间长达2周，较CK - MB长，但临床来就诊的患者多已超过此"时间窗"，本次调查显示2周内就诊者仅24例（占44.44%），CK - MB异常者仅30%。虽然文献报道动态检测心肌损伤标志物，在病毒性心肌炎的早期诊断、疗效观察以及判断预后方面都有重要的临床意义，但仍存在"时间窗"的限制。本次调查超声心动图异常者占37.93%，由于病毒性心肌炎的临床表现不一，超声心动图检查的发现也不一致，有完全正常，也有明显异常，包括形态和功能上的改变。因此超声心动图正常者也不能排除心肌炎的存在，超声心电图上的异常结合临床情况，对诊断有一定的帮助。

4. 病毒学检测

随着分子生物学技术的飞速发展，病毒检测方法不断完善，如应用合成多肽代替病毒检测血清 CVB – IgM 抗体，既避免了活病毒的感染，也可早期、特异地做出病原学判断。但由于患者出现临床症状时多数不在感染早期，这样临床难以适时取到标本，故病毒分离阳性率低，本次调查发现患者血清 CVB – IgM 阳性率仅 13.95%。

三、临床诊断建议

1. 心脏磁共振成像筛查 VMC

由于 EMB 的局限性，心脏磁共振成像（cardiac magnetic resonance，CMR）作为一种无创检查手段，逐渐引起了人们的重视。CMR 具有多参数多方位成像、良好的软组织对比度和高空间分辨率等特点，不仅能显示心肌损伤部位，而且能较好地显示心肌水肿程度，对 VMC 有着潜在的诊断价值[14]。以 EMB 为诊断金标准，采用系统评价方法评价 CMR 诊断 VMC 的价值，共纳入 319 例患者，结果显示：采用 CMR 诊断 VMC 的 $SEN_{合并}$ 为 94%，$SPE_{合并}$ 为 69%，说明其漏诊率为 6%，误诊率为 31%；$+LR_{合并}$ 为 2.76 > 1，表明 CMR 结果为阳性时，有患 VMC 的可能性；$-LR_{合并}$ 为 0.11 < 1，提示 CMR 结果为阴性时，不能排除患 VMC 的可能；SROC 曲线下面积为 0.8719，表明其诊断效能较高[15]。通过联合使用 CMR 技术中的早期心肌钆增强、T2 加权成像、延迟钆增强，标记 VMC 水肿、充血和毛细血管渗出、坏死和纤维化等组织改变，若 3 项组织改变中 2 个以上为阳性，预测 VMC 的准确率可达 78%；若仅仅表现为坏死或纤维化，诊断准确率只有 68%，故 CMR 作为非侵入性检查，只是作为疑诊 VMC 患者增加诊断依据的一种筛查手段，而不能由此确诊或排除 VMC[16]。

2. 检测抗心肌抗体筛查 VMC

病毒抗体滴度可随时间的推移而降低、消失，因而急性期后血清学检测的敏感性及特异性均低，且除非在病毒感染流行期，否则难以明确血清学检查发现的病毒感染与心肌炎发病的关系；此外，随着 VMC 患病率的逐渐增高，而且病毒检测手段不断改进，研究发现目前 VMC 的病毒谱较 20 世纪 70 ~ 80 年代有了较大的变化，发现的病毒种类不断增多，合并多种病毒感染的 VMC 也较前常见。大部分学者认为 VMC 主要是由于肠道病毒感染所引起的，其中柯萨奇病毒引发的心肌炎报道最多，动物和细胞实验也多以柯萨奇病毒制作心肌炎模型。然而，Griffin 等发现 58 例经病理检查证实的心肌炎患者的尸检心肌标本中，腺病毒的检出率最高（18 例），其次为肠道病毒（12 例），还有巨细胞病毒及单纯疱疹病毒（各 2 例）[17]。此外，在日本经常有丙型肝炎病毒引起心肌炎的报道，Matsumori A 等检测了 1355 例无明确原因的心力衰竭患者的抗 – HCV 抗体，其中 59 例抗 – HCV 抗体阳性（4.4%），显著高于美国地区[18]。在德国，由于细小病毒 B19 基因组更易通过巢式 PCR 检测，Kuhl U 等报道通过基因扩增，在约 25% 的病例中可发现有 2 个或 2 个以上的病毒基因组[19]。近来随着甲型 H1N1 流感病毒的泛滥，Bratincsák A 等也报告了 4 例与甲型 H1N1 流感病毒感染相关的急性心肌炎病例，指出甲型 H1N1 流感较既往流感病毒株更可能与严重心肌炎相关[20]。VMC 病毒谱已经发生了变化，如果临床仍只检测柯萨奇等肠道病毒，势必会给临床诊断造成困扰。

我们的诊断理念需要由分离、寻找病毒向关注受损的心肌转变。VMC 发病过程包括两个阶段：早期病毒直接侵犯心肌引起心肌损伤和功能障碍，后期是继发性自身免疫反应阶段，其针对的抗原主要是心肌肌球蛋白。病毒感染可能只是导致心肌病的诱因，而自身免疫反应的持续存在是心肌炎向心肌纤维化发展，进一步向心肌病转化的关键。抗心肌抗体是一类针对心肌某一特定抗原决定簇的自身免疫性抗体，具有器官特异性和疾病特异性。VMC 患者体内可测出多种抗心肌自身抗体，其中抗肌球蛋白重链抗体（MHC）、抗心肌线粒体 ADP/ATP 载体蛋白抗体（ANT）、抗 β_1 受体抗体（β_1）、抗胆碱能受体抗体（M2）四种抗体敏感度较高，提示在 VMC 发病过程中发生了心肌自身免疫损伤[21]。检测了 31 例正常人的抗心肌抗体，其中假阳性率为 22.6%，特异性达 77.4%；85 例 VMC 患者的抗心肌抗体，阳性率为 55.3%，其中 MHC 阳性 27 例、ANT 阳性 27 例、β_1 阳性 32 例、M2 阳性 41 例；对抗心肌抗体与 VMC 症状、室性期前收缩、心输出量、射血分数进行相关性研究，显示 MHC 与胸闷、乏力、心慌、室性期前收缩、心输出量、射血分数具有相关性，ANT 与胸闷、射血分数具有相关性，β_1 与乏力、室性期前收缩、心输出量具有相关性，M2 与心慌具有相关性，提示 MHC 可作为诊断心肌损伤的重要指标，ANT、β_1、M2 可作为诊断心肌损伤的次要指标。因此，检测血清中抗心肌抗体，对 VMC 诊断具有重要的价值。

3. 诊断建议

VMC 的诊断问题一直困扰着心脏科的临床医生，过度诊断难以避免，但因漏诊导致的失治误治，临床也屡见不鲜。随着新检测方法的应用，临床实践经验的积累，需要不断修订和完善诊断标准，才能逐步减少误诊和漏诊。因此，结合临床研究，我们对 VMC 诊断标准提出以下补充建议[22]：①临床诊断：严格执行 1999 年的诊断标准，根据临床资料综合分析，在排除其他心肌疾病的基础上做出诊断；②疑似诊断：补充心脏核磁检查和抗心肌抗体的检测，作为筛查手段之一，弥补病史、临床表现和实验室检查诊断的不足，避免一些非典型 VMC 患者的漏诊或误诊；③病原学诊断：在当前不能普及进行心肌活检的情况下，慎用心肌活检，同时重视心肌肌钙蛋白的分析。

【参考文献】

[1] Edwards WD, et al. In Bradrenburg RO et al (eds). Cardiology: Fundamentals and practice. Chicago: Year Book Medical Publishers Inc, 1987: 506.

[2] 钟莲芳, 李双杰. 小儿急性心肌炎的非典型表现（附 187 例分析）[J]. 临床误诊误治, 2000, 13 (1): 26.

[3] 顾复生, 沈潞华, 马文英, 等. 急性重症病毒性心肌炎的临床分析 [J]. 中华心血管病杂志, 2002, 30 (1): 31 - 33.

[4] 倪子琴, 毛永玲, 程运莲. 青壮年病毒性心肌炎 16 例误诊为急性心肌梗死的临床分析 [J]. 哈尔滨医药, 2009, 29 (5): 18.

[5] 王琼涛. 重症心肌炎误诊为心肌梗死 29 例分析 [J]. 中国误诊学杂志, 2005, 5 (15): 2922 - 2923.

[6] 孙丽, 赵洪英. 急性重症心肌炎误诊为急性心肌梗死 25 例临床分析 [J]. 中华综合医学杂志, 2005, 6 (2): 119.

[7] 杨英珍, 王齐冰. 对病毒性心肌炎诊治的一些见解 [J]. 中华心血管病杂志, 2002, 30 (3): 129 - 130.

[8] 齐秀花, 张绵, 魏艳. 病毒性心肌炎误诊 120 例分析 [J]. 中国误诊学杂志, 2004, 4 (7): 969.

[9] 徐日光, 邓恩平, 黄汉光, 等. 42 例误诊为病毒性心肌炎的临床分析 [J]. 临京医学工程, 2009, 16 (7): 51 - 52.

[10] 王绍芙. 44 例小儿心脏神经症误诊为心肌炎临床分析 [J]. 临床儿科杂志, 2002, 20 (9): 519.

[11] 王晓田, 杨三华, 杨文东. 病毒性心肌炎患儿心肌损害早期治疗的临床研究 [J]. 实用诊断与治疗杂志, 2005, 19 (10): 757 - 758.

[12] 陈永新. 心肌肌钙蛋白 I 用于评价婴儿先心病围手术期心肌损伤的临床价值 [J]. 新医学, 2006, 37 (10): 655 - 656.

[13] Mair J. Cardiac troponin I in diagnosis of acute myocardial infaretio [J]. Clin Chem, 1999, 376: 845 - 852.

[14] Olimulder MA, van Es J, Galjee MA. The importance of cardiac MRI as a diagnostic tool in viral myocarditis - induced cardiomyopathy [J]. Neth Heart J, 2009, 17 (12): 481 - 486.

[15] 丁彬彬，张军平．心脏核磁共振成像对病毒性心肌炎诊断价值的系统评价 [J]．中国循证医学杂志，2011，11（3）：273－277.

[16] Friedrich MG, Sechtem U, Schulz－Menger J, et al. Cardiovascular magnetic resonance in myocarditis：A JACC White Paper [J]. J Am Coll Cardiol, 2009, 53（17）：1475－1487.

[17] Griffin LD, Kearney D, Ni J, et al. Analysis of formalin－fixed and frozen myocardial autopsy samples for viral genome in childhood myocarditis and dilated cardiomyopathy with endocardial fibroelastosis using polymerase chain reaction（PCR）. Cardiovas Pathol, 1995, 4（1）：3－11.

[18] Matsumori A, Shimada T, Chapman NM, et al. Myocarditis and heart failure associated with hepatitis C virus infection. J Card Fail, 2006, 12（4）：293－298.

[19] Kühl U, Pauschinger M, Noutsias M, et al. High prevalence of viral genomes and multiple viral infections in the myocardium of adults with " idiopathic" left ventricular dysfunction. Circulation, 2005, 111（7）：887－893.

[20] Bratincsák A, El－Said HG, Bradley JS, et al. Fulminant myocarditis associated with pandemic H1N1 influenza A virus in children. J Am Coll Cardiol, 2010, 55（9）：928－929.

[21] 肖楠，张军平．抗心肌抗体在病毒性心肌炎诊断中的贡献 [J]．世界中西医结合杂志，2012，7（1）：75－76.

[22] 张军平，吕仕超，朱亚萍，等．成人急性病毒性心肌炎诊断标准评价与建议 [J]．中国医学科学院学报，2011，33（4）：449－451.

附 欧洲心脏病协会心肌和心包疾病工作组声明：心肌炎病因、诊断、管理和治疗的现状

由于心肌炎的临床表现轻重不一，其诊断较为困难。作为诊断金标准的心内膜心肌活检难以普及，导致心肌炎的确切发病率不得而知。对突发心脏病死亡的青年人进行尸检研究发现，

心肌炎的患病率为 2%～42%。此外，9%～16% 的成年不明原因无缺血性扩张型心肌病患者及 46% 确诊的儿童扩张型心肌病患者经活检证实患有心肌炎。症状轻微和心功能轻度障碍的心肌炎患者不需给予治疗，此类患者通常会自愈。然而，在经活检证实为心肌炎的患者中，有多达 30% 的患者可发展为扩张型心肌病并且预后不良。心肌炎患者的预后，根据其潜在的病因而变化。虽然对心肌炎的治疗多是对症处理，但是通过心内膜心肌活检的免疫组织化学和分子生物学分析或血清自身抗体检测，可以确定哪些患者更适合针对性的特异治疗。

在欧洲心脏病协会心肌和心包疾病工作组的这个声明里，专家共识组回顾了心肌炎的临床表现、诊断和治疗方面的现有文献，为临床疑似心肌炎的病例提出了新的诊断标准。本文陈述了欧洲心脏病协会心肌和心包疾病工作组的观点。

1. 定义

在共识中，我们推荐使用心肌炎的现有定义，认为这是一种心肌的炎性疾病，然而不可否认在扩张型心肌病与炎性心肌病方面仍存在疑问。扩张型心肌病是以左室形态和功能异常为特征的临床诊断；而炎性心肌病是以心脏收缩和（或）舒张功能不全为特征的组织学和功能性诊断。因此，炎性心肌病与扩张型心肌病并不是相互排斥的。

心肌炎（WHO/ISFC）：是一种心肌的炎性疾病，应符合已确立的 Dallas 标准（包含组织学*、免疫学、免疫组化学等的系列诊断标准**）。

*注意：确立的 Dallas 组织学标准如下：与心肌细胞变性和非缺血性坏死相关的心肌炎性浸润的组织学证据。

**注意：未明确的免疫组化标准，我们提出以下有待确定的异常炎性浸润：白细胞 $\geq 14/mm$，单核细胞 $\geq 4/mm^2$，$CD3^+$ T 淋巴细胞 $\geq 7/mm^2$。

> **炎性心肌病（WHO/ISFC）**：与心脏功能障碍相关的心肌炎。
> 注意：扩张型心肌病的发病机制所涉及的炎性心肌病包括特发性、免疫介导性和感染性等类型。
> **扩张型心肌病（ESC；WHO/ISFC）**：扩张型心肌病是基于心肌扩张和左室或左、右室收缩功能受损的临床诊断，且不能用异常的负荷或冠脉疾病所解释。
> 注意：扩张型心肌病包括特发性、家族/遗传性、病毒和（或）免疫性、酒精性/中毒性等类型。

　　心肌炎的组织学诊断包括不同形式，根据炎性细胞浸润的类型进行分类：淋巴细胞性、嗜酸性粒细胞性、多形性、巨细胞性心肌炎以及结节性心肌病。专家组还推荐了以下类型的心肌炎或炎性心肌病的分类标准。

　　（1）病毒性心肌炎：聚合酶链反应（PCR）检测病毒结果阳性相关的心肌炎组织学证据（表5-3）。

　　（2）免疫介导性心肌炎：组织学证据显示，PCR检测病毒结果为阴性，携带或不携带血清心肌自身抗体的心肌炎（表5-4）。

　　注意：自身免疫性疾病（如桥本氏甲状腺炎）中，血清心肌自身抗体是主要的生物标记物，自身抗体介导的疾病（如甲状腺机能亢进）中，血清心肌自身抗体是病原性的（致病原），而在细胞介导的自身免疫性疾病中，血清心肌自身抗体为阴性。在所有自身免疫性疾病中，传染性病原体的检测结果都呈现阴性。

　　（3）病毒性和免疫性心肌炎：组织学证据显示，PCR检测病毒结果为阳性，且血清心肌自身抗体检测结果为阳性的心肌炎（表5-4）。

　　注意：心内膜心肌活检将为反复发作的病毒性心肌炎以及携带/未携带血清心肌自身抗体检测病毒持续阴性的心肌炎患者（如感染后自身免疫性疾病）提供组织学与病毒学证据。

表5-3 心肌炎与炎性心肌病的成因

1. 感染性心肌炎

细菌	葡萄球菌、链球菌、肺炎双球菌、脑膜炎球菌、淋病球菌、沙门菌、白喉棒状杆菌、流感嗜血杆菌、结核分枝杆菌（结核病）、肺炎支原体、布鲁菌
螺旋体	包柔螺旋体（莱姆病）、钩端螺旋体（韦尔病）
真菌	曲霉菌、放线菌、芽生菌、念珠菌、球孢子菌、隐球菌、组织胞浆菌、毛霉菌、诺卡菌、孢子丝菌
原虫	克氏锥虫、弓形虫、阿米巴、利什曼原虫
寄生虫	旋毛虫、细粒棘球绦虫、猪带绦虫
立克次体	贝氏柯克斯体（Q热病）、立克次体（落基山斑疹热）、恙虫病
病毒	RNA病毒：柯萨奇病毒A、柯萨奇病毒B、埃可病毒、脊髓灰质炎病毒、流感和乙型流感病毒、呼吸道合胞病毒、腮腺炎病毒、麻疹病毒、风疹病毒、丙型肝炎病毒、登革热病毒、黄热病病毒、基孔肯雅病毒、胡宁病毒、拉沙热病毒、狂犬病病毒、人免疫缺陷病毒1型 DNA病毒：腺病毒、细小病毒B19、巨细胞病毒、人类疱疹病毒6、EB病毒、水痘-带状疱疹病毒、单纯疱疹病毒、天花病毒、牛痘病毒

2. 免疫介导性心肌炎

变应原	破伤风类毒素、疫苗、血清病 药物：青霉素、头孢克洛、秋水仙素、呋塞米、异烟肼、利多卡因、四环素类、磺胺类、苯妥英、保泰松、甲基多巴、噻嗪类利尿剂、阿米替林
同种抗原	心脏移植排斥
自身抗原	感染阴性淋巴细胞、感染阴性巨细胞 与自身免疫或免疫介导相关的疾病：系统性红斑狼疮、类风湿性关节炎、丘-施综合征、川崎病、炎性肠道疾病、硬皮病、多发性肌炎、重症肌无力、胰岛素依赖型糖尿病、甲状腺功能亢进、结节病、韦格纳肉芽肿、风湿性心脏瓣膜病（风湿热）

3. 中毒性心肌炎

药物	安非他明、蒽环类、可卡因、环磷酰胺、乙醇、氟脲嘧啶、锂、儿茶酚胺、红铁矿、白介素 -2、曲妥珠单抗、氯氮平
重金属	铜、铁、铅（少见，更常见的引起细胞内积累）
其他毒素	蝎子蜇、毒蛇和蜘蛛咬伤、蜜蜂和马蜂蜇伤、一氧化碳、吸入剂、磷、砷、叠氮化钠
激素	嗜铬细胞瘤、维生素：脚气病
物理损伤	辐射、电击

2. 心肌炎的病因

　　虽然心肌炎的病因一直没有明确，但是大量的传染性病原体、全身性疾病、药物和毒素都能引起心肌炎（表5－3）。目前，大部分心肌炎患者的发病是陈旧性的或者在非常特殊的情况（比如败血症或免疫功能不全的患者）下发病。分子技术（主要是反转录－PCR扩增）表明：在北美和欧洲，病毒感染是心肌炎最重要的原因。有报道称，在心肌炎和扩张型心肌病患者的心肌中检测到肠病毒、腺病毒、流感病毒、人类疱疹病毒6（HHV－6）、EB病毒、巨细胞病毒、丙型肝炎病毒和细小病毒B19。

　　如果在心内膜心肌活检中没有发现病毒并且排除其他已知原因，淋巴细胞性和巨细胞性心肌炎被认为是特发性或自身免疫性心肌炎。同样，特发性肉芽肿性心肌炎（结节性心肌病）的诊断要求微生物染色结果为阴性。自身免疫性心肌炎可能只表现为心脏损害或只有心外临床表现的自身免疫性疾病（最常见于结节病、嗜酸细胞增多综合征、硬皮病和系统性红斑狼疮）。

3. 发病机制

　　有研究表明，心肌炎的发病机制是具有或不具有遗传易感性的个体（分别存在于家族性或散发病例中）感染病毒后引起的自身免疫性反应。病毒性心肌炎鼠种的研究主要集中在易感柯萨奇 B3 病毒的动物上。在病毒感染后的前 2 周，肠道病毒通过特异性受体优先进入心肌细胞，通过病毒复制，造成严重的细胞病变。随后，通过体液和细胞免疫反应（主要包括巨噬细胞、CD4$^+$ 和 CD8$^+$ T 淋巴细胞）可以建立耐药鼠种（C57BL／6 小鼠，Sv129 小鼠），并可以消除感染不足 2 周的小鼠体内的病原体。RNA 病毒和炎症在易感品系小鼠（如 A/J，ABY/SnJ，ASW/SnJ，ACA/SnJ，SWR/J，Balb/c）的心脏中可以持续存在数周。研究表明，在这些易感品系小鼠中，持续性的感染和炎症触发了心肌的自身免疫反应，导致心肌细胞坏死，并使隐藏在免疫系统中的自身抗原随后释放（图 5 - 1）。具有相同遗传倾向的同种动物，在接受心肌自身抗原（如心肌肌球蛋白）免疫后会出现自身免疫性淋巴细胞或巨细胞心肌炎，后期发展成扩张型心肌病。与其他自身免疫疾病（如 1 型糖尿病）一样，主要组织相容性复合物（MHC）和非主要组织相容性复合物基因可能是形成易感性鼠种心肌炎的原因。

这种基因易感性对病毒和（或）自身免疫性心肌炎及其心肌炎在体内发展成为扩张型心肌病都具有重要意义。由心肌炎发展到扩张型心肌病主要存在于经病理证实存在持续性（慢性）炎症，且不能被感染性微生物制剂或已开发出的针对致病性心肌结构、肌浆或细胞膜蛋白的心肌自身抗体消除的患者身上。心肌炎/扩张型心肌病中心肌的特异性抗体出现频率见于（表 5 - 4）。

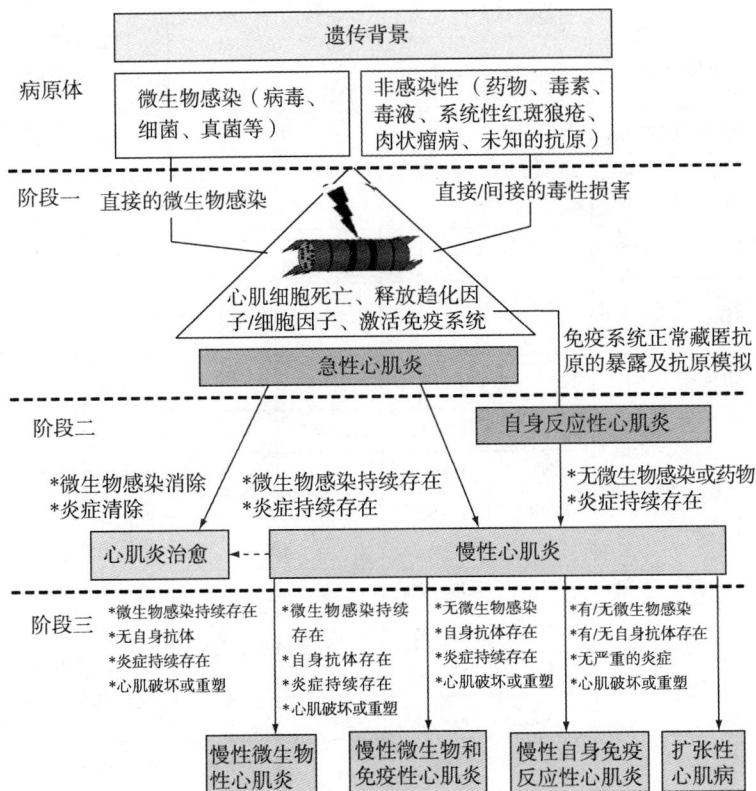

图 5-1 心肌炎的发病机制和扩心病的进程

表 5-4　自身免疫性心肌炎/扩张型心肌病中的血清心肌自身抗体：心肌炎、扩张型心肌病、其他心脏疾病（OCD）和正常的频次

心脏自身抗体（Ab）	自身抗体阳性（%）		抗体阳性（%）		功能效应/临床相关性
	心肌炎	扩心病	其他心脏疾病	正常	
肌肉特异性 ASA（AFA、IFA、AM-LA）	28~59*	9~41*	NT	0~25	肌溶解
心脏特异性					心脏和疾病特异的早期预测因子，预测扩心病发展的相关物质
AHA	41~56*,^,a	26~30*,^,a	1~4	3	
AIDA	17*,^,a	16*,^,a	2~4	0	
抗 β$_1$-肾上腺素抗体	33	40-51^	13~55	0~13	阴性预测因子，促凋亡及其他离体效应
	NT	35*,^,a	16	7	
	73~96*,^,a	29~95*,^,a	8	0	
	NT	27~28	10	0	
抗 β$_2$-肾上腺素抗体	NT	30~38^	33	15	与特发性心律失常相关
	NT	13~14			
	NT	30~75a	37	18	
抗毒蕈碱样乙酰胆碱受体2	11	30~77e	23d~61	8~13	负性肌力，毒蕈碱的影响
	NT	83e			与心房心律失常相关
心脏抑制剂（Fγ-γ2a 受体）	NT	64			老鼠和人类离体细胞的负性肌力效应

心脏自身抗体（Ab）	自身抗体阳性（%）		抗体阳性（%）		功能效应/临床相关性
	心肌炎	扩心病	其他心脏疾病	正常	
抗钾离子通道相互作用蛋白 2，KChIP2.6 - ELISA	NT	14^	8	4	增加离体心肌细胞的细胞死亡
抗 α - MHC（心脏特异性）	17~37*，^，a	20~46*，^，a	4~16	0-2.5	阴性预测因子，促凋亡
抗 β - MHC（肌肉交叉反应）					
抗 MLC 1v	NT	17^-35	25	0-15	
抗原肌凝蛋白	NT	55^	21	NT	
抗非肌纤维	NT	46*，^，a	17	0	
抗 MHC	NT	67^	42	NT	
抗肌动蛋白	NT	71^	21	NT	
抗 TnI，抗 TnT	NT	1.7^~20^	0^~18	0~4	阴性预测因子
抗层粘连蛋白	73	78	25~35	6	
抗 HSP60，70	NT	10~85^	1~42	3	
抗 s.Na/K - ATP 酶	26*		NT	2	室性心动过速预测因子
抗 ANT	91*，^，a	57*，^，a	0	0	负性肌力
抗 M7	13*	31*	10	0	
抗 - BCKD - E2	100*^	60*^	4	0	

注：*：和正常组相比，$P < 0.05$；^：和其他心脏病相比，$P < 0.05$。

AFA，抗纤维抗体；AHA，器官特异性和部分器官特异性抗心脏自身抗体；AIDA，抗闰盘自身抗体；ANT，腺嘌呤核苷酸转运体；AMLA，抗肌纤维抗体；AR，肾上腺素能受体；ASA，抗细胞膜自身抗体；IFA，抗原纤维间的自身抗体；BCKD，支链 α - 酮酸脱氢酶；HSP，热休克蛋白；NT，没有测试；OCD，其他心脏疾病；MHC，肌球蛋白重链；MLC1v，肌球蛋白轻链 1；Myoc，心肌炎。

    a. 心肌炎/扩心病的心脏和疾病特异性。

    b. 增加 L-型钙离子通道电流；短期的正性肌力作用，增加胞浆内 cAMP，增加 cAMP/ FRET 的活性。

    c. 77%（在查格斯-扩张型心肌病中）。

    d. 在房颤患者中。

    e. 在选定的 ELISA 阳性的心脏衰竭患者中。

4. 临床表现

    心肌炎的临床表现呈多元化，轻如胸痛、心悸（有短暂心电图改变）的轻微症状，重到危及生命的心源性休克和心律失常（表 5-5）。本病虽可见于各年龄段，但最多见于年轻人。临床症状的多样性意味着在心肌炎的诊断过程中，需要早期高度怀疑并通过适当的检查以明确其病因。对临床疑似心肌炎的患者，必须排除冠心病和其他心血管疾病（如高血压或能解释临床症状的心外非炎性疾病）。其他心血管疾病患者（如冠心病、心肌病、高血压）很少像心肌炎患者那样出现临床症状的恶化，但是心肌炎患者临床症状的恶化则被误认为是由基础疾病自然发展而出现的。

    对临床怀疑心肌炎的患者，应行包括心内膜心肌活检在内的进一步检查。心肌炎是在非心脏病死亡的患者或临床并未怀疑心肌炎的患者（如瓣膜手术后或在心脏移植后应用正性肌力药物的患者）尸检的心肌标本中被偶然发现的。因此，根据临床实际对心肌炎进行谨慎地诊断具有十分重要的意义。

表 5 - 5 经心肌活检证实为心肌炎患者的临床表现

（1）类似急性冠脉综合征

a. 急性胸痛

 —在呼吸道或消化道感染后 1 ~ 4 周内发生的胸痛；

 —程度较重且反复发作；

 —无冠心病的影像学依据。

b. ST 段／T 波改变

 —ST 段抬高或压低；

 —T 波倒置。

c. 超声心动图（UCG）或心脏磁共振（CMR）等影像检查提示左室（或）右室整体和（或）局部收缩功能异常。

d. 有或者没有肌钙蛋白 T／肌钙蛋白 I 的升高，类似急性心肌梗塞的时间演变，升高可持续数周或数月。

（2）新发或加重的心力衰竭和原因不明的心力衰竭

a. 在 2 周至 3 个月内，新发的心力衰竭或心力衰竭恶化

 —呼吸困难；

 —周围水肿；

 —胸部不适；

 —疲劳。

b. 超声心动图或心脏磁共振显示左心室和（或）右心室收缩功能受损，伴或不伴室壁增厚，有或无左心室和（或）右心室扩张。

c. 症状出现在呼吸道或胃肠道感染后或围生期。

d. 非特异性心电图改变，如束支传导阻滞，房室传导阻滞，室性心律失常。

（3）无明确原因的慢性心力衰竭（见上文第 2 点）

a. 心衰症状＞3 个月，反复加重；

b. 疲劳，心悸，呼吸困难，非典型胸痛，心律失常，患者能行走；

c. 超声心动图或心脏磁共振显示左室和（或）右室收缩期功能受损，提示扩张型或非缺血性心肌病。

d. 非特异性心电图改变，包括束支传导阻滞和（或）室性心律失常和（或）房室传导阻滞。

（4）"致死性病情危重"而无明确心脏疾患

（a）致死性心律失常和猝死；

（b）心源性休克；

（c）左室功能严重受损。

5. 心肌炎的诊断

虽然无创成像技术如心脏磁共振（CMR）成像有助于心肌炎的诊断并监测疾病进展，但是我们还是强烈赞同将心肌活检（EMB）作为确诊心肌炎的金标准。然而，这意味着所有疑似心肌炎的患者必须经过 EMB，这不是临床上的常规选择；而且现有指南仅在有限的临床情况下推荐使用 EMB，而不包括作为正常的心肌炎检测手段，特别是假性梗塞。为了提高临床对心肌炎的识别，并且对需要进一步诊断评估和治疗的患者的筛选，我们提出了临床疑似心肌炎的新标准（表 5－6），其中包括活检分析建议。这些标准是基于专家的共识和心肌活检患者的多中心验证、随机对照试验。不能安全地执行 EMB 或没有国家最先进 CMR 设施的医疗中心，应该将临床疑似心肌炎的患者转诊至具有丰富的心肌活检和 CMR 经验的三级单位，尤其是当前血流动力学不稳定或患有危及生命的心律失常患者。

表 5－6　　　　　　　　临床拟诊心肌炎的新标准

（1）临床表现

急性胸痛，心包炎性的或假性缺血性；

新发生（数天至 3 个月）或恶化的气促（休息或运动时）、和（或）疲乏；伴或不伴左右心力衰竭症状

亚急性/慢性（＞3 个月）或恶化的气促、疲乏；伴或不伴左右心力衰竭症状；

心悸，和（或）无明确原因的心律失常、晕厥或短暂心性猝死（SCD）；

无明确原因的心源性休克。

（2）辅助检查

Ⅰ：心电图/Holter/负荷试验

12 导联心电图＼动态心电图＼压力测试功能异常，包括以下的任何一项：Ⅰ到Ⅲ级房室传导阻滞，或束支阻滞、ST/T 改变（ST 段抬高或非 ST 段抬高，T 波倒置）、窦性静止、室性心动过速、心房颤动、R 波低平、心室内传导延迟（增宽的 QRS 波群）、异常 Q 波、低电压、频发早搏、室上性心动过速等

续表

Ⅱ：心肌细胞溶解标志物

TnT/TnI 升高

Ⅲ：心脏影像学（超声心动图/CMR/造影）显示心脏结构和功能异常。

无明确原因的左室和（或）右室结构和功能异常：局部室壁运动或整体收缩或舒张功能异常，有/无心室扩大，有/无室壁增厚，有/无心包积液，伴或不伴心腔内血栓

Ⅳ：CMR 证实心肌组织学的特征性改变。

心肌水肿和钆剂延迟增强显示的典型心肌炎表征（见正文）

注：疑似心肌炎的诊断标准：如果有 1 个临床表现以及符合≥1 个实验室诊断标准，无冠状动脉造影显示冠状动脉狭窄≥50% 的冠心病，无基础心脏病和可解释目前症状的心外疾病（例如瓣膜病，先天性心脏疾病，甲状腺功能亢进等），即应怀疑心肌炎。符合诊断标准的条件越多，可疑越大。无症状的患者怀疑心肌炎需符合≥2 个实验室诊断标准。

6. 对符合心肌炎临床表现患者的最初检查手段

（1）心电图（ECG）：心肌炎患者的心电图（ECG）通常是不正常的，然而心肌炎的电图表现既不特异也不敏感（表5－6）。对其他疾病来说，一些心电图改变多提示心肌炎。例如，心肌炎呈现典型的普遍的弓背向下 ST－T 段抬高（而不是心肌缺血的弓背向上的 ST－T 段抬高）。在轻度左心室扩张中存在的房室传导阻滞可以是由于各种原因引起的（包括核纤层蛋白病），但它也可暗示莱姆病、心脏结节病、或巨细胞心肌炎。在最近的研究中，QRS 波群增宽是一个独立的生存负向预测因子（这可能纯粹是由于不同步的左束支传导阻滞导致的），而 Q 波和复极异常与 EMB 的炎症免疫组化特点及结果无关。

推荐

1. 对所有疑诊心肌炎患者执行标准 12 导联心电图。

（2）超声心动图：超声心动图检查有助于排除非炎症性

心脏疾病，如瓣膜病，并监测心脏的改变如腔室大小、室壁厚度、心室功能及心包积液。心肌炎可能发生全心室功能不全，局部室壁运动异常，与保留射血分数的舒张功能障碍。病理证实心肌炎可能类似于扩张性、肥厚性和限制性心肌病改变并且可以与缺血性心脏病改变相似。暴发性心肌炎的激烈炎症反应常表现为非扩张性左心室、左心室肥厚和轻度收缩障碍，将会导致间质性水肿和心室收缩障碍。新成像技术如组织多普勒和应变率成像在心肌炎诊断上的作用仍有待确定。

推荐

2. 对所有疑诊心肌炎患者应经过标准经胸超声心动图的检查。

3. 住院期间如果血流动力学有任何恶化应重复进行经胸超声心动图检查。

（3）核成像：临床上关于放射性核素的评价数据较少，其中也包括抗肌球蛋白抗体成像，其结果显示检出心肌炎的敏感性是可变的，并且特异性低。由于有限的可用性和辐射暴露风险，核技术不推荐常规用于心肌炎的诊断，其中结节病可能是个例外。

^{201}铊和^{99m}锝显像已被用来检测心脏结节病，但缺乏特异性。^{67}镓显像和最近使用的^{18}氟正电子发射断层扫描可能更敏感，可能对结节病的急性期诊断有用，并监测疾病的进展。心外疾病的检测对心脏结节病的诊断有提示作用。

推荐

4. 不推荐核成像用于常规诊断心肌炎，但对于疑似心脏结节病的诊断可能是一个例外。

（4）心血管磁共振（CMR）成像：心血管磁共振成像提供的非侵入性心肌组织表征可以支持诊断心肌炎。133－139

疑似心肌炎的 CMR 的检查时机取决于当地的设备等情况和专业知识，并作为病情稳定患者在 EMB 前的临床合理选择。但是在病情危急时不应该进行 CMR，而应该马上执行 EMB。心血管磁共振成像技术已经在心肌炎的动物模型以及临床患者中得到评估。基于临床前期和临床研究，"心肌炎心血管磁共振诊断的国际共识小组"公布了对于心肌炎的非侵入性诊断——心血管核磁共振技术的详细建议（路易斯湖标准），即对于恰当的心血管核磁共振技术的指示、实施及分析建议，它建议结合使用三种不同的 CMR 技术（表 5 - 7）。一项研究已经证明在无冠状动脉疾病的肌钙蛋白阳性患者中 CMR 和 EMB 之间具有良好的相关性；但是，病程较长并经过组织学证实的慢性心肌炎患者中相关性是较差的，增加的 CMR 不能够除外病毒性心肌炎。

表 5 - 7　　　　　心肌炎磁共振诊断标准

对于临床拟诊心肌炎，CMR 符合以下 ≥2 项者，可以确诊心肌炎：

（1）T2 加权像心脏局部或整体水肿信号增高[a]；

（2）钆增强 T1 加权像上心肌/骨骼肌钆增强比值呈现早期整体比值升高[b]；

（3）T1 加权像出现恢复期的钆增强（即钆延迟增强），显示至少一个非缺血性损伤的局部病变[c]。

若出现上述（3）表现，则提示存在心肌炎症引起的心肌损伤和（或）瘢痕。

若出现下述情形，建议首次 CMR 检查后 1~2 周内复查 CMR：

• 无以上 3 项标准中任何一项发生，但近期内出现临床症状或强有力的临床证据提示心肌炎症；

• 仅符合 3 项标准中 1 项。

其他提示心肌炎的临床表现：左室功能障碍、心包积液。

注：（a）心肌整体信号密度（SI）增高：心肌/骨骼肌信号密度比值≥2.0。如果心内膜下水肿或透壁性水肿，同时伴有相应部位的缺血性（包括心内膜下层）钆延迟增强征象，则很可能为急性心梗，应当引起警惕。（b）心肌/骨骼肌钆增强比≥4.0 或心肌信号增强≥45%，则提示心肌炎。（c）应在钆注射至少 5 分钟后多焦点获取图像，需包括心外膜下，但不包括心内膜下层。如果钆延迟增

强明确地表明存在心肌梗死，同时伴有相应部位的透壁性水肿，需警惕极有可能为急性心梗。

> **推荐**
>
> 　5. 符合心肌炎的心血管磁共振结果应该基于路易斯湖标准（表5-7）。
>
> 　6. 对临床状况稳定的患者，在心肌活检前应先行核磁共振成像检查。在诊断心肌炎上，心血管磁共振不会取代心肌活检，对于临床状况危重的患者，应先进行心肌活检。

（5）生物标志物

①炎症标志物：心肌炎的血沉和反应蛋白 C 水平常是升高的，但他们并不能明确诊断心肌炎，并且通常在急性心包炎时增加。

②肌钙蛋白和 BNP 水平：虽然与比肌酸激酶水平相比，心肌肌钙蛋白对临床怀疑心肌炎患者的心肌细胞损伤更为敏感，它们都是非特异性，它们在正常水平时并不能排除心肌炎。一些心脏激素也是这样，如脑利钠肽、循环细胞因子、与细胞外基质降解相关的标志物。新的生物标志物也遵循这样的特性，如穿透素 3、半乳糖凝集素 3 和生长分化因子 15。

（3）病毒抗体：病毒血清学阳性并不意味着心肌被感染，而是表示感染源与外周免疫系统有相互作用。抗体（IgM 和 IgG）的多克隆刺激还可能导致不正确的诊断。因此，病毒血清学在诊断病毒性心肌炎中作用是有限的。因为抗嗜心性病毒——循环 IgG 抗体的普遍性，循环 IgG 抗体在没有病毒心脏病一般人群中也呈现高表达。另外，非嗜心性肠道病毒的感染可能会导致抗体应答，从而无法区分于嗜心性病毒应答。而且，在最近的研究中，病毒血清学和心肌活检结果之间没有相关性。血清学检测有助于流行区域的某些流行病（包括临床疑似丙型肝炎、立克次体阶段 1 和阶段 2、莱姆病）以及高风险患者的人类免疫缺陷综合征的诊断。

（4）血清心肌自身抗体（aabs）：心肌炎和扩心病患者中发现抗各种心脏和肌肉特异性自身抗原的血清心肌自身抗体（表5-4）。若 EMB 未检测到病毒基因，而血中查到自身抗体可能是免疫介导的扩张性心肌病或心肌炎。研究证明在心肌炎/扩心病中含有心脏和疾病特异性的 IgG 类抗体，可以作为自身免疫生物标志物，用于预测相关的风险。对于无心肌活动性感染的患者，免疫抑制或免疫调节治疗是有益的。扩张性心肌病的心脏抑制性抗体检测还能够通过免疫吸附法预测血流动力学的益处。有些自身抗体在心肌炎或 DCM 中是阴性的（表5-4）。目前，没有商用的心脏自身抗体检测验证实验室获得的结果；欧洲抗体研究实验室正共同协作克服这一难题。

推荐

7. 应评估所有患者肌钙蛋白，红细胞沉降率，C 反应蛋白水平。

8. 不推荐常规病毒血清学检测

9. 专家推荐，如果公布的检测（一个或多个）可行（表5-4），应检测血清中的心脏自身抗体，疾病所特有的抗体会被检测出来。

7. 提出临床疑似心肌炎诊断标准

我们提出新的临床疑似心肌炎诊断标准：符合临床表现诊断（表5-5）及一个或多个非侵入性检查（表5-6）。

疑似心肌炎诊断标准：

具有 1 个或多个临床症状（表5-6），伴有或不伴有辅助特征（见下），并符合 1 项或多项辅助检查（表5-6从 Ⅰ to Ⅳ）；

如患者没有临床症状，符合至少两项辅助检查（从 Ⅰ to Ⅳ）

临床疑似心肌炎的辅助特征包括：

- 目前或 30 天内发热≥38.0℃，伴有或不伴有呼吸道症状（恶寒，头痛，肌肉酸痛，全身不适）或胃肠道感染（食欲降低、恶心、呕吐、腹泻）；
- 处于围生期；
- 曾疑似心肌炎或确诊过心肌炎（表 5-6）；
- 过敏性鼻咽，其他的过敏性疾病，心脏除外的自身免疫性疾病，有毒药剂的个人史和（或）家族史 DCM、心肌炎家族史

推荐

10. 所有临床疑似心肌炎患者应该进行冠状动脉造影或心内膜心肌活检（EMB）

---

8. 临床疑似心肌炎患者的二级检查

对于临床疑似心肌炎的患者，推荐选择性行冠脉造影和心内膜心肌活检（EMB）。这同样适用以下患者：有急性冠脉综合征样症状（无论有无 ST 段抬高），心肌肌钙蛋白升高，和心室收缩功能不全（无论有无心肌炎 CMR 典型表现）。目前，关于 CMR 对心肌炎预后意义的研究还很少，而且最近发表的关于 EMB 的 AHA/ACC/HFSA 科学声明中也没有推荐 CMR。因此在缺乏大规模前瞻性研究的情况下，对有心梗样表现但冠状动脉正常的心肌炎疑似病例，其心肌炎的确诊依然有赖于 EMB。

心内膜心肌活检（EMB）：EMB 能够确诊心肌炎并确定病原以及炎症类型，为不同的治疗和预后提供指导，更为重要的是：EMB 是安全的免疫抑制治疗和抗病毒治疗的基础。有关 EMB 的安全性方面，如果由有经验的团队行 EMB 检查，其并发症率将会很低（0~0.8）。

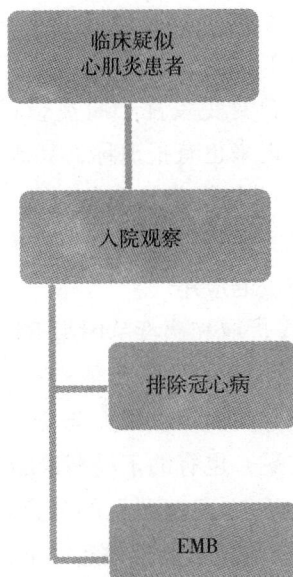

图 5 - 2　临床拟诊心肌炎患者（表 5 - 6）诊断流程

在最近的关于 EMB 的科学声明中，对发生威胁生命的临床表现患者，EMB 被给予了最高的推荐水平。然而，EMB 的诊断、预后、治疗价值却有赖于 Dallas 组织病理学标准，这还不包括免疫组织化学和病毒基因组分析。为了获得病原学诊断，应结合使用多种已经较为成熟的诊断方法。

为增加诊断的准确性，减少局灶性心肌炎的漏诊，EMB 应在疾病的早期进行，并取多处组织标本。从左心室或右心室取出至少 3 块标本，每块 1~2mm 大小，迅速置于室温 10% 的福尔马林溶液中固定用于光镜检查，其余的标本使用液氮速冻后 -80℃保存或 RNA later 液保存，以供 PCR 使用。至于行左心活检还是右心活检，则需要更多的临床信息提供依据。为增加免疫组织化学的诊断敏感性，必须使用多种单抗或多抗

（包括抗 CD3 抗体，T 淋巴细胞；抗 CD68 抗体，巨噬细胞；抗 HLA – DR 抗体）来确定炎症浸润类型，其中对于考虑免疫抑制治疗的非感染性自身免疫性心肌炎患者，HLA – DR 的上调是其标志性指标。近来也有报道称，其他一些用于心脏移植时检测体液排斥反应的免疫荧光染色，如 C3d 和 C4d 等，也有望成为炎症性心肌病患者免疫活动的指标，但由于需要冰冻材料，限制了这些方法的应用。

随着 DNA – RNA 提取和病毒基因组 RT – PCR 扩增等分子生物学方法的应用，EMB 的诊断价值进一步提高。在行 EMB 检查的同时，应检查外周血液以排除全身性感染；定量确定病毒载量和病毒复制水平，也有助于提高诊断价值。

引物设计以及 PCR 方案在网上的补充材料中有详细的描述（见附录）。其主要的技术要求描述如下：

- 病毒 DNA 或 RNA 的 RT – PCR 检测应能扩增足够的阳性标本（标本包含不同的病毒拷贝数和阴性对照）；PCR 扩增的病毒 DNA 片段产物需进行测序，以确定病毒亚型和感染类型。
- 血液标本也需行 RT – PCR 检测，排除急性全身性感染或者持续性/潜在性受感染的血细胞，这些细胞可能在行 EMB 时污染组织标本而非心肌自身确受病毒感染，至假阳性结果。
- 检测心脏中病毒核酸的复制类型有助于揭示心肌炎中病毒的致病作用。但是由于心肌炎，特别是长期的慢性心肌炎中病毒 mRNA 的含量很低，因而 RT – PCR 通常很难在 EMB 标本中检测到病毒 mRNA。

推荐

11. EMB 获取的组织标本需行组织学、免疫组化和病毒 PCR 分析（PCR 分析应包括心脏组织和血液标本）。

12. 从左心室或右心室取出至少 3 块标本，每块 1～2mm 大小，迅速在室温 10% 的福尔马林中固定用于光镜检查，其余的标本用液氮速冻后保存在 -80℃ 或 RNA later 液保存，以供 PCR 使用。

13. 必要时可再次行 EMB 检查，如监测针对病因治疗的治疗反应，或有不能解释的进行性心衰而怀疑标本取错者。

9. 临床管理

心肌炎的预后和转归依赖于病原种类、临床表现和疾病阶段。50% 的急性心肌炎患者可在最初的 2～4 周内好转，25% 的患者会转变为慢性心功能不全，另有 12%～25% 的患者病情急剧恶化进展为需心脏移植的终末期扩张性心肌病（DCM），甚至死亡。左右双室心功能不全是心脏移植或者死亡的重要预测因素。爆发型心肌炎在发病模式、血液动力学损害程度方面有别于急性/亚急性心肌炎，预后较好，但成年患者相对罕见。病原不明的爆发型心肌炎常见于儿童，其中新生儿最为多见，预后较差。大多数研究表明，巨细胞性心肌炎患者的生存率很低。

针对 EMB 标本中病毒基因组的分子检测技术，心肌炎的预后诊断意见并不一致。心肌中病毒的持续存在与心室功能不全相关，而病毒基因组的清除则通常标志着心室功能的恢复和较好的 10 年期预后。相比之下，最近的研究认为，免疫组化证据是生存率的一项独立预后指标，并非仅仅依靠病毒基因组。这一矛盾可能与不同人群的病毒易变性和较少的研究样本数量相关。

目前，关于自行恢复患者特定病毒的不同发病率还不清楚，并且对于病毒的致病作用的了解也十分有限，如潜伏病毒感染者病毒再激活的分子机制、慢性心肌炎中免疫活动对触发病毒复制的影响、非炎症性心脏中不依赖于免疫的病毒致病机制，所有这些过程亦未可知。

（1）传统治疗：由于缺乏大规模多中心随机对照试验，因而这里的推荐均来自于专家工作组的共识。心肌炎治疗的核心原则是针对心率失常、心衰和有证据支持的病原靶向治疗的最优化。

①血流动力学不稳定患者：对血流动力学不稳定的心衰患者，应迅速根据ESC的心衰治疗指南，在配有呼吸和心肺支持设备的ICU进行治疗。发生心源性休克和严重心功能不全的急性/爆发型心肌炎患者，需使用心室辅助设备体外膜肺循环（ECMO）来为复苏或心脏移植争取时间。由于其简易并且有效，因而ECMO治疗通常可以拯救这类患者。

推荐

14. 发生威胁生命的临床表现患者，应迅速转移至可行血流动力学监测、心脏导管和EMB检查的特殊病房。

15. 对血流动力学不稳定的患者，需配备心肺支持设备，以便为复苏或心脏移植争取时间。

16. 在血流动力学不稳定的急性期不宜立即施行心脏移植，因为其有恢复的可能；而对于那些经过严格的药物和机械辅助治疗仍不能稳定的患者，可以考虑心脏移植。

---

②血流动力学稳定患者：对于那些没有或仅有轻度临床症状，或者仅有轻度心脏收缩功能不全，如果根据诊断标准（表5-6）确诊为疑似心肌炎的患者，应收治入院并进行临床监测。因为这类患者会不可预测地随时恶化，甚至发生急性心肺事件（如严重的心源性休克或致命性的心律失常）。

血流动力学稳定的心衰患者应使用利尿剂、ACEI、ARB或β受体阻滞剂进行治疗。有持续心衰症状的患者，除施行最优的治疗方案外，均应加用醛固酮拮抗剂。至于心功能恢复后如何逐渐中断心衰治疗的过程，目前还没有确定。非甾体类抗炎药，特别是乙酰水杨酸是治疗急性心包炎的基石，但在实验模型中发现其会增加远期死亡率。关于 NSAID 在心肌炎中的应用尚不确定，需进一步的随机对照试验。

推荐

17. 对心功能不全的治疗应根据 ESC 心衰指南进行。

③心律失常：关于心肌炎的心率失常管理，没有特别的推荐，应与目前的 ESC 心律失常指南相一致。窦性心动过缓、长 QRS 时程、超声心动图记录到的左室运动功能减退、持续或突发心肌肌钙蛋白水平升高等通常是致命性心律失常发生的前兆。完全性的房室传导阻滞需行临时性心脏起搏。植入式心脏除颤设备（ICD）的使用仍有争议，因为心肌炎有可能完全治愈。发生严重室性心律失常（室性心动过速、室颤）的心肌炎患者，可使用暂时性的除颤设备解决问题。

推荐

18. 应在急性期过后对 ICD 的植入进行评估。

19. 急性期后的心律失常管理应依据 ESC 关于心率失常和植入设备的指南进行。

④限制体力活动：心肌炎的急性期需严格限制体力活动，直至病情完全消失。所有运动员患者，不论年龄、性别、症状严重程度或治疗方案，均应暂时禁止参与竞技类或业余休闲类体育运动。在临床症状消失后（至少发病后 6 个月），才能进行临床评估以确定是否可以进行竞技类体育，并在以后的随访中每 6 个月进行一次筛查。尽管对于非运动员患者的体力活动限制时间还不确定，但专家组认为其应与运动员相似。

推荐

　20. 专家组推荐，运动员及非运动员的心肌炎患者，急性期均需限制体力活动至少6个月。

（2）免疫调节治疗

①抗病毒治疗：对于肠病毒感染还没有一种公认的抗病毒治疗方法，未来疫苗可能成为一种选择。疱疹病毒感染患者可考虑使用阿昔洛韦、更昔洛韦、伐昔洛韦等进行治疗，尽管其在心肌炎中的作用尚不肯定。初步数据显示，β干扰素能清除左心功能不全患者体内的肠病毒和腺病毒基因组，改善NYHA心功能分级，特别是肠病毒感染者可改善10年期预后。因此，在决定施行特定的抗病毒治疗时需有传染病专家的参与。

②大剂量静脉注射免疫球蛋白：大剂量静脉注射免疫球蛋白（IVIG）能通过多种机制（调节机体免疫、炎症反应等）治疗许多全身性自身免疫性疾病。在多种原因引起的有症状的慢性心衰患者中，IVIG通常能改善左室射血分数；但在IMAC对照试验中，对新近发生的DCM使用IVIG无效，其中15%活检确定为心肌炎患者。尽管IVIG没有严重的副反应，并且可用于难治性心肌炎（病毒型或自身免疫型，特别是自身免疫抗体介导的心肌炎）所致的心衰治疗。目前由于缺乏大规模的多中心随机对照试验，依然不推荐使用IVIG。

③免疫吸附（IA）：心肌炎和DCM患者体内可检测到多种自身抗体，其中一些与疾病的发生发展相关（表5-4）。一些用于其他自身免疫性疾病的治疗策略（如针对致病性自身抗体的中和与免疫吸附），也为自身免疫性心肌炎/DCM提供了可选的治疗方法。针对DCM的小规模随机研究显示，IA能够改善左室功能、减轻心脏炎症。一项大规模的随机对照临床

研究目前正在进行，在这项研究结果之前，不推荐使用免疫吸附法。

（3）免疫抑制治疗：目前有关单独使用类固醇、联合使用类固醇与咪硫唑嘌呤、以及类固醇＋咪硫唑嘌呤＋环孢霉素A三者合用的安全性和有效性得到了证实。而关于其他一些免疫抑制剂的使用需进一步验证。研究者进行了一些关与免疫抑制剂在心肌炎和DCM中应用的随机临床试验（表5-8）。研究发现免疫抑制剂主要在一些慢性非病毒性心肌炎、巨细胞性心肌炎、自身免疫性心肌炎（病毒感染阴性而自身免疫抗体阳性）活动期有效。而在另一项心肌炎治疗试验中，心肌炎患者病原学并不清楚，而免疫抑制治疗取得了较为中性的结果。

表5-8 心肌炎和扩张性心肌病（DCM）免疫抑制治疗的对照试验

试验	年份	类型	样本量（n）	诊断	主要终点事件	结果	作者
DCM泼尼松治疗试验	1989	随机对照试验（RCT）：泼尼松（PDN）	102	活动性DCM（n＝60）非活动性DCM（n＝42）	3个月时较高的左室射血分数、较小的左室舒张末内径、较高的运动耐受	有效	Parrillo
MTT	1995	RCT：泼尼松＋环孢霉素/咪硫唑嘌呤	111	病理证实的急性心肌炎（病原类型未知）	6个月时的LVEF	中性	Mason

续表

试验	年份	类型	样本量（n）	诊断	主要终点事件	结果	作者
巨细胞性心肌炎治疗试验	2008	前瞻性试验：泼尼松＋咪硫唑嘌呤	11	巨细胞型心肌炎（自身免疫性）	1年期生存率	有效	Cooper
	2003	前瞻性试验：泼尼松＋咪硫唑嘌呤	41	急性心肌炎和慢性心衰（病原类型未知）	1年时的LVEF	对病毒感染阴性自身免疫抗体阳性患者有效	Frustaci
	2001	RCT：泼尼松＋咪硫唑嘌呤	84	炎症性DCM（病原类型未知，EMB标本HLA升高）	3个月及2年时的LVEF	有效	Wojniz
TIMIC	2009	RCT：泼尼松＋咪硫唑嘌呤	85	炎症性非病毒性DCM	6个月时的LVEF	有效	Frustaci

　　此外，确定哪些药物会引起过敏反应也十分必要，尤其是对那些嗜酸性粒细胞增多的患者；患者病情恢复后，表5-3中所示的一些药物也不能再次使用。

　　最近，一项单中心对照试验证实了类固醇与咪硫唑嘌呤联合使用可在非病毒性心肌炎的临床治疗中获益。这些结果需多中心试验进一步验证。

推荐

21. 依据非心脏的自身免疫性疾病的治疗经验，专家组推荐：对 EMB 标本行 PCR 检测并排除活动性感染后，并且在没有禁忌症的情况下，方可进行免疫抑制治疗。22. 对确诊的自身免疫性心肌炎可考虑免疫抑制治疗，包括巨细胞性心肌炎、心脏结节病、与心肌炎相关的心外自身免疫性疾病。

23. 下列疾病是使用类固醇治疗的指征：伴有心室功能不全或心律失常的心脏结节病；伴有心衰或心律失常症状的非感染性嗜酸性粒细胞性心肌炎或中毒性心肌炎。

24. 对标准治疗无效的非感染性淋巴细胞性心肌炎，在无禁忌症的情况下，可考虑免疫抑制治疗。

25. 需随访 EMB，以确定免疫抑制治疗的强度和时间。

（4）随访：部分心肌炎患者可以完全治愈，部分可能在初次发病几年后再次复发。复发后的治疗也应参照前述治疗策略。而那些未能治愈的患者，则可能逐渐进展为 DCM。

有心梗样表现、心功能不全但冠状动脉正常的心肌炎患者，在心肌酶恢复正常水平后，可以出院，但需要接受长期的非侵入性随访。一旦发现较长时间（数周甚至数月）的心肌酶水平升高或左心/右心功能进行性减退，则需入院行侵入性 EMB 检查。

嗜异性抗体干扰可引起肌钙蛋白 T 水平假性持续性升高，此时检查肌钙蛋白 I 可辨别是干扰还是因心脏病变所致。此外，慢性骨骼肌疾病也与持续性的肌钙蛋白轻度升高相关。

推荐

26. 所有的心肌炎患者均需接受随访，包括临床评估、ECG 和超声心动图。

27. 对于曾经患过心肌炎的患者，应进行长期随访。

总结

本指南回顾了关于心肌炎的最新进展，并提出了一套新的心肌炎临床疑似病例的诊断标准和不同的病理学分型，旨在于将临床与组织学诊断联系起来，以进一步提高临床诊疗水平，同时为将来针对病因治疗心肌炎的多中心随机对照试验奠定基础。

翻译自：Caforio AL，Pankuweit S，Arbustini E，et al. Current state of knowledge on aetiology，diagnosis，management，and therapy of myocarditis：a position statement of the European Society of Cardiology Working Group on Myocardial and Pericardial Diseases. Eur Heart J，2013 34（33）：2636 – 2648.

第六章 病毒性心肌炎的治疗

第一节 西医治疗

一、一般治疗

卧床休息，注意营养。卧床休息是减轻心脏负荷的最好方法，也是病毒性心肌炎急性期重要治疗措施。卧床休息的时间长短视病情轻重而言，一般需 3 个月左右，至患者症状消失，心电图恢复正常。对心脏已扩大或出现心功能不全者应延长至半年，直至心脏不再缩小，心功能恢复后，在密切观察下逐渐增加活动量。此外，动物实验证明：营养不良小鼠感染病毒后，死亡率比对照组高。所以，应鼓励患者进食富含维生素及蛋白质的食物。

二、心律失常的治疗

心律失常的治疗应注重病因的治疗，改善产生心律失常的机制，如消除炎症、改善心肌供血、纠正心脏功能、改善血流动力学异常等，轻度心律失常多可纠正，重度心律失常需适当应用抗心律失常药物。用药原则：对危及生命的心律失常，药物选择主要考虑其有效性；对改善症状的心律失常治疗，主要考虑药物的安全性，侧重于对患者预后的影响，而不重在治疗心律失常本身。临床用药需注意抗心律失常药物的致心律失常作用，以及用药物使心律失常得到控制并不意味着病情好转，仅具有缓解症状的作用。

三、心力衰竭的治疗

病毒性心肌炎患者如出现心力衰竭多提示炎症范围广泛，病情严重。其治疗参考现行的心力衰竭治疗指南。

四、抗病毒

主要应用于疾病的早期。干扰素是目前最常用的抗病毒药，是一种高活性、多功能的诱生蛋白质，能抑制病毒复制，减轻炎症反应和心肌损害。利巴韦林（病毒唑）具有广谱抗病毒作用，通过抑制 RNA 多聚酶的活性，抑制病毒核酸的形成，阻断病毒的复制。

五、抗氧化及改善心肌代谢

大剂量维生素 C 能有效清除氧自由基，不影响心肌细胞代谢，也无明显不良反应；自由基清除剂维生素 E 能增强心肌代谢对应激的适应能力，提高心肌的氧利用率，对病毒性心肌炎的治疗有一定疗效。二磷酸果糖（FDP）能改善心肌代谢，有正性肌力作用，而且对心率和动脉压影响极小，降低心肌耗氧，改善心肌泵血，从而有效改善心功能。此外，辅酶 Q10、肌苷、ATP 等对改善心肌代谢也有一定作用。

六、免疫治疗

1. 免疫抑制

多数动物实验和临床研究未证明免疫抑制治疗对心肌炎有效，因此关于病毒性心肌炎是否使用免疫抑制剂一直存在争议。病毒性心肌炎急性期以病毒感染性损伤为主，使用免疫抑制剂可能加重病情，但在慢性期病毒持续感染、细胞免疫及自身免疫反应强烈，使用免疫抑制剂可能保护心肌。一般在病毒性心肌炎伴发二度或二度以上房室传导阻滞、难治性心力衰竭、心脑综合征或强烈自身免疫反应时可适当应用肾上腺糖皮质激素或其他免疫抑制剂治疗，不主张常规使用免疫抑制治疗。

2. 免疫调节

免疫球蛋白是一种免疫调节因子，已被广泛应用于临床，但仍缺乏足够的循证医学证据。免疫球蛋白治疗心肌炎的机制有两方面：①免疫球蛋白提供了针对病毒的抗体，可迅速清除体内病毒，阻止病变发生；②改变机体的免疫反应，减轻心肌炎性病变。

七、临床治疗方案

目前，现代医学对病毒性心肌炎的治疗无特效疗法，也没有统一的治疗方案，主要采用综合治疗。国内以 10% 葡萄糖注射液 + 普通胰岛素 + 辅酶 A + ATP + VitC + 10% 氯化钾静脉滴注或 VitC + 肌苷片 + 辅酶 Q10 口服治疗为主。

国外有建议结合心肌炎阶段性的时相性特点，制定各阶段特异性治疗方案[1]。

阶段一：病毒复制阶段。该阶段的治疗包括避免免疫抑制反应的潜在危害性，非特异性抗病毒措施，少数病毒种属明确的患者可直接进行抗病毒治疗。病毒入侵、吸附和增殖的减少将降低心肌炎实验模型的严重程度。潜在有效的抗病毒策略包括：核苷类似物，如利巴韦林（病毒唑）；内在免疫防护干扰素，如免疫球蛋白和干扰素。阻断病毒通过慢性非特异性呼吸疾病入侵后的作用受体。

阶段二：免疫激活阶段。各种免疫调理治疗可在自身免疫阶段应用，包括免疫抑制治疗，细胞因子类的应用，抗 T 细胞受体的疫苗。甾类、硫唑嘌呤、环孢菌素和 OKT-3 也是用于心肌炎患者的免疫抑制因子。免疫球蛋白有独立于其潜在直接抗病毒作用的免疫调节效应，也有应用。尽管一再提议，但抗细胞因子策略还没有在心肌炎患者身内进行研究过。现在，在诊断明确的前提下，仅有研究成熟的免疫抑制剂能在本阶段应用。

阶段三：扩张型心肌病阶段：在慢性、进展性病毒感染或反复发作的自身免疫激活状态后，进入第三阶段的患者应以特发性心肌病和充血性心力衰竭的治疗为原则。没有证据证明有心肌炎发展为慢性心肌病的患者在治疗上与其他心肌病患者有异。对于远期心室重构和临床症状加重者可用 ACEI、β 受体阻滞剂、螺内酯和胺碘酮等预防。对有记录的危及生命的恶性心律失常患者可考虑置入除颤器。注意监测病毒感染和自身免疫的复发。

【参考文献】

［1］ Liu PP, Mason JW. Advances in the understanding of myocarditis. Circulation, 2001, 104（9）：1076 - 1082.

第二节　中医药治疗进展

大量临床资料证明，中医药对病毒性心肌炎治疗具有清除病原和保护心肌的作用。VMC 最常见证型为邪毒侵心型、气阴两虚型，常用治法为清热解毒法、益气养阴法，佐以活血化瘀法、安神法、理气法等。治疗 VMC 用药类别及使用频率集中体现在补虚类 > 清热类 > 活血化瘀类 > 解表类。从药味分析看，最多的为甘味补虚之品，其次为苦味清热药，再次为辛味活血祛瘀药。

一、中医治则

病毒性心肌炎的治疗原则当紧扣其"正虚邪犯"的特点，

综合采用扶正祛邪、清热解毒、活血化瘀、温振心阳、养心固本等治疗方法。病初邪毒侵心者，治以清热解毒，养血活络；湿热侵心者，治以清热化湿，解毒达邪；气阴两虚者，治以益气养血，宁心安神；痰瘀阻络者，治以豁痰活血，化瘀通络等。

二、中医治法

1. 清热解毒法

张忠芳等[1]在西药改善心肌细胞营养与代谢药物等基础上加服中药解毒化瘀汤（连翘、丹参、川芎、知母、党参、麦冬、苦参、桃仁、五味子、炙甘草）治疗120例，总有效率为99.16%。

2. 清热化痰法

杨生科[2]以心胆相通，心胆同治为原则，采用解毒温胆汤（银花、连翘、板蓝根、丹参、瓜蒌、黄芪、黄芩、姜半夏、陈皮、炙甘草、竹茹、远志、枣仁、枳壳、葛根）治疗青少年 VMC 30 例，有效率90%。

3. 益气温阳法

叶森[3]针对患者素体脾胃阳虚，运化失司，水饮内停的特点，用益心汤（党参、白术、白茯苓、制半夏、鲜生姜、桂枝、生牡蛎、甘草）治疗41例，有效率100%。

4. 益气通脉法

罗智博[4]收集本病气虚血瘀型患者100例，以益气养阴理气活血汤（黄芪、西洋参、麦冬、五味子、丹参、香橼、川芎、甘草）治疗，总有效率88%。

5. 益气活血法

江秀富[5]等以养心活血汤（黄芪、丹参、陈皮、麦冬、五味子、生地、当归、人参、桃仁、炙甘草）加减治疗121例，总有效率为95.87%。

6. 益气养阴法

周亚林等[6]以病毒性心肌炎心肺气阴两虚为本用三参护心汤治疗 VMC 48 例，总有效率 95.8%。本方由生脉散加黄芪、丹参、苦参、板蓝根、桂枝、甘草组成，共奏扶正活血、宁心安神之功。

三、辨证论治

1. 分型辨证论治

参考诸多医家的临证经验，并将他们对于 VMC 辨证分型进行统计，其中气阴两虚型最多。在气阴两虚证型基础上，分别有温毒兼阴虚火旺、兼脉络瘀阻等亚型；其次为邪毒侵心型、气滞血瘀型、心脾两虚型、胸阳不振型、痰浊壅盛型、心阳不足型等。

分二型论治：王长瑛等[7]分心阴不足型，予黄芪注射液、复方丹参注射液静脉滴注，生脉饮口服为主治疗；心阳不足型，予黄芪注射液、刺五加注射液静脉滴注，治以桂枝龙牡汤加减。王振涛等[8]从痰湿论治分型，湿热瘀阻心脉型，治以清热化痰、宁心定惊；痰热瘀阻心脉型，治以清热化痰法。夏名英[9]分邪热侵心型，拟清心方；气阴两虚型，拟养心方。

分三型论治：唐文涛[10]分心肺蕴热型，宜清心宣肺、解毒透热，方用导赤散加味；气阴两虚型，宜益气养阴、宁心安神，方用生脉散加味；痰瘀气滞型，宜通阳理气、化痰消瘀，方用瓜蒌薤白半夏汤合血府逐瘀汤加减。王世英等[11]分心阳虚兼血瘀型，治宜振奋心阳，活血化瘀，方用益心汤加减；心阴虚兼血瘀型，治宜滋补心阴，活血化瘀，天王补心丹加减；阴阳俱虚型，治宜补益心气，滋补心阴，益心汤合天王补心丹加减。孙庆福等[12]将急性重症 VMC 合并心力衰竭分心脾两虚型，施以归脾汤加减；气阴两虚型，予以炙甘草汤加减；脾肾阳虚型，治以真武汤加减。李七一等[13]分邪毒侵心型，治以疏风清热解毒，益气滋阴宁心，方用银翘散合生脉饮；心气虚弱型，治以补益心气，方用举元煎加减；气阴两虚型，治以益气滋阴，养心安神，方用人参芍药散加减。

分四型论治：韩丽华[14]将 VMC 并发心律失常辨证分为气阴亏虚型，治以益气滋阴、养心定惊；心脾两虚型，治以调补心脾、复脉定惊；痰热内扰型，治以清热化痰、宁心定惊；阴虚肝郁型，治以养阴柔肝、宁心定悸。陈建强[15]分外邪侵袭、心脉受扰型，方用银翘散加减；痰热内扰、心失所养，用黄连温胆汤加减；心血不足、心失所养，方用归脾汤加减。闫云[16]分为外感风热型，银翘散加减；气阴两虚型，生脉散加减；气滞血瘀型，通脉四物汤加减；痰湿阻滞型，二陈汤加减。

分五型论治：曹红霞[17]分为心脾两虚型，方用归脾汤加减；气阴两虚型，方用生脉散加减；脾肾阳虚型，方用真武汤加减；痰浊阻滞型，方用瓜蒌薤白半夏汤加减；瘀血阻络型，方用血府逐瘀汤加减。

分六型论治：吴力平[18]分为邪毒内侵、心脉受损，治以清热解毒、护心复脉；湿热内侵、上扰心神，治以燥湿清热、护心复脉；痰热扰心、心脉痹阻，治以清心化痰、通痹复脉；气阴两伤，治以益气养阴、宁心复脉；寒凝血涩、心阴闭阻，治以温阳散寒、益气复脉；瘀血阻滞，治以理气活血、调心复脉。马予东[19]分为邪热扰心型，治宜清热解毒、养阴宁心，方选五味消毒饮加减；阴虚火旺型，治宜养阴安神，方以天王补心丹加减；气阴两虚型，治宜益气养阴，方选生脉散加减；气滞血瘀型，治宜行气活血，方选血府逐瘀汤加减；心脾两虚型，治宜健脾养心、补气养血，方选归脾汤加减；脾肾阳虚型，治宜温补脾肾、利水宁心，方选理中汤合真武汤加减。邓红等[20]从气血入手，分为邪毒内侵、瘀阻心络型，痰热内阻、上扰心窍型，心肝火旺、火郁心络型，心阴耗亏、血阻心络型，心气虚损、瘀血阻络型，心阳不振、心脉闭阻型。

分七型论治：戴小华[21]分为热毒侵心，宜清热解毒、滋养心阴，方用银翘散；阳气虚脱，宜温阳益气固脱，方用参附龙牡汤；心阴虚损，宜滋阴清热、养心安神，方用天王补心丹；气阴两虚，宜益气养阴、复脉宁心，方用生脉散合炙甘草汤；痰湿内阻，宜祛湿化痰、温通心阳，方用瓜蒌薤白汤合二陈汤；心脉瘀阻，宜活血化瘀、通脉宁心，方用血府逐瘀汤；阴阳两虚，宜温阳益气、滋阴复脉，方用参附龙牡汤合人参养荣汤。张文良[22]分风热犯肺、肺心同病，银翘散加减；风湿困脾、脾心同病，藿香正气散主之；心气虚弱，参芪益气汤加减；心阳亏虚，补心丹加减；气血两虚，圣愈汤加减；气滞血瘀，血府逐瘀汤加减；阴竭阳脱，回阳救逆汤化裁。

《实用中医内科学》[23]将病毒性心肌炎分为八型辨证论治，即热毒淫心、痰湿内阻、气滞血瘀、气阴两虚、心阳不足、心阴不足、阴阳两虚、阳虚欲脱。

2. 分期辨证论治

病毒性心肌炎的每一阶段都具有特定的症状和体征以及相应的预后，将分期与辨证结合论治在临床取得良好疗效。

分二期论治：郑孔江等[24]用温病理论辨证分期，分为急性发作期，治以自拟方解毒清营汤；慢性恢复期，治以自拟方生脉解毒汤。赵新爱[25]分为初期和中后期治疗，初期为发病2周以内，症见发热、咽痛、咳嗽、咯痰，或腹痛、泄泻，心悸、气短、胸闷，舌尖红，苔薄黄，脉疾数或结代；中后期症见心悸怔忡，气短乏力，胸闷胸痛，自汗或盗汗，舌质嫩红，或有瘀点，苔薄白，脉细数无力或结代。杨明昌等[26]将VMC分为2个阶段，第1阶段（1周内）证属热邪内扰、内舍于心，治以清热解毒、养心护心；第2阶段（3周内）证属气阴两虚、痰瘀交阻，治以益气养阴、活血化痰通络，两阶段均配合常规西药治疗，总计48例，总有效率达97.75%。杨竹芹[27]分为 2 期治疗，急性期为热毒侵心型，治以清热解毒、滋养心阴；余热伤及心阴型，治以清余热、养心阴。慢性期为心脾两虚型，治以调补气血、补益心脾；心气阳虚型，治以温补心阳、安神定悸。

分三期论治：邱晓堂[28]总结袁海波教授的治疗经验，将本病分为急性期、慢性期和恢复期，认为急性期的病理实质是本虚标实，气阴两虚，邪热外袭，故其治疗应解毒勿忘益气养阴，创立心肌炎康Ⅰ号（黄芩、连翘、黄芪等）；慢性期病理基础为心脏气阴两虚，心神失养，故治疗以益气养阴为大法，创立心肌炎康Ⅱ号（五味子、西洋参、麦冬等）；恢复期待症状消失后，给予扶正固卫，以防复发，创立心肌炎康Ⅲ号（黄芪、白术、云苓等）。张飚[29]将 VMC 分为 3 期治疗，初期邪毒淫心，治宜清热解毒、宁心活血；中期辨为气阴两虚、痰湿内阻、气滞血瘀，治宜益气养阴、理气化痰、活血化瘀；后期阴阳两虚，治宜补心阳、益心阴、宁心神。王兰[30]将 VMC 分期辨证治疗，初期为邪毒舍心，起病在 10 天之内，治则为辛凉解毒、调和营卫，方用解毒汤加味；中期属气阴两虚，起病 10 天以上，治以益气养阴，兼活血化瘀，方用生脉散加味（红参、丹参、红花等）；后期宜温阳益气、养心安神，方用养心复脉汤（红参、麦冬、生地等）。

分四期论治：顾双林[31]将 VMC 分为急性期、恢复期、慢性期和后遗症期进行辨证治疗，从而将辨证分期和分型有机地结合起来。急性期：①外感风热侵心，治宜辛凉疏解、清热解毒，方用银翘散加减。②邪湿侵心，损及胃肠，其中湿从寒化者，宜散寒化湿，方用藿香正气丸加减；湿从热化者，宜清热利湿，方用葛根芩连汤加减。恢复期：①营卫之气不足，治宜益气补脾、宁心安神，方用补中益气汤加减。②气阴两虚，治宜滋阴益气、养心安神，方用炙甘草汤加减。慢性期：①气阴不足，治宜温补气阴，桂枝甘草龙骨牡蛎汤加减。②痰浊内阻，治宜健脾化湿，方用温胆汤加减。③气滞血瘀，治宜活血行血，方用桃仁红花煎加味。后遗症期：用基本经验方：丹参、三七、琥珀、石菖蒲、血竭等治疗，再结合具体病例酌加益气或通阳或豁痰等中药。

3. 病证结合治疗

病证结合治疗是近年来治疗病毒性心肌炎的特色之一。林馨[32]等根据心电图的异常进行辨证论治。①早搏和心动过速：在急性期，往往伴有发热、咽痛等症状，为温热致病，侵犯心脉，易伤正气。治疗应祛邪与扶正并重，选用甘寒与益气养阴之药，如蒲公英、板蓝根、金银花、生黄芪、麦冬、太子参等；慢性期或后遗症之早搏，多为气阴两虚，甚则阴血亏损。宜益气养阴，生脉散、炙甘草汤主之。②传导阻滞和心动过缓：多属阳虚兼瘀痰阻滞，治以益气温阳，兼活血化瘀，宜苓桂术甘汤或麻黄附子细辛汤化裁。③心肌损伤：心电图表现为ST-T段改变。为气阴两虚，甚则阴阳两虚，应益气养阴，予参麦注射液静脉滴注，口服黄芪生脉饮，疗效显著。

4. 基本方随证加减治疗

通过对VMC临床表现的分析，把握其基本病机，确立基本治法，拟定基本方随证（症）加减，用之于临床取得了肯定效果。邵丽黎[33]用葛根芩连汤（葛根、丹参、金银花、板蓝根、黄芪、黄连、黄芩、连翘、生地、麦冬、当归、炙甘草）配合西药能量合剂等治疗病毒性心肌炎35例，并设单纯西药对照组20例，结果治疗组总有效率为94.3%，对照组总有效率为75%，两组比较有显著性差异（$P < 0.05$）。周向锋[34]等用加味四妙勇安汤（金银花、当归、生黄芪、丹参、苦参、生甘草）随症加减治疗病毒性心肌炎，其中胸闷痛者加三七粉（吞服）、砂仁、炮山甲；肢体欠温，金银花减半，加桂枝、党参；腹胀满者加陈皮、枳壳；咽喉肿痛加桔梗、板蓝根。汪溶[35]采用普济消毒饮（黄芩、栀子、牛蒡子、僵蚕、

麦冬、陈皮、连翘、桔梗、甘草、薄荷、玄参、银花、板蓝根）加减治疗急性病毒性心肌炎 48 例，总有效率 91.66%，明显高于西药综合治疗组 77.80%。胡婉英等[36]用清心莲子饮（党参、黄芪、麦冬、莲子肉、茯苓、车前子、黄芩、地骨皮、甘草）治疗 VMC 30 例，用药后临床症状、24 小时动态心电图表现及血流动力学参数均有改善。周端风等[37]用导赤散（生地、木通、甘草梢、竹叶）加减治疗 VMC 56 例，3 个月为一疗程，2 个疗程后，痊愈率 75.00%，总有效率 94.64%，与西药对照组比较，有显著性差异。徐华元[38]运用玉女煎（生石膏、生地、麦冬、知母、牛膝）化裁治疗 VMC 余热不清，阴虚于下，火炎于上者，疗效显著。孙武进[39]采用小柴胡汤（柴胡、黄芩、半夏、人参、生姜、炙甘草）加维生素 C 治疗 VMC 有寒热往来、恶心呕吐、口苦、咽干、头晕目眩、气急胸闷、心前区疼痛等少阳证至少一项者 9 例，结果 7 例治愈。丁光迪[40]采用保元汤合苓桂甘枣汤（党参、黄芪、炙甘草、桂枝、茯苓、大枣、当归、川芎、丹参、麦冬、夜交藤、佛手）治疗 VMC 心动过缓，疗效较好。刘景祺[41]采用小半夏加茯苓汤（半夏、生姜、茯苓）将 VMC 按心下支饮证论治，用该方治疗 11 例患者，效果满意。刘亚娴[42]采用薏苡附子散（薏苡仁、制附子）取其缓急之用，治疗慢性心肌炎（心肌损伤型）、马方综合征和慢性心肌炎（后遗症）、病态窦房结综合征以胸闷痛难忍为主要表现者各 1 例，疗效均著。曲竹秋等[43]采用桂枝汤（桂枝、芍药、生姜、甘草、大枣）治疗慢性心肌炎心阳虚损之证，疗效颇著。冯国标[44]以炙甘草汤（炙甘草、阿胶、桂枝、麦冬、火麻仁、生姜、人参、生地黄、大枣）加清酒水煎服，治疗 VMC 心动悸脉结代，对便溏者，去火麻仁；心动过缓者，可酌加低度白酒同煎；对高血压、心衰伴严重水肿者使用甘草，剂量不宜大，并酌加茯苓、白术、泽泻、车前子等。任美时[45]应用血府逐瘀汤加减治疗病毒性心肌炎52例，总有效率92.3%。高先德等[46]用养心汤（黄芪、茯苓、茯神、当归、川芎、炙甘草、半夏、柏子仁、酸枣仁、远志、五味子、人参、肉桂）加减治疗54例，痊愈48例，好转4例，无效2例，总有效率96.2%。胡思源等[47]用三甲复脉汤（炙甘草、麦冬、白芍、生地、阿胶、火麻仁、生牡蛎、生鳖甲、生龟板）化裁治疗VMC导致的阵发性室上速，发现既有终止发作之效，又能防止复发。温苹[48]采用补阳还五汤（黄芪、赤芍、当归尾、川芎、桃仁、红花、地龙、炙甘草）治疗VMC室性期前收缩属气虚血瘀证者，疗效显著。姜林芳等[49]用大补元煎（人参、熟地、山药、萸肉、枸杞、当归、杜仲）治疗迁延期VMC 35例，并随证加减，疗效满意，总有效率91.4%。齐瑞霞[50]加味生脉散（人参、麦冬、五味子）治疗VMC，对照组采用能量合剂等营养心肌的药物治疗，治疗组在此基础上加用生脉散加味治疗，治疗组疗效优于对照组（P<0.05）。许学强[51]以生脉饮（人参、麦冬、五味子）治疗VMC16例，总有效率为93.6%；以玉屏风散（黄芪、防风、白术）合生脉饮加味治疗VMC，结果主要症状均有明显改善或消失，6例室性期前收缩完全消失，3例明显减少发作次数。倪代作[52]采用黄连温胆汤（黄连、姜半夏、茯苓、竹茹、枳实、大枣）治疗属痰火交结、扰动心神的病毒性心肌炎31例，结果：治愈率90.3%，总有效率96.8%。郭潮潭[53]采用朱砂安神丸（朱砂、黄连、当归、生地、甘草）辨治急性VMC是由于温热病后，热伤气阴，气阴两亏，心失所养，心神不宁所致，治以清其余热、补气养阴、镇心安神为法，以该方合用黄芪生脉散治疗18例本病患者，全部有效。孙云等[54]采用人参安神汤（人参、麦冬、当归、生地、黄连、茯神、炒枣仁）加味治疗32例VMC恢复期属气阴两虚者，其症状改善情况和心电图疗效明显，优于31例对照组。

5. 自拟方加减治疗

马成富[55]以舒心汤（党参、黄芪、丹参、酸枣仁，茯神、远志、玄参、当归、川芎、炙甘草）加减治疗 VMC 60 例，结果治愈20例，有效36例，无效4例，总有效率为93.3%。赵青春[56]以宁心汤（黄芪、北沙参、麦冬、五味子、玉竹、大青叶、丹参、炒山药、枳壳）加味治疗100例，并随症加减，总有效率87.0%。曹平敏[57]以安心汤（人参、黄芪、炙甘草、丹参、川芎、麦门冬、五味子、当归、莲子肉、茯苓、金银花、连翘）加味治疗 VMC 所致心律失常22例，对照组23例用心律平等治疗，结果治疗组有效率为95.46%，对照组为91.30%。姜春梅[58]用益气养阴宁心汤（枣仁、丹参、党参、麦冬、玉竹、苦参、龙齿、益母草、金银花、桂枝、炙甘草）治疗 VMC 24例，总有效率80%。伍湖英[59]用逐瘀涤痰宁心汤（柴胡、枳实、郁金、半夏、茯苓、桃仁、胆南星、白术、川芎、丹参、赤芍、远志、琥珀、甘草）随证加减治疗18例，结果痊愈13例，好转5例，全部有效。刘锡梅[60]以健心汤1号（黄芪、金银花、黄连、丹参、麦冬、沙参、太子参、连翘、当归、甘草）治疗40例，对照组西医常规治疗，结果治疗组的主要症状、体征、心肌酶谱及心电图的改善明显优于对照组（$P < 0.05$ 或 $P < 0.01$）。孙福军等[61]以解毒养心汤（柴胡、玉竹、远志、白术、茵陈、板蓝根、黄芪、珍珠母、紫石英、连翘、丹参、葛根、紫参、麦冬）治疗 VMC，治疗组60例，对照组42例，予维生素 C 及 ATP、CoA、辅酶 Q10 治疗，结果治疗组的疗效显著优于对照组（$P < 0.05$）。付存穰[62]以宁心汤（党参、黄芪、丹参、枣仁、当归、川芎、枸杞子、炙甘草）加减治疗90例，总有效率94.7%。庞海江[63]以自拟养心复脉汤（黄芪、苦参、麦冬、酸枣仁、丹参、板蓝根、红花、赤芍、炙甘草、银花、茯苓、天门冬、生地、当归）随症加减治疗 VMC 早搏39例，治疗组总有效率94.9%，优

于对照组（64.6%），两组相比有显著性差异（$P < 0.05$）。朱惜春[64]以养心益气汤（黄芪、白术、人参、丹参、防风、麦冬、五味子）为基本方，随证加减治疗110例，结果总有效率93.63%。吴建平等[65]以自拟益心汤（紫草、白薇、玉竹、马勃、苦参、白术、防风、黄芪、炙甘草、蒲公英、板蓝根、大青叶、龙齿、琥珀）治疗VMC 6例，治愈率为63.20%，总有效率为98.10%。孙云仁[66]等用益心抑毒汤（黄芪、党参、麦冬、五味子、金银花、连翘、黄连、炙甘草）治疗急性VMC 40例，结果临床治愈9例，显效17例，有效13例，无效1例，总有效率97.5%。管树江[67]用自拟益心解毒复脉汤（黄芪、党参、生地、丹参、茯苓、生龙骨、生牡蛎、炙甘草、桂枝、当归、黄芩、黄连、栀子、枳壳、桔梗、石菖蒲）治疗28例VMC患者，总有效率达到92.86%。赵爱红[68]用自拟益气解毒汤（麦冬、五味子、炙甘草、黄芪、党参、苦参、丹参、大青叶、板蓝根、蒲公英）辨证加减治疗VMC，对照组用西医常规治疗，结果治疗组总有效率为87.5%，对照组总有效率为66.7%（$P < 0.05$）。王彭龄等[69]用自拟清解护心汤（黄连、知母、栀子、连翘、鱼腥草、板蓝根、黄芩、桔梗、赤芍、桃仁、莲子心、木通、生地、甘草、半枝莲、白花蛇舌草）随证加味治疗VMC 34例，结果痊愈18例，有效11例，无效5例，总有效率为85.3%。杨连利[70]用自拟复律汤（黄芪、寄生、苦参、葛根、丹参、磁石、川芎、生地、炙甘草）加减治疗VMC急性期和恢复期室性早搏56例，结果显效36例，好转13例，无效7例，总有效率87.5%。张小燕等[71]以自拟三参通脉饮（党参、丹参、北沙参、生龙骨、茯苓、白术、柏子仁、酸枣仁、甘松、炙甘草）加减治疗52例，以4周为一疗程，结果治愈19例，显效16例，有效13例，无效4例，总有效率92.38%。魏强华[72]运用复方四参饮（太子参、丹参、沙参、苦参、炙甘草、炒枣仁、郁金、远志、莲

子）治疗 VMC 及该病引发的心律失常，治愈率为 54.3%。王炜[73]总结赵国定教授运用连葛四参汤（黄连、红花、葛根、炙甘草、赤芍、苦参、丹参、黄芪、沙参、太子参）随证加味治疗 VMC 45 例，疗程 3 个月，结果治疗组总有效率为 85.7%，对照组总有效率 55.5%。彭荔[74]用五参汤（党参、丹参、玄参、沙参、苦参）加味，共治疗 VMC46 例，结果总有效率 96.15%。苗灵娟等[75]用益气养阴、解毒化瘀药物组方（人参、麦冬、生地黄、五味子、玄参、连翘、苦参、丹参、赤芍、当归、川芎、生龙骨、酸枣仁），加西药常规治疗，明显优于常规西药治疗。才向军[76]以黄芪解毒汤（黄芪、丹参、赤芍、玄参、金银花、连翘、川芎、苦参）加减治疗病毒性心肌炎 60 例，并与对照组（予能量合剂、辅酶 Q10、美西律）治疗的 60 例作比较。两组均以 4 周为一疗程。结果治疗组总有效率 93.3%，对照组总有效率 76.7%，两组疗效比较有显著性差异（$P<0.05$）。吴朝华[77]用解毒益君汤（板蓝根、鱼腥草、大青叶、党参、太子参、黄芪、五味子、茯神、麦冬、炙甘草、丹参、生山栀、远志、当归尾）随症加减治疗 32 例，结果总有效率 90.62%。高尔勤等[78]用参芪柴胡饮（人参、柴胡、黄芩、半夏、丹参、黄芪、生姜、大枣、甘草）加减治疗 43 例，结果总有效率 93.02%。徐童欣[79]以珠玉紫薇汤（珠儿参、玉竹、紫草、白薇、黄芪、炙甘草）随证加减治疗 38 例，结果总有效率 97.3%。

6. 中成药治疗

近年来众多学者在大量临床试验的基础上，研制专方专药治疗病毒性心肌炎，取得较好的临床疗效。刘虹等[80]用心复康口服液治疗 100 例小儿 VMC 气阴两虚证和气阴两虚兼心脉瘀阻证，结果总有效率为 96%。张毅[81]用心肌炎合剂治疗急性 VMC 36 例，并设对照组（西医综合疗法）30 例作对比观察，结果治疗组疗效明显优于对照组。曹雪滨等[82]用心肌炎胶囊口服治疗 VMC 98 例, 对照组按常规方法进行治疗。结果治疗组与对照组总有效率分别为 94.80% 和 72.50%。原明忠等[83]用益气通脉冲剂治疗 VMC 98 例, 总有效率 91 例, 疗效显著。孙健等[84]用心安康治疗 VMC, 疗程均 3~4 周, 治疗组 23 例, 总有效率 91.50%。王健仁[85]等用名老中医王乐陶教授的经验方心肌尔康治疗心肌炎 31 例, 临床上取得较好疗效。陈岩等[86]用益心康治疗 VMC 17 例, 并与西药组 (口服病毒唑、辅酶 A 等) 做对照, 结果显示治疗组和对照组血中柯萨奇 B 病毒转阴率分别为 76.47%、64.71%, 治疗组心肌酶谱水平较对照组明显下降 ($P < 0.05$)。李光明等[87]用参芪益心胶囊治疗病毒性心肌炎 56 例, 总有效率 92.9%。姚强[88]等在对照组常规治疗 VMC 基础上, 予黄芪生脉口服液治疗, 并选西药能量合剂组做对照, 结果其治疗前后心功能参数与对照组相比有明显改善 ($P < 0.01$), 总有效率亦较对照组高 ($P < 0.01$)。王行彦[89]以玉丹荣心丸治疗小儿 VMC, 对于缓解心慌、胸闷等有显著疗效, 总有效率为 87.09%。李拥军等[90]以心肌宁胶囊治疗 40 例, 总有效率为 90.0%。

【附】治疗病毒性心肌炎的常用中成药

(1) 玉丹荣心丸: 组成: 玉竹、丹参、降香、五味子等。功用: 益气养阴, 活血化瘀, 清热解毒, 强心复脉。用于病毒性心肌炎证属气阴两虚或气阴两虚兼心脉瘀阻者。

(2) 芪冬颐心口服液: 组成: 黄芪、麦冬、生晒参、茯苓、地黄、龟甲 (烫)、丹参、郁金、桂枝、紫石英 (煅)、淫羊藿、金银花、枳壳 (炒)。功用: 益气养心, 安神止悸。用于病毒性心肌炎证属肝肾不足、气血亏虚者。

(3) 藿丹片: 组成: 党参、淫羊藿、丹参、红花等。功用: 益气补肾活血。用于病毒性心肌炎证属气虚血瘀证者。

(4) 心肌康颗粒: 组成: 黄芪、麦冬、当归、白芍、川芎、丹参、红花、金银花、大青叶、葛根、防风、枳壳、甘草。功用：益气养阴，活血解毒。用于病毒性心肌炎证属气阴两虚或病瘀为主。

（5）软脉灵口服液：组成：熟地黄、五味子、枸杞、怀牛膝、茯苓、制何首乌、白芍、柏子仁、远志、黄芪（炙）、陈皮、淫羊藿、当归、川芎、丹参、人参。功用：滋补肝肾，益气活血。用于心肌炎证属肝肾阴虚、气虚血瘀者。

（6）芪柏养心口服液：组成：人参、黄芪、当归、川芎、丹参、五味子、柏子仁、山楂、炙甘草。功用：补益心气，养心活血。用于心肌炎恢复期心气不足所致的心悸、怔忡等症。

（7）心欣舒胶囊：组成：由黄芪、地黄、五味子、丹参、赤芍等成分制成。功用：益气活血，滋阴荣心。用于心肌炎证属气阴两虚者。

7. 中药针剂治疗

中药针剂以其高效快速、安全低毒、方便等优点，近年来广泛应用于病毒性心肌炎的治疗，极大地提高了疗效。目前临床上报道有效的中药针剂有以下几种。

（1）葛根素注射液：王惠智[91]等用葛根素注射液 10ml 加入 10% GS 250ml，静滴。对照组用能量合剂治疗。结果治疗组总有效率 88.89%；对照组 12 例，总有效率 75%。

（2）黄芪注射液：丁元芳等[92]在常规治疗组基础上用黄芪注射液治疗 VMC 50 例，总有效率达 92%，并指出黄芪注射液能抑制病毒，调节免疫力，减轻变态反应对心肌的损伤。

（3）参脉注射液：黄院英[93]治疗 32 例 VMC 患者，应用参麦注射液 60ml 加入 5% GS 250ml 中静脉滴注，对照组 30例，应用极化液静脉滴注。结果治疗组总有效率治疗组 94%，对照组 73%（$P < 0.05$）。

（4）生脉注射液：张雪梅[94]用生脉注射液、丹参注射液静滴治疗 38 例 VMC 患者，结果总有效率 97.50%。

（5）清开灵注射液：潘剑[95]用清开灵注射液加西药和生

脉注射液治疗病毒性心肌炎 42 例，有效率 92.9%。

（6）灯盏花注射液：陆茵[96]等治疗 64 例急性 VMC，在进行常规综合治疗的基础上加用灯盏花注射液，结果：2 周末中药组显效 90.3%，对照组显效 84.6%。

（7）双黄连注射液：林国珍等[97]用双黄连注射液治疗小儿 VMC，常规组用常规药物治疗，连用 2 周，患儿临床症状、体征及免疫功能的恢复均优于常规组。双黄连组痊愈 81.2%，常规组 60%。

8. 其他疗法

尚有针灸治疗、穴位注射、气功按摩等治疗取得疗效的报道，充分展示了中医药治疗本病的良好前景。魏氏[98]用中药直肠点滴治疗患儿 80 例，气血两虚用炙甘草汤加减，气虚组用炙甘草汤合枳实薤白桂枝汤加减，结果显示痊愈 68 例，好转 12 例。

综上所述，与西医目前的治疗方法相比，中医疗法具有审证求因，辨证施治，用药灵活，从整体观出发，"治心而不止于心，调节他脏以治心"，疗效好且副作用小等特点。同时，探索复方用药治疗规律及中西药联合应用，为本病的治疗拓展了空间，开辟了新的方法。从目前的研究成果可以看出，中医及中西医结合治疗优于单纯西药治疗。但就整体而言，中医诊断辨证与疗效标准不统一，中药剂型及给药途径单调，实验缺乏系统深度、中药疗效的研究停留在临床观察水平、短时间内收集的病例观察例数有限、临床观察设计也有欠严谨、缺乏具有较强说服力的基础实验研究，机理研究不清、统计学手段缺乏说服力。又由于本病缺乏特异性症状、体征及理化检查，因此在本病的诊断、病情分析、治疗及疗效判定上都缺少客观标准，部分患者仍然达不到预期的满意效果，疗程长短差异大，存在明显的依从性差的现象。今后应从以下几方面展开研究：①开展大样本、前瞻性、多方面、多角度、全面而系统的研究，通过不断加强临床和实验研究，找出更好的治疗方法和更有效的方药。②制定更严谨、更科学的临床设计、病情评定、疗效评定方法及标准。③进行严格的基础实验研究来探讨其作用机制。相信通过大量研究工作，会给病毒性心肌炎患者带来希望，也将延缓和减少由病毒性心肌炎发展为扩张型心肌病，为中医药治疗病毒性心肌炎提供更加有力的科学依据。

【参考文献】

[1] 张忠芳，雷烨．解毒化瘀汤治疗病毒性心肌炎120例临床研究 [J]．现代中医药，2002，(6)：5-6．

[2] 杨生科．解毒温胆汤治疗青少年病毒性心肌30例 [J]．实用中医药杂志，2002，18 (1)：15．

[3] 叶森．益心汤治疗病毒性心肌炎的临床观察 [J]．现代中西医结合杂志，2002，11 (5)：412-413．

[4] 罗智博．益气通脉法治疗病毒性心肌炎临床观察 [J]．辽宁中医杂志，2002，29 (2)：85．

[5] 江秀富，王荣．养心活血汤治疗病毒性心肌炎121例临床分析 [J]．河北医学，2004，10 (5)：460-461．

[6] 周亚林，熊晶辉．三参护心汤治疗病毒性心肌炎48例 [J]．实用中西医结合临床，2003，3 (2)：21-22．

[7] 王长瑛，朱琦峰，马胜利，等．辨证分型治疗急性病毒性心肌炎66例 [J]．河南中医药学刊，2001，16 (3)：47-48．

[8] 王振涛，朱明军，李海波．从痰湿论治病毒性心肌炎 [J]．浙江中医杂志，2001，36 (11)：491．

[9] 夏名英．分型辨治病毒性心肌炎46例 [J]．安徽中医学院学报，1999，18 (4)：28-29．

[10] 唐文涛．辨证治疗病毒性心肌炎85例 [J]．实用中医药杂志，1998，14 (10)：8-9．

[11] 王世英，吕凤莲，黄继红．辨证治疗老年病毒性心肌炎30例 [J]．中医药信息，1999，16 (2)：24．

[12] 孙庆福，宋树芝，谢强，等．中医辨证施治联合卡托普利治疗

急性重症性心肌炎并心力衰竭的临床研究 [J]. 中国中西医结合杂志, 2001, 21 (7): 513 - 515.

[13] 李七一, 方祝元. 心脑血管疾病中医诊治 [M]. 北京: 人民卫生出版社, 2001: 173 - 174.

[14] 韩丽华. 心肌炎后心律失常的辨证分型治疗 [J]. 河南中医 2001, 21 (2): 3 - 4.

[15] 陈建强, 廉波. 中西医结合治疗病毒性心肌炎 57 例 [J]. 山西中医, 2000, 16 (1): 28.

[16] 闫云婷. 病毒性心肌炎辨治体会 [J]. 中国医药学报, 1999, 14 (3): 76 - 77.

[17] 曹红霞. 中医辨证施治联合黄芪注射液治疗病毒性心肌炎临床报道 [J]. 甘肃中医学院学报, 2002, 19 (2): 40 - 41.

[18] 吴力平. 病毒性心肌炎证治六法 [J]. 现代中西医结合杂志, 2002, 11 (8): 727 - 728.

[19] 马予东. 辨证治疗病毒性心肌炎 150 例 [J]. 河南中医, 2003, 23 (10): 22 - 23.

[20] 邓红, 张星平. 王多让主任医师从气血治疗病毒性心肌炎临床经验 [J]. 新疆中医药, 2002, 20 (4): 46 - 47.

[21] 戴小华. 现代中医临床辨病治疗学 [M]. 北京: 人民卫生出版社, 1999: 110.

[22] 张文良. 中西医结合治疗病毒性心肌炎 40 例临床观察 [J]. 实用中西医结合杂志, 1995, 8 (7): 433.

[23] 王永炎. 实用中医内科学 [M]. 第 2 版. 北京: 人民卫生出版社, 2011.

[24] 郑孔江, 杨杰. 用温病理论辨治病毒性心肌炎 128 例 [J]. 实用中医内科杂志, 2000, 14 (3): 31.

[25] 赵新爱. 中药分期治疗病毒性心肌炎 36 例临床观察 [J]. 河南中医, 2003, 23 (8): 26 - 27.

[26] 杨明昌, 余菊. 中西医结合治疗病毒性心肌炎 48 例 [J]. 辽宁中医杂志, 2000, 27 (8): 366 - 367.

[27] 杨竹芹, 董艳霞. 病毒性心肌炎的分型治疗 [J]. 中医药信息, 1994, 3: 22.

［28］邱晓堂. 袁海波主任医师治疗病毒性心肌炎经验［J］. 中医研究, 1999, 12 (4)：35-36.

［29］张飚. 病毒性心肌炎中医证治探析［J］. 实用中医内科杂志, 2008, 22 (1)：26-27.

［30］王兰. 辨证分期治疗病毒性心肌炎 56 例［J］. 陕西中医, 1999, 20 (8)：352.

［31］顾双林. 病毒性心肌炎分期辨证治疗规律研讨［J］. 上海中医药杂志, 1993, (12)：19.

［32］林馨, 王刚. 小儿病毒性心肌炎心电图异常的中医辨治［J］. 浙江中医学院学报, 1998, 22 (4)：13-14.

［33］邵丽黎. 葛根芩连汤加能量合剂治疗病毒性心肌炎 35 例［J］. 内蒙古中医药, 2003, 22 (3)：9.

［34］周向锋, 郑海文. 加味四妙勇安汤治疗病毒性心肌 31 例疗效观察［J］. 中国乡村医生杂志, 2000, (3)：40-41.

［35］汪溶. 普济消毒饮加减治疗急性病毒性心肌炎 48 例［J］. 中国中西医结合杂志, 1993, 13 (4)：244-245.

［36］胡婉英, 张健元, 蒋梅先, 等. 清心莲子饮治疗 30 例病毒性心肌炎［J］. 上海中医药杂志, 1990, 20 (1)：28-30.

［37］周端风, 薛博瑜. 导赤散加味治疗病毒性心肌炎 56 例［J］. 江苏中医, 1998, 19 (5)：16-17.

［38］徐华元. 玉女煎治疗病毒性心肌炎［J］. 陕西中医, 1984, 5 (6)：27.

［39］孙武进. 小柴胡汤治疗病毒性心肌炎［J］. 中国中西医结合杂志, 1986, 5 (5)：280.

［40］丁光迪, 鲍正飞, 丁国华. 病毒性心肌炎心动过缓治案［J］. 江苏中医, 1987, 3 (5)：20.

［41］刘景祺. 小半夏加茯苓汤治疗病毒性心肌炎［J］. 上海中医药杂志, 1983, 15 (9)：26-27.

［42］刘亚娴. 薏苡附子散治疗心肌炎危重证举隅［J］. 河北中医, 1991, 13 (6)：17-18.

［43］曲竹秋, 韩冰. 桂枝汤治疗慢性心肌炎的临床经验［J］. 天津中医, 1991, 8 (3)：31-32.

［44］冯国标．炙甘草汤治疗病毒性心肌炎心动悸脉结代探讨［J］．四川中医，2001，19（5）：76 – 77．

［45］任美时．血府逐瘀汤加减治疗病毒性心肌炎52例［J］．辽宁中医杂志，2005，32（4）：296．

［46］高先德，许克洋．养心汤加减治疗病毒性心肌炎54例［J］．安徽中医临床杂志，1998，10（4）：218 – 219．

［47］胡思源，贺爱燕，袁志毅．小儿阵发性室上心动过速治验［J］．四川中医，1995，13（12）：42．

［48］温苹，徐凤琴．补阳还五汤治疗病毒性心肌炎室性早搏2例［J］．黑龙江中医药，1992，18（2）：33．

［49］姜林芳，冯曙民．大补元煎治疗病毒性心肌炎35例疗效观察［J］．河北中医，1996，18（2）：37．

［50］齐瑞霞．加味生脉散治疗病毒性心肌炎30例疗效观察［J］．现代中西医结合杂志，2004，13（18）：2385．

［51］许学强．玉屏风散合生脉饮加味治疗病毒性心肌炎的体会［J］．中成药，1996，18（8）：24．

［52］倪代作．以黄连温胆汤为主治疗病毒性心肌炎31例［J］．四川中医，1998，16（6）：25．

［53］郭潮潭．黄芪生脉散合朱砂安神丸治疗病毒心肌炎18例［J］．浙江中医杂志，1991，15（5）：199．

［54］孙云，孙伟臣，朱燕．人参安神汤加味治疗病毒性心肌炎恢复期32例［J］．天津中医，1999，16（2）：13 – 14．

［55］马成富．舒心汤治疗病毒性心肌炎60例［J］．吉林中医药，2004，24（10）：15．

［56］赵青春．"宁心汤"治疗病毒性心肌炎100例［J］．江苏中医药，2002，23（10）：22．

［57］曹平敏．安心汤治疗病毒性心肌炎所致心律失常临床观察［J］．河北中医，2004，26（2）：105 – 106．

［58］姜春梅．益气养阴宁心汤治疗病毒性心肌炎24例［J］．实用中医内科杂志，2000，14（2）：42．

［59］伍湖英．逐瘀涤痰宁心汤治疗病毒性心肌炎18例［J］．广西中医药，2002，25（3）：33 – 34．

[60] 刘锡梅．中西医结合治疗病毒性心肌炎 40 例临床研究 [J]．吉林中医药，2006，26 (10)：42 –43.

[61] 孙福军，薛长玲，张健英．解毒养心汤治疗病毒性心肌炎 60 例临床观察 [J]．四川中医，2004，22 (10)：42 –43.

[62] 付存穰．宁心汤治疗病毒性心肌炎 90 例 [J]．四川中医，2004，22 (5)：49.

[63] 庞海江，王树凡．自拟养心复脉汤治疗病毒性心肌炎早搏 39 例 [J]．中医研究，2000，13 (6)：24 –25.

[64] 朱惜春．养心益气汤加味治疗病毒性心肌炎 [J]．浙江中西医结合杂志，2002，12 (9)：557.

[65] 吴建平，王乐先，李华．自拟益心汤治疗病毒性心肌炎 76 例 [J]．四川中医，1997：15 (2)：23.

[66] 孙云，张蕴慧，周次清．益心抑毒汤治疗急性病毒性心肌炎的临床观察 [J]．中国中西医结合杂志，2000，20 (11)：821 –823.

[67] 管树江．益心解毒复脉汤治疗病毒性心肌炎 28 例 [J]．四川中医，1997，15 (7)：32.

[68] 赵爱红．自拟益气解毒汤治疗病毒性心肌炎 32 例 [J]．陕西中医，2008，29 (2)：154 –155.

[69] 王彭龄，王新花，潘二明．自拟清解护心汤治疗病毒性心肌炎 34 例 [J]．国医论坛，2002，17 (3)：26.

[70] 杨连利．复律汤治疗病毒性心肌炎室性早搏 56 例观察 [J]．实用中医药杂志，2002，2 (18)：8 –9.

[71] 张小燕，承伯纲．三参通脉饮治疗病毒性心肌炎 52 例 [J]．陕西中医，2005，26 (2)：110 –111.

[72] 魏强华，郑秀春，石蕴玉，等．复方四参饮对病毒性心肌炎患者细胞免疫功能的影响 [J]．中国中西医结合杂志，1995，15 (3)：144 –146.

[73] 王炜．连葛四参汤治疗病毒性心肌炎临床观察 [J]．上海中医药杂志，2002，36 (2)：13 –14.

[74] 彭荔．五参汤加味治疗病毒性心肌炎 46 例临床观察 [J]．湖南中医杂志，1999，5 (3)：6 –7.

[75] 苗灵娟，潘金丽．益气养阴、解毒化瘀法治疗病毒性心肌炎

60 例 [J]. 中医研究, 2008, 21 (4): 36 - 37.

[76] 才向军. 黄芪解毒汤治疗病毒性心肌炎 60 例 [J]. 陕西中医, 2005, 26 (2): 111 - 112.

[77] 吴朝华. 解毒益君汤治疗病毒性心肌炎 32 例 [J]. 中国中医急症, 2002, 11 (2): 135.

[78] 高尔勤, 刘承武, 史学. 参芪柴胡饮治疗小儿病毒性心肌炎 43 例 [J]. 中国医药学报, 2004, 19 (7): 448.

[79] 徐童欣. 自拟珠玉紫薇汤治疗病毒性心肌炎 38 例 [J]. 浙江中医杂志, 1995, 12: 541.

[80] 刘虹, 胡思源, 乔卫萍, 等. 心复康口服液治疗小儿病毒性心肌炎临床观察 [J]. 天津中医学院学报, 1997, 16 (4): 12 - 13.

[81] 张毅. 心肌炎合剂治疗急性病毒性心肌炎 36 例观察 [J]. 中国中医急症, 2001, 10 (3): 129 - 133.

[82] 曹雪滨, 李培建, 沐贤友, 等. 自拟 "心肌炎胶囊" 治疗病毒性心肌炎的疗效观察 [J]. 中西医结合实用临床急救, 1997, 4 (5): 199 - 201.

[83] 原明忠, 张永康, 原道昱. 益气通脉冲剂治疗病毒性心肌炎 98 例 [J]. 山西中医, 1998, 14 (2): 9 - 11.

[84] 孙健, 阎琪, 孙非, 等. 中药复方制剂治疗病毒性心肌炎的临床研究 [J]. 中国中医基础医学杂志, 1999, 5 (5): 35 - 36.

[85] 王健, 曹恩泽. 心肌尔康治疗心肌炎 31 例临床观察 [J]. 天津中医学院学报, 1996, (2): 8 - 10.

[86] 陈岩, 郭振声, 陈苏宁, 等. 益心康治疗 CVB 病毒性心肌炎 34 例 [J]. 辽宁中医杂志, 2002, 29 (7): 407.

[87] 李光明, 刘晓东. 参芪益心胶囊治疗慢性心肌炎 56 例疗效观察 [J]. 光明中医, 2004, 19 (6): 47.

[88] 姚强, 徐正明. 黄芪生脉散治疗病毒性心肌炎 56 例临床观察 [J]. 浙江中西医结合杂志, 2002, 12 (12): 758 - 759.

[89] 王航雁, 衣京梅, 张晓飞, 等. 玉丹荣心丸治疗病毒性心肌炎疗效观察 [J]. 实用儿科临床杂志, 2003, 18 (3): 216 - 217.

[90] 李拥军, 李凤学, 刘素云, 等. 心肌宁胶囊治疗病毒性心肌炎临床研究 [J]. 河北中医药学报, 2005, 20 (1): 8 - 9.

[91] 王慧智，邹萍，高跃进. 葛根素注射液治疗病毒性心肌炎[J]. 贵阳中医学院学报，1999，21（1）：37-38.

[92] 丁元芳，孙成春. 黄芪注射液治疗病毒性心肌炎疗效观察[J]. 现代中西医结合杂志，2003，12（4）：379.

[93] 黄院英. 参麦注射液治疗病毒性心肌炎的疗效观察［J］. 现代中西医结合杂志，2004，13（7）：866-867.

[94] 张雪梅. 生脉注射液与丹参注射液治疗病毒性心肌炎40例[J]. 辽宁中医杂志，2004，31（2）：126-127.

[95] 潘剑. 清开灵注射液治疗病毒性心肌炎42例［J］. 中国民间疗法，2001，9（2）：56.

[96] 陆茵，郎雅琴，周伟琳，等. 灯盏花注射液在急性病毒性心肌炎治疗中的应用［J］. 中国中西医结合杂志，1997，17（12）：753.

[97] 林国珍，刘冬梅，朱霖，等. 注射用双黄连治疗小儿病毒性心肌炎疗效观察［J］. 中国中西医结合杂志，1998，18（10）：601-602.

[98] 魏美华，王如高，王召伦. 中药直肠点滴治疗小儿病毒性心肌炎80例疗效观察［J］. 甘肃中医，1999，12（3）：19-20.

第三节 并发疾病的中医药治疗

一、情志改变

1. 心主神明，气血是神志活动的物质基础

心藏神，首见于《内经》，又称心主神明或主神志，是指心有统帅全身脏腑、经络、形体、官窍的生理活动和主司精神、意识、思维、情志等心理活动的功能。故《素问·灵兰秘典论》篇曰："心者，君主之官也，神明出焉。"人体的脏腑经络、形体官窍各有不同的生理功能，但它们都必须在心神的主宰和调节下，分工合作，共同完成整体生命活动，正如《灵枢·邪客》篇云："心者，五脏六腑之大主也，精神之所舍也。"心为神明之脏，同时也主宰精神、意识、思维及情志活动，如《灵枢·本神》篇所云："故生之来谓之精，两精相

搏谓之神，随神往来者谓之魂，并精而出入者谓之魄，所以任物者谓之心。"故心是可接受外界客观事物并作出反应，进行心理、意识和思维活动的脏器。

气血是神志活动的物质基础之一，如《灵枢·营卫生会》篇曰："血者，神气也。"心血充足则能化神养神而使心神灵敏，而心血充足，有赖于心主血脉功能的调控。心主血脉是指心气推动和调控血液在脉管中运行，流注全身，发挥营养和滋润作用，故心藏神与心主血脉功能密切相关。人体各脏腑经络形体官窍的生理功能，包括情志活动，都离不开气血的充养，而气血通过脉管到达全身各处，是以心脏搏动为动力的。一旦心脏搏动停止，全身脏腑经络、形体官窍的功能也随即丧失，生命活动也告之结束。

2. 心损则神伤，神伤心已损，心损神伤互为致病因素

病毒性心肌炎系由外感邪毒侵心，毒热内蕴，损伤心脉所致。毒热之邪耗气伤津，故邪毒侵心，易损伤心气，消灼心阴，心之气阴虚损，则运血无力，心脉瘀阻，从而变生诸证。《灵枢·本神》篇云："心藏神，脉舍神，心气虚则悲，实则笑不休。"故若人的心血充足，则精神焕发，心情愉快，思维敏捷，记忆力强；若心血不足，则精神萎靡，思维迟钝，心情抑郁或焦虑不安，因此情绪改变与心血管疾病的关系非常密切。病毒性心肌炎是青少年常见的心脏疾病之一，疾病的诊断及迁延不愈易引起各种心理问题，主要包括焦虑和抑郁，二者常相伴为病，统属于中医郁证范畴[1]。

临床有些病毒性心肌炎患者是因为叹息样呼吸前来就诊，俗称"喘大气"。此种情况在儿科比较常见，儿童不会表述自己的不适，就诊时经询问病史即可发现有上呼吸道感染或腹泻病史，多伴心电图、心肌酶等检查异常，均提示心脏已有损伤。可见类似情绪改变常为心脏疾病的前驱症状，正如《景岳全书·郁证》所谓："至若情志之郁则总由乎心。"《医宗金鉴》亦云："脏，心脏也，心静则藏神，若七情所伤，则心不得静，而神躁不宁也。"

心损与神伤互为因果，在疾病演变过程中互为致病因素。有关文献报道[2-4]心血管疾病可引起和加重抑郁和焦虑症，而抑郁和焦虑症也可诱发和加重心血管疾病的病情，并对心血管疾病的预后产生显著影响。《类经》谓："情志之伤，虽五脏各有所属，然求其所由，则无不从心而发。"对住院的2050例心血管疾病并发焦虑抑郁症状的患者进行回顾性分析，发现心血管疾病患者中并发焦虑抑郁症状者占56%[2]。

《灵枢·口问》云："悲哀愁忧则心动。"可见情志异常首先影响心。情志致病影响气机通畅，气为血帅，血为气母，气行则血行，各种情志因素可致气机紊乱，血液运行失常，影响心的功能。研究表明[4]情绪变化对心血管疾病中的高血压病、冠心病、心律失常以及血脂、血液流变学影响较大；而焦虑、抑郁等情绪变化可加重心脏病病情，影响其发生、发展及转归[5]。

3. 心神伤的辨证养护与药物干预治疗

心理护理配合药物干预疗法，对病毒性心肌炎患者具有心肌保护和康复作用[6]。中医药治疗病毒性心肌炎的优势在于辨证论治，掌握疾病的动态演变规律，使患者在相对短的时期内改善病情，早日康复。

心理护理对病毒性心肌炎患者的康复至关重要，临床研究提示[7]心理护理有助于急性病毒性心肌炎的治愈。按病毒性心肌炎心理变化过程分期施护[8]：心理否认期，护理人员要耐心细致地做好解释工作，告诉患者疾病的事实及注意事项；焦虑恐惧期，此时应鼓励安慰患者，消除患者紧张的心理；中期抑郁期，要主动接近患者，并善于从患者的言语、行为特点去发现患者内心的活动，尊重患者的人格；猜疑期，此期与患者谈话时举止要大方端庄，充满信心，当辅助检查异常或无明显好转时，不要随意告诉患者或流露惊慌的表情，稳定患者的情绪，调动患者的积极因素；出院忧虑期，出院前提前与患者交谈，向患者及家属介绍病情恢复期的特点及注意事项，了解患者的心理，尽量帮其消除忧虑。也有按病毒性心肌炎患者的心理类型施以不同的护理[9]：焦虑恐惧心理，应及时向患者讲解诊疗情况，解答患者的疑问，赢得患者的信任；无所谓心理，针对患者的文化程度、性格以及兴趣爱好的不同，采用不同的护理措施，使患者了解疾病相关知识，明白诊疗、护理各项措施的必要性，积极主动配合治疗；悲观抑郁心理，此时应主动多与患者交谈沟通、安抚鼓励患者。临床观察表明[10]，对住院的病毒性心肌炎患儿实施心理护理手段，配合药物治疗，治愈好转率为100%，未见因患儿情绪不稳而出现病情加重现象，证实了心理护理在心肌炎治疗过程中的重要性。在临床中，我们发现病毒性心肌炎患者常伴发焦虑抑郁等心神伤改变，对此，我们建议及时采取心理疗法配合药物治疗：耐心听患者的倾诉，与患者主动交流，鼓励患者适当参加体育锻炼及社交活动；帮助患者了解病毒性心肌炎一般知识，分析疾病的危害情况，树立战胜疾病的信心，消除不良心理因素，安心治疗。

　　五脏与情志活动关系密切，如《内经》云："人有五脏化五气，以生喜怒悲忧恐"，"肝在志为怒，心在志为喜，脾在志为思，肺在志为忧，肾在志为恐"。然而，情志异常变化也可伤及内在脏腑，如"怒伤肝""喜伤心""思伤脾""忧伤肺""恐伤肾"。病毒性心肌炎属于本虚标实之证，本虚为心之气阴两虚，标实为热毒，兼夹痰瘀。由于疾病缠绵难愈，病程中常首见心神伤的改变，继则伴见他脏情志改变。临床除治疗病毒性心肌炎外，尚需要治疗心神伤等情志改变，神愈则心康。临床可根据《素问·三部九候论》中"五脏藏神"之说：心藏神、肝藏魂、脾藏意、肺藏魄、肾藏志，辨脏论治。①补心养神：心藏神，为五脏精神活动的主宰。心神伤常出现心悸，失眠，多梦，胸闷，多汗出，甚至精神恍惚，心神不宁，多疑易惊，喜怒无常等临床表现，选方以天王补心丹为主加减。②养肝定魂：肝藏魂，主谋虑、决策。肝魂伤常出现胸胁胀痛，头昏目眩，面红目赤，烦躁不安，甚或闷闷不乐，喜太息，嗳气等症状，选方以柴胡加龙骨牡蛎汤为主加减。③健脾养神：脾藏意，主思维、揣测。脾意伤表现为气血不足所致的头昏、心慌、乏力、多思善疑，以及嗳气、恶心、呕吐、腹胀、腹泻等消化道疾病所表现出的一系列症状，选方可以归脾汤为主加减。④补肺定魄：肺藏魄，张景岳说："魄之为用，能动能作，痛痒由之而觉也。"肺魄伤则使肺气抑郁，耗散气阴，出现反复感冒、咳嗽等症状，甚至出现感觉异常，如幻觉、错觉，选方以玉屏风散为主加减。⑤益肾健志：肾藏志，指人的记忆力或意志，如《灵枢·本神》谓："意之所存谓之志。"故肾志伤常使人易惊易恐，精神不振，记忆力减退，选方可以左归丸为主加减。

二、心律失常

病毒性心肌炎是由病毒感染引起的急、慢性心肌炎症反应，易累及心脏传导系统而出现多种心律失常。现代医学抗心律失常药物的负性肌力作用和潜在致心律失常作用使其应用受限。临床及实验研究均表明中医药治疗心律失常疗效肯定，应用前景广阔。

1. 辨病、辨型、辨证相结合

不同原因所致心律失常，如心肌炎、冠心病、风心病等，在病情的严重程度、治疗的难易程度及预后方面，都是不同的。故应先辨明原发病，积极治疗原发病。其次，利用心电图或动态心电图区分具体的心律失常类型，即快速型和缓慢型心律失常，其对中医立法选药具有重要作用。中医对心律失常病因病机的认识，虽各家均有不同，但不离外感六淫、内伤七情、病后虚损等因素引发，不外气血阳阳亏损、血瘀饮停之变。病毒性心肌炎心律失常系由病毒侵犯心脏，累及心脏传导系统所致。中医认为本病是由素体虚弱，温热邪毒乘虚侵心引起的一系列病理变化。邪热侵心，煎灼营血，使心阴耗损，内热炽盛，而致快速型心律失常。温热邪毒既伤心体又伤心用，耗气伤阴，邪热耗气，则心气不足，而发缓慢型心律失常。不管何型心律失常，心肌炎症所致的修复瘢痕常影响心脏的节律与传导系统，成为心律失常发病的基础。故病毒性心肌炎心律失常是一个本虚标实、病机多变的疾病，标实为主，本虚为次，标实表现为"毒"和"瘀"，虚主要表现为阴虚和气虚。辨病、辨型、辨证三者有机结合，方能具有针对性，更好地发挥中医药整体调节的优势。

2. 分型辨证论治

心律失常虽为病毒性心肌炎之变证，病机多有相似之处，然其侧重点有所不同，临床可从快速型和缓慢型辨治。

（1）快速型心律失常："毒"和"瘀"是快速型心律失常发生的根本，阴虚是其病理变化。毒热郁伏于体内，其"热"多表现为内热。因咽喉乃肺胃之门户，寒热表现极易显现，故应重视对咽喉的诊察。"瘀"之征象虽不甚明显，但其是客观存在的，在组方中加用活血化瘀之品，可极大的提高疗效。控制快速型心律失常，一是重在清热解毒，祛邪务尽，热伤阴，清热即是间接养阴。二是少佐清淡而不滋腻的养阴药，如玉竹、黄精之类。三是不拘瘀血之象，活血化瘀之品贯穿始终。瘀阻心脉是病毒性心肌炎重要的病理环节，现代研究表明，病毒性心肌炎急性期心肌细胞变性坏死，心肌组织缺血缺氧，心肌间质水肿，大量的自由基堆积于局部，心肌微循环障碍；慢性期心肌结构异常，心肌间质增生，形成心肌纤维化，这些都可以累及心脏传导系统而出现心律失常，也可以看成是血瘀证的微观辨证指标。四是慎用重镇之品。心律失常符合风之发无常态、居无定所的特点，风邪贯穿其发病的全过程，临床治疗可适当佐以风药，随性而治[11]。

（2）缓慢型心律失常：缓慢型心律失常多以心气不足为主，兼血脉瘀阻。如临床只一味地提高心率，虽起效快，但作用消失也快，对缓慢型心律失常改善作用不大，不能从根本上改善心肌的传导异常。心主血脉，以血为主，血靠阳气运行；阳气起主导作用，为心血服务。阳化气，阴成形，故治疗以益气、温阳、养阴、活血通脉为基本大法，尤以益气温阳为本病治疗之常法。如兼其他证候类型，需在此基础上参以相应之药，辨证施治。

3. 顽固性心律失常兼顾搜风通络

部分病毒性心肌炎患者因种种原因，使病情长期迁延不愈，进而产生较顽固的心律失常。因病程长，一般药物治疗见效慢且复发率高，治疗较为棘手。此时，久病入络，气血瘀滞，心络不通，已成沉疴之疾，欲使沉疴得起，非虫类搜风通络之品不可；而且，顽固性心律失常与风邪致病相似，风药的应用可以提高疗效。虫类药善走窜，疏通经络阻滞，既行气散结、活血化瘀，还能入络搜风而祛风止痉，临床治疗顽固性心律失常可选用蜈蚣、全蝎、地龙、蝉蜕、僵蚕等药物。

4. 辨证组方是基础，合理运用药理研究成果

近年来，中医药治疗心律失常越来越重视利用中药药理研究的新成果，使一些难治性心律失常得到不同程度的纠正，同时也有效地改善了患者的心脏功能，减少了猝死的发生，提高了患者的生存质量。辨证组方是基础，方证相应才能提高疗效。若单纯依据现代药理研究，不辨证使用，在处方中堆砌抗心律失常药物，临床则不会取得良好的疗效。药理研究表明，具有抗实验性心律失常药理作用的中药有42种之多，涉及不同性味、功能的中药，如解表药（羌活、葛根），清热解毒药

232

（山豆根、北豆根），清热泻火药（莲子心），清热燥湿药（黄连、黄柏、苦参等），清热凉血药（牡丹皮），祛风湿药（独活、槲寄生），温里药（附子、荜茇、荜澄茄），理气药（柿蒂、甘松），止血药（三七），化痰药（瓜蒌、沙棘），止咳喘药（洋金花），安神药（酸枣仁、缬草），平肝息风药（钩藤、地龙、水芹、罗布麻），补气药（人参、西洋参、甘草），补阳药（淫羊藿、蛇床子），补血药（当归、何首乌），补阴药（麦冬）和其他类药（羊角拗、福寿草、石蒜、天仙子）等[12]。因此，在运用具有抗心律失常药理作用的中药时，需在中医药理论指导下辨证施治，分析中药的药性、功能，合理应用以提高治疗效果并减小不良反应。如病毒性心肌炎快速型心律失常，在辨证选方遣药的基础上，可佐苦寒清热的黄连、苦参之类抗心律失常。

三、扩张型心肌病

病毒感染是扩张型心肌病发病的重要原因之一，其主要依据为：①动物实验显示病毒感染引起的心肌炎可发展为扩张型心肌病；②病理检查证实部分扩张型心肌病患者心肌中存在病毒感染；③临床观察发现部分病毒性心肌炎患者可发展为扩张型心肌病。目前现代医学对扩张型心肌病尚无针对性的特效治疗方法，而中医药在改善扩张型心肌病患者的症状、体征、调整心功能及提高患者存活率方面有较大的优势。

1. 辨证论治

目前对扩张型心肌病的辨证分型报道较少，尚无完整统一的分型标准。对临床诊断为扩张型心肌病患者的中医证候特点进行分析时发现，在证型分布，各临床症状、体征和不同级别心功能与证型的关系中，均表现为气虚证和血瘀证为主[13]。根据扩张型心肌病的发生发展过程及病机，可分发作期、缓解期2期进行论治，在发作初期主张以生脉散合桂枝甘草汤治疗，发作晚期主张以真武汤加参、芪，方中白芍换赤芍，全方温肾祛寒，健脾利水；缓解期则长期服用参苓白术散散剂[14]。在分期上，亦有分为3期的，即早、中、晚3期，病机以正虚为主，邪毒、瘀血、水湿为标，并应早期诊断、早期干预。早期以邪毒入侵为主，治疗应着重清泄邪毒，佐以扶正驱邪；中期以正虚邪恋为主，病性多为虚实夹杂，治宜虚实兼顾，着重补气化瘀、宁心复脉或补气温阳、化瘀行水；晚期正气虚衰，标实加重，且常累及肺、脾、肾诸脏，治疗以调整脏腑功能，祛除病理产物为主[15]。

2. 基本方加减治疗

不少研究者根据扩张型心肌病的不同病机，选用不同的治法，以基本方为主加减治疗，疗效显著。如有人采用益气养阴法，以炙甘草汤为主加味（炙甘草、生姜、桂枝、人参、生地黄、阿胶、麦门冬、火麻仁、大枣、黄芪、附子、茯苓、白术、丹参）治疗扩张型心肌病12个月后，其疗效高于西医常规治疗，两组疗效比较，差异有显著性（$P < 0.05$）[16]。有医生以生脉饮为主加味（人参、麦冬、五味子、黄芪、丹参、生地黄、当归、枣仁、甘草）治疗扩张型心肌病10例，痊愈4例，好转6例[17]。崔学龙等采用温补心肾、化气行水法，方用真武汤合苓桂术甘汤化裁（制附子、茯苓、白术、桂枝、白芍、丹参、黄芪）治疗扩张型心肌病，有效率达83.3%[18]；李成林等也选用真武汤加味方（茯苓、生姜、白术、附子、白芍、黄芪、丹参、葶苈子）配合西医常规治疗扩张型心肌病，总有效率为90.9%，优于西医常规治疗组（$P < 0.05$）[19]。对于气虚血瘀型扩张型心肌病患者，尤琼敏则运用补阳还五汤（炙黄芪、归尾、赤芍、川芎、地龙、桃仁、红花）随证加减治疗，总有效率94%[20]。对血瘀兼有痰浊的扩张型心肌病患者，包继廉选用瓜蒌薤白半夏汤合桃红四物汤加减（瓜蒌、薤白、半夏、桃仁、红花、生地黄、当归、川芎、赤芍、柏子仁、炒

酸枣仁、桔梗、大枣、炙甘草）治疗，2 周后与西医常规治疗比较，两组显效率比较有统计学意义[21]。

3. 自拟方加减治疗

临床上也有不少医家根据自己的经验，自拟方药加减治疗扩张型心肌病，如采用自拟清心汤（人参、五味子、麦冬、云苓、猪苓、炙甘草、熟附子、肉桂、黄芪、葛根、丹参，肿甚者加牵牛子、泽泻，有肺气肿者加麻黄、射干，高血压者加钩藤、牛膝、杜仲）、自拟缩心汤（三棱、莪术、桃仁、鳖甲、穿山甲、黄芪、人参、天冬、麦冬、五味子、蜈蚣、五灵脂、蒲黄）治疗，总有效率在 95% ~ 98%[22-23]。而有研究者采用自拟心肌活力饮（黄芪、丹参、生地黄、三七、黄连、连翘、桂枝、茯苓、牡丹皮，心肺气虚证加党参，气虚血瘀证加牛膝，阳虚水泛证加茯苓）、益气养阴汤（黄芪、党参、炙甘草、炒白术、当归、陈皮、清半夏、桂枝、熟地、山药、山萸肉、茯苓、丹参、泽泻等）、益气强心饮（红参、制附子、黄芪、葶苈子、五加皮、泽兰、丹参、益母草、玉竹、茯苓、红花、大枣）治疗扩张型心肌病，并与西医常规治疗作对照，自拟方药组总有效率明显高于对照组，差异有统计学意义（$P < 0.05$）[24-26]。刘玉文等自拟具有温阳益气、活血利水的健心汤（附子、白术、茯苓、白芍、当归、桃仁、桂枝、黄芪、人参、炙甘草、红花、生姜、肉桂），联合常规西药治疗扩张型心肌病心力衰竭，总有效率为 88.8%，高于西医常规治疗组，差异有统计学意义（$P < 0.05$）[27]。

4. 中成药治疗

由于中成药多为经过一定特殊加工浓缩而成的制成品，便于携带，方便使用，较易被大众所接受，故临床上常用中成药治疗扩张型心肌病。治疗扩张型心肌病的中成药有麝香保心丸、通心络胶囊、心复力冲剂、参乌冠心冲剂、健心颗粒等，总有效率多在 60% ~ 96.6% 之间，与西医常规治疗比较，差异有显著性[28-32]。

5. 中药注射液治疗

中药注射液是利用现代制剂技术和工艺对中药加工提取而成的一种崭新的中药剂型，它将中药融入了现代药品管理和使用模式，有起效迅速等优点。

（1）黄芪注射液：将扩张型心肌病患者随机分为黄芪注射液治疗组及西医常规治疗对照组，治疗一疗程后，两组疗效比较，差异有统计学意义（$P < 0.01$）[33-34]。

（2）参麦注射液：运用参麦注射液治疗扩张型心肌病，随机分为治疗组和对照组，对照组予西医治疗，治疗组在对照组的基础上加用参脉注射液，治疗14天后观察疗效，结果：治疗组总有效率为86.1% ~ 88.2%，对照组总有效率为50.0% ~ 73.3%，两组比较，差异有显著性（$P < 0.05$）[35-36]。

（3）生脉注射液：生脉注射液治疗扩张型心肌病，与西药常规治疗作对照。两组患者均给予病因及对症治疗，并按心力衰竭常规处理，包括限制食盐，应用洋地黄类、利尿剂及血管扩张剂等西药治疗。治疗组加用生脉注射液，每天1次，14天为一疗程，两组均治疗2个疗程。结果治疗组30例，临床痊愈1例，显效19例，有效4例，无效6例，有效率为80%；对照组20例，显效5例，有效8例，无效7例，有效率65%，两组疗效比较差异有显著性（$P < 0.05$）[37]。

（4）参芪扶正注射液：采用随机单盲法将82例扩张型心肌病患者分为治疗组40例，对照组42例。对照组按临床常规治疗，治疗组加用参芪扶正注射液静滴，每日1次，连续14天。治疗前两组间各项指标无差异，治疗后两组病例心功能较前改善，而且治疗组心功能各项指标改善优于对照组（P 均 < 0.05）[38]。

（5）黄芪注射液 + 丹参注射液：采用中西医结合方法治疗扩张型心肌病20例，在常规治疗心力衰竭（强心、利尿、扩张血管等）和抗感染的基础上，加用黄芪注射液、丹参注射液，待心力衰竭症状改善后加用倍他乐克，同时予阿司匹林、卡托普利口服，治疗 15 天为一疗程。结果 12 例 15 天内治愈，8 例好转，有效率 100%[39]。

（6）参附注射液：对 49 例扩张型心肌病患者常规使用利尿剂、血管紧张素转换酶抑制剂、小剂量洋地黄类强心剂、β受体阻滞剂等药物，在此基础上加用参附注射液，1 次/日，连用 10 天。结果 49 例患者中，显效 28 例，有效 15 例，无效 6 例，总有效率 87.76%[40]。

（7）银杏叶注射液：将 67 例扩张型心肌病伴心力衰竭患者随机分为治疗组 35 例，对照组 32 例。对照组采用洋地黄制剂、利尿剂、血管紧张素转换酶抑制剂等常规治疗。治疗组在对照组治疗基础上加用卡维地洛和银杏叶注射液治疗。结果治疗半年后治疗组心功能明显改善，左心室舒张末期内径明显缩小，左心室射血分数明显提高，与对照组比较，差异有统计学意义（$P < 0.05$）[41]。

6. 小结

近年来，国内对扩张型心肌病中医药研究主要集中在临床诊疗方面，临床报道病例数不多，且仍以单一证型或一证一方的治疗常见，辨证分型论治这一中医治疗特点很少运用；临床诊断标准、疗效评定标准不统一，缺乏多中心、大样本研究以及长期随访观察；对中医药治疗原发性心肌病的复发率、长期用药的不良反应发生率观察很少，中药的远期疗效尚不明确。辨证论治是中医药学的特色和优势，运用中医辨证论治基本理论，加强对扩张型心肌病证型和治法的研究，扩大观察的样本量，使扩张型心肌病辨证分型治疗规范化、标准化，以提高诊疗水平，发挥中医药多环节、多靶点、多途径的治疗作用。

【参考文献】

[1] 王振先，徐兰，王育龙，等. 病毒性心肌炎对患儿心理行为的

影响 [J]. 中华儿科杂志, 2006, 44 (2): 122 - 125.

[2] 赵小丽, 刘全胜. 心血管疾病并发焦虑抑郁症状 2050 例心理干预治疗分析 [J]. 陕西医学杂志, 2005, 34 (8): 958 - 960.

[3] 刘佳敏, 朱宁, 曾宪敏. 心血管病患者抑郁情绪的调查研究 [J]. 中国心理卫生杂志, 2005, 19 (4): 239.

[4] 吴印生. 情绪变化引起心血管危险的严重性 [J]. 心血管康复医学杂志, 2006, 15 (12): 59 - 63.

[5] 刘凌麟, 符中明, 江萍, 等. 心理状态对高原心脏病患者病情的影响 [J]. 西藏科技, 2007, 168 (4): 36 - 37.

[6] 王朝晖, 廖玉华. 病毒性心肌炎心理和药物康复治疗 [J]. 心血管康复医学杂志, 1998, 7 (2): 30 - 33.

[7] 虞蓉. 急性病毒性心肌炎心理护理探讨 [J]. 中国护理杂志, 2007, 4 (3): 8 - 9.

[8] 于瑞花, 张爱华, 张红梅. 病毒性心肌炎患者的心理特点及护理 [J]. 护理与心理杂志, 1997, 8 (1): 54 - 55.

[9] 李芬. 病毒性心肌炎患者的心理调查分析与护理 [J]. 中华现代护理学杂志, 2006, 3 (10): 904.

[10] 陈艳霞, 石福荣. 病毒性心肌炎患儿在治疗中的心理护理 [J]. 护士进修杂志, 1995, 10 (1): 40 - 41.

[11] 陈晓玉, 张军平, 王竹瑛. 心悸从风论治初探 [J]. 天津中医药, 2005, 22 (4): 311 - 312.

[12] 王本祥. 现代中药药理学 [M]. 天津: 天津科学技术出版社, 1997.

[13] 廖蔚茜, 房莉萍, 丛鹏. 45 例扩张型心肌病的中医证候特点分析 [J]. 中医研究, 2005, 18 (5): 43 - 44.

[14] 帅敏. 浅识扩张型心肌病的治疗 [J]. 江西中医药, 2000, 31 (2): 26 - 27.

[15] 谭元生, 邓圣明. 扩张型心肌病治疗思路探讨 [J]. 中医杂志, 2003, 44 (10): 784 - 785.

[16] 王庆高. 炙甘草汤加味方治疗扩张型心肌病的远期疗效及对心室重构的影响 [J]. 中西医结合心脑血管病杂志, 2008, 6 (5): 510 - 512.

［17］韩建国，韩鹏. 生脉饮加味治疗扩张型心肌病［J］. 辽宁中医杂志，2005，32（1）：56.

［18］崔学龙，李瑞兰，饶德祥，等. 真武汤合苓桂术甘汤治疗扩张型心肌病24例［J］. 河南中医学院学报，2008，23（137）：76.

［19］李成林，王庆高，朱智德. 真武汤加味方治疗扩张型心肌病临床研究［J］. 上海中医药杂志，2009，43（5）：21－22.

［20］尤琼敏. 补阳还五汤加减治疗扩张型心肌病36例［J］. 四川中医，2007，25（3）：66.

［21］包继廉，王亚斌，曾世虎. 中西医结合治疗扩张型心肌病20例临床观察［J］. 甘肃中医，2008，21（8）：37.

［22］李靖. 靖心汤治疗扩张型心肌病60例［J］. 陕西中医，2008，29（2）：148－149.

［23］李伟明. 自拟缩心汤治疗扩张型心肌病100例［J］. 中国当代医学，2005，4（11）：97.

［24］张敏，王雷，王仁平. 心肌活力饮治疗扩张型心肌病116例临床观察［J］. 河北中医，2008，30（9）：954－955.

［25］侯建平. 益气养阴汤治疗扩张型心肌病58例疗效观察［J］. 中外健康文摘·医药学刊，2008，5（2）：101－102.

［26］董天宝，董波，付晓. 益气强心饮治疗扩张型心肌病临床观察［J］. 实用中医内科杂志，2009，23（5）：50－51.

［27］刘文玉，李玉红. 健心汤治疗扩张型心肌病心力衰竭45例疗效观察［J］. 云南中医中药杂志，2009，30（4）：24－25.

［28］王庆春. 麝香保心丸治疗扩张型心肌病的临床研究［J］. 光明中医，2007，22（1）：57－58.

［29］丁永光. 通心络胶囊治疗扩张型心肌病疗效观察［J］. 河北中医，2006，28（10）：775－776.

［30］马丽红，焦增绵，由家珍，等. 心复力冲剂治疗扩张型心肌病60例临床疗效观察［J］. 中华中医药杂志，2006，21（8）：469－470.

［31］孙元莹，郭茂松. 参乌冠心冲剂治疗扩张型心肌病疗效观察［J］. 辽宁中医药大学学报，2007，9（1）：32－33.

［32］许彦来，李富玉，李军艳，等. 健心颗粒治疗扩张型心肌病的临床观察［J］. 中医药学刊，2004，22（12）：2326－2327.

[33] 党润芳，马春芬．黄芪治疗扩张型心肌病 66 例疗效观察 [J]．延安大学学报，2005，3 (4)：15，25．

[34] 罗汉民．加用黄芪注射液治疗扩张型心肌病 36 例 [J]．广西中医药，2007，30 (2)：22 - 23．

[35] 李兴国．参麦注射液治疗扩张型心肌病 17 例临床分析 [J]．中国医药指南，2008，6 (18)：77 - 79．

[36] 冯春林．参脉注射液治疗扩张型心肌病疗效观察 [J]．光明中医，2008，23 (2)：221．

[37] 王辉．生脉注射液治疗扩张型心肌病的临床研究 [J]．河南中医学院学报，2006，21 (125)：29 - 30．

[38] 段颖，等．参芪扶正注射液治疗扩张型心肌病疗效观察 [J]．社区中医药，2006，8 (146)：67 - 68．

[39] 孙振华，李会同，李伦念．中西医结合治疗扩张型心肌病 20 例 [J]．现代中西医结合杂志，2008，17 (12)：1853 - 1854．

[40] 单既良．参附注射液辅助治疗扩张型心肌病 49 例效果观察 [J]．山东医药，2007，47 (29)：103．

[41] 叶兴文，谷翔，罗余生，等．卡维地洛联合银杏叶注射液治疗扩张型心肌病临床观察 [J]．浙江中西医结合杂志，2008，18 (11)：676 - 677．

第四节　中西医结合治疗

对于病毒性心肌炎，现代医学至今无特效疗法，主要是休息、支持治疗和对症处理。随着抗病毒和免疫调节中药的研究，传统医学的优势得以彰显，使病毒性心肌炎的治疗成为传统医药能有所突破的病种之一。中医药治疗病毒性心肌炎的优势在于辨证论治，掌握疾病的动态演变规律，与现代医学常规治疗相互补充，在抗病毒与调节免疫方面形成合力。近现代医家在理论、临床实践方面做了大量的研究工作，但是到目前为止仍然存在着许多问题，从而导致难以科学评价中医药治疗病毒性心肌炎的疗效，且不能形成一个疗效肯定的中医药综合治疗方案。基于此，"十一五"国家科技支撑计划将"病毒性心肌炎"列为中医治疗常见病研究项目，对现行的治疗方案进行优化与评价，最终形成针对病毒性心肌炎不同阶段合理、恰当的中西医结合治疗措施。

一、中西医结合治疗优势

1. 干预外感，防止逆传

《素问·痹论》的"复感于邪，内舍于心"以及《伤寒论》的"伤寒脉结代，心动悸，炙甘草汤主之"，均指明了外感疾病可以继发心脏疾患，与现代医学认为上呼吸道等病毒感染后病毒侵犯心脏是 VMC 致病主因基本相符，正如叶天士《温热论》所云："温邪上受，首先犯肺，逆传心包。"李丹[2]分析了 100 例重症病毒性感冒患儿的心肌酶谱，同时选择体检健康儿童 100 例作为对照，结果病毒性感冒患者天冬氨酸转氨酶（AST）、乳酸脱氢酶（LDH）、肌酸激酶（CK）和心肌型肌酸激酶同工酶（CK－MB）活性均明显高于正常对照组（$P < 0.05$），表明病毒性感冒患儿易合并心肌损伤。

及早干预病毒性感冒，是防止其向 VMC 传变的重要措施。流感的治疗西医主要以隔离、及早应用抗病毒药物、加强支持和对症治疗，以及预防并发症为基本原则，然而由于病毒的不断变异，抗病毒药物对新出现的变异株敏感性降低，且缺乏用药安全性[3]。在临床实践中，中医药被广泛应用于病毒性感冒的治疗，逐渐形成了六经辨证、三焦辨证、卫气营血辨证等辨证体系，发挥了良好的救治作用。2009 年 6 月 11 日，世界卫生组织（WHO）宣布全球开始进入甲型 H1N1 流感大流行时期。面对甲型 H1N1 流感的肆虐，卫生部制定了《人感染甲型 H1N1 流感诊疗方案》，将人感染甲型 H1N1 流感分为毒袭肺卫、毒犯肺胃、毒壅气营 3 型进行论治；同时国家中医药管理局也发布了《甲型 H1N1 流感中医药预防方案》，对其防治提出了具体措施，取得了较好的效果[4-5]。周红等[6]分析了2015 例甲型 H1N1 流感患者的资料，其中确诊 159 例，临床诊断 607 例，疑似 1249 例；单纯中药治疗组 379 例，合并西药治疗组 1636 例，结果显示甲型 H1N1 流感治愈率 100%，重症转化率 0.05%，低于美国平均水平（0.24%），并发症发生率1.09%，也低于美国平均水平（1.44%），死亡率为 0，分析可能与患者患病初期即服用中药有关。王玉光等[7]回顾性分析了 326 例经核酸检测阳性的甲型 H1N1 流感患者，其中 131例采用单纯中医药治疗，在退热、核酸阴转时间等方面与抗病毒药奥司他韦疗效相当，表明可单纯使用中医药治疗轻型甲型H1N1 流感，而奥司他韦应用于高危或病情较重人群。岳冬辉等[8]通过实验研究，也显示清热解毒类的银翘散、升降散、蒿芩清胆汤，辛温解表类的正柴胡饮、桂枝汤、小青龙汤、桂枝二越婢一汤，补益类的玉屏风散有抑制流感病毒的作用。

以上说明，无论从理论研究，还是从临床和实验研究，均表明中医药在防治病毒性感冒方面具有独到的优势和广阔的前景。

2. 掌握病机演变规律，辨证论治 VMC

中医药治疗 VMC 的优势在于辨证论治，掌握疾病的动态演变规律。VMC 是现代医学的病名，依据本病临床特点可将其归为中医"心悸""怔忡""胸痹"及"温病"等范畴，国家标准《中医临床诊疗术语》[9]中将其定名为"心瘅"，是由素体虚弱、邪毒乘虚侵心所致。邪毒既伤心体又伤心用，耗伤心之气阴，运血无力，血流不畅而致瘀血，最终形成毒、虚、瘀相互胶结之病理基础。邪毒侵心是 VMC 发病之关键；气阴损伤不仅是发病的内因，还是病变的必然结果，贯穿整个病程；瘀血是病程中的重要病理产物，同时亦是致病、加重病情的重要因素。临证治疗，或以清热解毒法为主，佐以滋阴活血之品；或以益气养阴法为主，佐以解毒活血之品；或以活血化瘀法为主，佐以滋阴解毒之品；或诸法合用，遣药组方[10]。

研究[11-12]表明，清热解毒复方具有抗病毒的作用；益气养阴复方具有较好的免疫调节作用；清热解毒与活血化瘀药配伍后，更有利于炎症的吸收。国家"九五"科技攻关课题协作组[13]将 1028 例临床诊断为急性病毒性心肌炎的患者随机分为治疗组 602 例，用中西医结合（黄芪、牛磺酸、泛葵利酮、抗心律失常药等）治疗；对照组 426 例，用常规（极化液、抗心律失常药等）治疗，显示治疗组临床症状改善、外周血肠道病毒阴转、心电图 ST – T 改变及房室传导阻滞、阵发性心房颤动、窦房传导阻滞等恢复均优于对照组（$P < 0.05$）；对早搏及心功能改善两组间无统计学差异（$P < 0.05$）。2005 年的国家科技进步二等奖"益气升陷法在病毒性心肌炎中的应用与研究"[14]，显示益气升陷治疗组总显效率为 76.1%，明显优于西药对照组（20.0%）和柏子养心丸组（18.1%），差异有统计学意义（$P < 0.01$）；实验也表明该法具有抗心肌细胞凋亡、减轻炎性反应与心肌损伤、清除柯萨奇病毒 RNA 心肌内持续感染状态、抗心律失常、改善心室重构及心功能等作用。何建成等[15]分析中医药治疗 VMC 的进展，显示运用单味中药、复方中药制剂治疗病毒性心肌炎已取得了一定的成绩，表现在能从不同的角度、不同的层次观察和探讨中药的疗效及其作用机制，为中医药治疗病毒性心肌炎提供了理论依据。

总之，中医以辨证论治为主治疗，抓住 VMC 的动态演变规律，随症加减用药，与现代医学常规治疗相互补充、相得益彰。既体现了中医辨证论治的整体性和灵活性，又在 VMC 的病理过程中起到西医的针对性治疗作用，融合中西医治疗 VMC 的优势，以期在抗病毒与调节免疫方面形成合力，提高临床疗效。

二、中西医结合治疗现状

目前，病毒性心肌炎的治疗和研究引起了医学工作者越来越多的重视，在临床治疗过程中往往采用中西医结合的治疗方法，取得了较好的疗效。

1. 西医常规治疗加中药注射液治疗

由于病毒性心肌炎目前尚无特效疗法，主要是休息、心肌营养药物（如辅酶 Q10、极化液、维生素 C、二磷酸果糖）、抗病毒治疗、免疫调节及对症治疗等，而临床上在常规治疗的基础上应用中药注射液能有效缓解临床症状，促进心肌酶、心电图恢复，疗效显著。如郑云[17]报道常规应用能量合剂、维生素 C、门冬氨酸钾镁注射液并加用黄芪注射液治疗病毒性心肌炎 39 例，结果总有效率为 89.7%，而单用西药组总有效率仅为 71.4%，两组相比差异有显著性意义，说明黄芪注射液治疗病毒性心肌炎确实有效。王照程[18]应用穿琥宁粉针剂合参麦注射液治疗急性病毒性心肌炎，常规应用能量合剂、病毒唑等，病情严重者用激素，严重心律失常者用抗心律失常药，结果两组症状疗效及心电图改善情况有显著差异，治疗组明显高于对照组，认为二药联用具有抗感染、提高机体免疫功能、防治心肌炎性损伤，改善心肌供血，抗心律失常及改善心脏房室传导阻滞多种作用，是治疗急性病毒性心肌炎的有效措施之一。唐春仕等[19]在患者常规休息、抗病毒治疗基础上使用参麦注射液治疗成人病毒性心肌炎，并与常规治疗方案进行疗效对比分析，结果观察组显效 40 例，占 66.67%，有效 15 例，占 25%，总有效率 91.67%，无效 5 例，占 8.33%，对照组显效 30 例，占 48.39%，有效 18 例，占 29.03%，总有效率 77.42%，无效 14 例，占 22.58%。两组疗效比较，显示观察组对病毒性心肌炎的治疗效果明显优于对照组，这为病毒性心肌炎的有效治疗提供了一个较好的途径。

2. 西医常规治疗配合中医方剂加减治疗

临床上治疗急性病毒性心肌炎的效方、验方是无数老中医经验的结晶，正确运用这些方剂，并配合西医常规治疗方案，不仅有助于提高临床疗效，而且能够显著改善心脏功能，提高患者生存质量。

（1）益气养阴、活血化瘀法：宋素青[20]观察中西医结合与单用西药治疗急性病毒性心肌炎的疗效差异，西药组28例采用西药常规治疗，中西医结合组31例在西药的基础上加黄芪救心汤（黄芪、党参、麦冬、五味子、桂枝、丹参、川芎、葛根等）治疗，心律失常加苦参、柏子仁，胸闷痛重加薤白，热毒内盛重用黄连、连翘，结果西药组总有效率75%，中西医结合组总有效率92%，提示中西医结合治疗病毒性心肌炎有协同作用，可较好地改善心脏功能。武学农等[21]观察中西医结合治疗急性病毒性心肌炎的疗效时，将44例急性病毒性心肌炎患者随机分为治疗组24例与对照组20例，两组均常规给予三磷酸腺苷、辅酶A、维生素C、维生素B、6-二磷酸果糖等，治疗组除进行常规治疗外，同时给予口服中药汤剂（黄芪、太子参、玄参、苦参、丹参，如初起心火亢盛者加金银花、板蓝根，病久心阴虚者加麦冬、生地黄，气虚者加五味子、白术，兼气滞胸痛者加川芎、枳壳，心悸明显、早搏者加龙骨、牡蛎、柏子仁），结果治疗组总有效率为91.7%，对照组总有效率65.0%，两组总有效率比较，差异有显著性意义（$P < 0.05$），认为中西医结合治疗病毒性心肌炎能显著提高疗效。

（2）益气养阴、活血解毒法：陈云玺[22]运用中西医结合治疗急性病毒性心肌炎34例，予维生素C、能量合剂（三磷酸腺苷40mg、辅酶A 200U，肌苷200mg加入10%葡萄糖注射液500ml中），并加用中药煎剂（人参、麦冬、五味子、黄芪、玄参、川芎、丹参、红花、金银花、连翘、大青叶、板蓝根），若胸闷甚者加瓜蒌，心脉瘀阻、心前区痛甚者，加三七、郁金。结果治疗组在改善临床症状、心电图及心肌酶谱方面均优于对照组，提示中西医结合治疗急性病毒性心肌炎能提高临床疗效，是治疗该病的有效方法。

（3）益气养阴、清热解毒法：蒋明琴[23]在常规使用能量合剂、辅酶A、维生素C等基础上，配合自拟扶正化毒汤（黄芪、太子参、麦冬、白术、茯苓、金银花、五味子、黄连、当归、黄芩、大青叶、柏子仁、炒枣仁、丹参，若频发早搏者加苦参、珍珠母，心动过速者加龙骨、牡蛎，心动过缓者加制附子、细辛），结果治疗组显效率88.1%，对照组显效率50%，两组差异有显著性意义（$P < 0.01$），治疗组明显优于对照组，证实中西医结合治疗可取得较单纯西药治疗更好的临床效果。同样，杨俊[24]以中西医结合方法治疗急性病毒性心肌炎48例，用自拟益气解毒汤（生黄芪、党参、麦冬、当归、金银花、板蓝根、黄芩、炙甘草，频发早搏加珍珠母，心动过速加柏子仁，心动过缓加炙麻黄），配合西药阿昔洛韦、维生素C、肌苷片、脉安定片、辅酶Q10等，结果治疗组总有效率明显高于对照组（$P < 0.05$）。

（4）益气养阴、清热化痰法：李毅等[25]观察生脉温胆汤加减配合西药治疗急性病毒性心肌炎的临床疗效，治疗组采用生脉温胆汤加减，加用西药心肌营养剂，对照组采用心肌营养剂辅以抗心律失常药物治疗，结果治疗组疗效明显优于对照组，两组比较均有显著性差异（$P < 0.05$），同时两组主要症状、体征、心电图恢复正常比较有显著性差异（$P < 0.05$），说明生脉温胆汤加减配合西药治疗急性病毒性心肌炎效果满意。

（5）养阴扶阳、清热解毒法：马玉霞[26]观察附脉芪解毒汤治疗急性病毒性心肌炎的疗效及机制，采用中西医结合疗法，中西医结合组服附脉芪解毒汤（炮附子、人参、黄芪、麦冬、五味子、酸枣仁、银花、连翘、板蓝根，并根据症状随症加减），配合西药常规治疗，结果中西医结合组优于对照组（$P < 0.05$），认为附脉芪解毒汤在治疗急性病毒性心肌炎中能明显提高临床疗效。

3. 西医常规治疗配合中医辨证治疗

（1）分型论治：各医家根据本病临床表现和疾病传变规律分型论治，分型多体现了病毒性心肌炎的发病特点，即邪毒内侵和正气虚损这两方面，如吕荣亚等[27]以中西医结合治疗急性病毒性心肌炎 30 例，对照组运用 5% 葡萄糖注射液加维生素 C 3g 静脉滴注，每天 1 次，根据患者情况给予抗休克、抗心力衰竭、抗心律失常等对症治疗，治疗组在上述西药治疗基础上，按照中医辨证施治：①风热犯肺、热毒侵心型，治以疏风清热解毒，佐以养心，用银翘散加减；②湿热中阻、内伤心营型，治以清热解毒、化湿运脾，用甘露消毒丹加减；③余热不尽、伤及心阴型，治以清余热、养心阴，方用玉女煎加减；④心阳虚脱型，治需急救，温振欲亡之阳，方用参附汤加减。结果总有效率 86.7%，明显优于对照组的 63.3%（$P < 0.05$），提示按中医辨证施治，配合西医治疗，可收到良好的治疗效果。陈荣庆等[28]总结急性病毒性心肌炎中西医结合治疗经验，以中医辨证治疗为主（气阴两虚型以生脉散合炙甘草汤加减治疗，心脾两虚型以归脾汤加减治疗，阴虚火旺型以天王补心丹加减，阴阳两虚型以参附营养汤加减，气虚血瘀型用补阳还五汤合生脉散加减，痰湿内阻型用二陈汤合瓜蒌薤白汤加减，阳虚气脱型用参附龙牡汤加减），辅以西医治疗（休息，应用抗病毒药物如病毒唑、能量合剂、极化液、1,6 二磷酸果糖、多种维生素、大量维生素 C，对症等处理）43 例患者。结果治愈率为 88.37%，总有效率为 97.67%，疗效显著，提示正确的中医辨证治疗，可以提高急性病毒性心肌炎的治愈率。

（2）分期论治：现代医学研究根据病毒性心肌炎的主要发病机理分期对其认识[29]，而在传统医学辨证治疗的过程中，许多临床医家也提出了分期治疗的主张。如金银生等[30]收治病毒性心肌炎 61 例，其中 31 例在西药治疗基础上，给予中药分期治疗，即病程早期（1~2 个月）给予益气养心、清热解毒方（黄芪、黄连、黄芩、葛根、苦参、丹参、北沙参、连翘、金银花、蒲公英、板蓝根、桂枝、炙甘草，心悸甚者加酸枣仁、茯神、龙齿，胸闷重者加瓜蒌皮、薤白、郁金，苔腻湿重者加佩兰、薏苡仁），后期再予滋阴益气、宁心安神方（北沙参、党参、麦冬、五味子、丹参、益母草、莲子心、茯苓、远志、贯众），结果总有效率为 93.5%，显著高于对照组，认为中西医结合分期治疗本病，标本兼治，综合了抗病毒、调节机体免疫、抗心律失常、改善心功能等多种中西药的相互协调作用，克服了只治标不治本之弊端，从而提高了临床疗效。

4. 糖皮质激素配合中药治疗

柳德学[31]在探讨病毒性心肌炎急性期的有效治疗方法时，将 128 例确诊的患者随机分为治疗组和对照组。对照组采用传统内科治疗方法，予以休息、极化液应用、营养心肌及对症处理，治疗组在对照组的基础上配伍应用糖皮质激素（地塞米松）和中药（自拟参芍丹汤，药用西洋参、赤芍、丹皮、丹参、麦冬、菊花、黄芩、桂枝、潞党参），4 周后判定疗效，观察有效率、心电图改善情况、心功能及心肌酶变化。结果治疗组有效率 93.9%，高于对照组的 71.0%，心电图、心功能及心肌酶改善亦优于对照组，说明中西医结合运用中药配伍激素治疗病毒性心肌炎急性期具有较好疗效。

5. 小结

虽然中西医结合治疗急性 VMC 优于传统的西医治疗，但亦存在不少问题：①基础研究不足。目前的研究报道仍以临床疗效观察为主，对病理机制、药物作用机制的研究较少，研究结果不太一致，且缺乏合理的急性 VMC 动物模型。②诊疗标准不一致。中医作为经验医学，在辨证分型与疗效评估以及用药剂量上难以达成统一。③给药途径单一。近年来中药给药途径单一的状况有所改变，中药针剂静脉给药治疗急性 VMC 丰富了中医药对本病的治疗手段。

今后的工作方向可以从如下几方面着手：①设法建立合理的急性 VMC 动物模型，并在急性 VMC 的研究中利用动物模型进行单味药和复方的研究，以明确其作用环节、作用机制和疗效。②有待制定国际公认的辨证依据和疗效评定标准。③进一步加强中成药的研究力度，发掘名老中医的有效经验方法，系统研究，制成疗效肯定、使用方便的中成药制剂。④中西医结合将为急性 VMC 的治疗提供新的视角，研究中药及复方制剂的药理、作用机制及临床应用将有广阔前景。⑤应该突出中医药个体化诊疗特色，在临床研究中摸索采用动态辨证模式研究方法。

三、中西医结合治疗方案

1. 病证结合模式符合中医药发展规律

病证结合的临床诊疗和研究模式是中医学历史发展的必然，病证结合在临床中的广泛应用是对中医学发展的巨大贡献，充分体现了中西医两种医学的优势互补，是中西医两种医学有机结合的表现形式，也是较高层次中西医结合的具体体现[32]。目前进行的"十一五"国家科技支撑计划项目采用的多是西医的诊断标准或西医疾病名下某证候的诊断标准，即病证结合模式，这基本已成为研究的主流[33]。

病证结合的诊疗模式，使得中医辨证不但能够准确把握患者特定的临床表现，而且更能体现中医证候自身的演变规律，并在疾病范围的限定下，使之演变规律更加清晰，同时还可以用疾病的演变这条主线将不同阶段的中医证候贯穿起来，突出了不同疾病阶段的中医证候特点。中医学的优势在于辨证论治，而病证结合、方证相应是把握辨证论治的基石。首先，据证言病、病证结合是中医准确认证的关键；其次，据证言方、方证相应是中医取得最佳临床疗效的关键；再则，病证结合、方证相应是遣药处方的配伍准则，是达到辨证论治最佳境界的途径之一[6]。

2. 病证结合是病毒性心肌炎准确辨病认证的关键

疾病是在病因的作用下，人体内外动态平衡失调，并按一定规律发展变化、邪正斗争的全部演变过程，是一个总的概念。每一种疾病都有其不同于其他疾病的基本病理改变，使得病与病之间可以互相区别。证候是疾病过程中某一个体在某一阶段的病因、病性、病位、病势的病理性概括。一种疾病可表现为多种不同的证候，同一证候也可见于多种不同的疾病，即病与证是两个不同的概念，证从属于病。只有明确了病与病之间的差别，才能抓住疾病的本质，而不至于仅从症状、体征上辨别和强调证候的异同。病证结合就是以患者所表现的主症、次症、体征为依据，结合病史和个体差异，作出病类、病名和证名的综合诊断。病证结合是动态的、变化的过程，是全面认识疾病、解决疾病的科学方法[34]。

在病毒性心肌炎诊治中，首先要明确诊断该病，即辨病。在此，辨病有两层含义：一是辨西医病，从整体上把握病毒性心肌炎的病因、病机、发生、发展、转归、预后。二是辨中医病，病毒性心肌炎之病名不见于中医学，其多以症状命名，而后分立证型，种类多且复杂，不易掌握。了解该病常见于中医何种疾病，可以掌握其治疗大法。历代文献中所记载的"胸痹""心悸""虚劳"以及温病的诸多变证都可能包括本病。《内经》中记载的"复感于邪，内舍于心""邪在于心则病心痛"等，指明了外感疾病可以继发心脏疾患，与现代医学认为的病毒感染是其致病主因基本相符。通过以上"辨病"过程，我们对病毒性心肌炎有了总的认识，在现代医学层面上把握其发展预后，从传统医学层面上掌握其治疗大法，两者相互补充、相得益彰。

明确诊断"病"后，再从"证"的角度辨别病毒性心肌炎所属何型。"十一五"病毒性心肌炎课题组经过系统查阅文献后优化，并经专家达成共识，将病毒性心肌炎主要分为邪毒侵心型和气阴两虚型，既简洁明了、易于掌握，又概括了病毒性心肌炎的病因、病性、病位、病机。外感温邪热毒由肺卫肌表侵入血脉，循脉舍心，损伤心脉，而致邪毒侵心型，常见恶寒、发热、心悸、胸闷、咽痛、腹泻、舌红、苔白或黄、脉浮数或促结代等症；由于热毒伤津耗气，热毒侵心，损伤心气，消灼心阴，则心之气阴虚损，而致气阴两虚型，可见心悸、气短、乏力、潮热、盗汗、咽干、舌红少津、苔白、脉虚细弱或结代促等症。其发病的关键因素是邪毒、气阴两虚，主要病机为邪毒侵心、耗气伤阴、心脉失养。当然，在病毒性心肌炎的整个过程中，病情是一个动态变化的，不同病程阶段可能出现不同的病理变化。病毒性心肌炎发展过程中，一个主要的常见的病理变化是瘀阻心脉，由于温邪热毒侵袭心脉，耗伤心之气阴，心气虚弱，则运血无力；心阴不足，则无以滋养心脉，心脉涩滞而致瘀阻心脉，常见胸闷胸痛、憋气、心悸怔忡、失眠多梦、舌质暗红或有瘀点瘀斑、脉涩等症。不管病情病理如何变化，其实质是本虚标实，气阴两虚是本，热毒血瘀是标，毒、虚、瘀是不同病程阶段不同的病理变化。临床过程中，围绕发病过程中"毒、虚、瘀"三个病理因素，掌握疾病的动态演变规律，遣药组方，发挥中医药的优势。

3. 方证相应是病毒性心肌炎疗效提高的基础

方证相应是指方剂所体现的治法与其所治之病的主要证型相对应。只有方证相应，才能获得预期效果，如方证不相应，必定效差或无效，有时甚或加重病情。临床上诊治疾病的模式是"辨病—辨证—选方"，证随病生，方随证立。

确立了病和证，才能制定治法，而后遣药组方。在此治疗病毒性心肌炎的"方"也有两层含义：一是与证型相偶联的方剂；一是现代医学常规治疗方案。根据课题组优化的病毒性心肌炎主要证型，确立基本治法及相应方药。①邪毒侵心型：法以解毒护心，方选银翘散加减（金银花、连翘、板蓝根、牛蒡子、黄芩、黄芪、太子参、鹿衔草、玄参、麦冬、甘松、甘草）。②气阴两虚型：法以益气养阴，方选生脉散合炙甘草汤加减（人参、麦冬、五味子、黄芪、黄精、当归、川芎、阿胶、酸枣仁、炙甘草）。随证加减：伴腹泻者，加藿香、黄连；咽疼甚者加玉蝴蝶、射干；气虚甚者黄芪、党参；阴虚甚者加玉竹、黄精；阳虚者加干姜、桂枝；挟痰者加胆南星、陈皮、半夏；挟瘀者加桃仁、红花。根据毒、虚、瘀的动态演变，以基本方为主加减用药，方随证变，方证相应。

西医经典的治疗方案为：10%葡萄糖注射液 500ml，普通胰岛素 8U，10%氯化钾注射液 10ml，辅酶 A 100U，三磷酸腺苷 40mg，维生素 C 注射液 2.0g，静脉滴注，1 次/日。或配合口服药物治疗：维生素 C 片，0.2g，3 次/日；肌苷片，0.2g，3 次/日；辅酶 Q10，10mg，3 次/日。

综上所述，基于病证结合、方证相应，抓住病毒性心肌炎的动态演变规律，随证加减用药，并配合现代医学常规治疗方案，形成病毒性心肌炎优化治疗方案，可使诊疗更具有针对性、高效性，从而取得最佳的治疗效果。

附1 中西医结合治疗方案的临床评价

1. 研究对象

2007 年 12 月至 2010 年 12 月来院就诊的病毒性心肌炎患者入选，本研究方案得到天津中医药大学第一附属医院伦理委员会批准（TYLL2008035），患者均签署了知情同意书。

1.1 入选标准

1.1.1 符合1999年全国心肌炎心肌病对策专题组制定的《成人急性病毒性心肌炎诊断参考标准》[1]。

1.1.2 年龄在14~40岁。

1.1.3 签署知情同意书。

1.2 排除标准

1.2.1 合并其他心血管疾病者如充血性心力衰竭、风湿性心肌炎、冠心病等。

1.2.2 合并肝、肾、造血系统等严重原发性疾病者。

1.2.3 过敏体质（对2种以上食物或药物过敏者）。

1.2.4 妊娠或哺乳期妇女。

2. 治疗方法

入选患者随机分为对照组（现代医学常规治疗方案）和试验组（病证结合优化治疗方案），由南京中医药大学负责中央随机。

2.1 对照组：治疗参考第十二版《实用内科学》，予维生素C片，0.2g，3次/日；肌苷片，0.2g，3次/日；辅酶Q10，10mg，3次/日；口服，4周一疗程。

试验组在对照组治疗方法基础上，加用中医药辨证论治治疗。

2.2.1 邪毒侵心型：以银翘散加减（金银花、连翘、板蓝根、牛蒡子、黄芩、黄芪、太子参、鹿衔草、玄参、麦冬、甘松、甘草）。

2.2.2 气阴两虚型：以生脉散合炙甘草汤加减（人参、麦冬、五味子、黄芪、黄精、当归、川芎、阿胶、酸枣仁、炙甘草）。

2.2.3 随症加减：伴腹泻，加藿香、黄连；咽疼甚，加玉蝴蝶、射干；气虚甚，黄芪加量；阴虚甚，加玉竹、黄精；

阳虚，加干姜、桂枝；挟痰，加胆南星、陈皮、半夏；挟瘀，加桃仁、红花。有是证用是方，方随证变，方证相应。

2.2.4　煎服法：参考《医疗机构中药煎药室管理规范》执行。待煎药物先行浸泡，浸泡时间不少于 30 分钟，煎煮开始时的用水量以浸过药面 2~5 厘米为宜。每剂药煎煮 2 次，第一煎的煎煮时间为药物煮沸后再煎煮 20~30 分钟，第二煎的煎煮时间应当比第一煎的时间略缩短，煎药过程中要搅拌药料 2~3 次。将两煎药汁混合，每次服用 150ml，每日 3 次。

3. 观察指标

3.1　人口学资料：包括性别、年龄、民族、文化程度、劳动种类，只在基线点诊查。

3.2　疗效性指标

3.2.1　中医证候积分表：参照《中药新药临床研究指导原则》制定，包括胸闷、心悸、胸痛、头痛、咽红肿/痛、低热、乏力、气短、身痛、神疲、不寐、咽干、心烦、自汗、盗汗等临床常见症状，设 0 分、1 分、2 分、3 分四个评分等级。舌脉正常计 0 分，异常计 1 分。

3.2.2　抑郁自评量表（SDS）：包括 20 个条目，分为没有或很少时间、少部分时间、相当多时间、绝大部分或全部时间 4 级评分，抑郁严重度指数 = 各条目累计分/80，指数在 0.5 以下者为无抑郁，0.50~0.59 为轻度抑郁，0.60~0.69 为中度抑郁，0.70 以上为重度抑郁。

3.3　焦虑自评量表（SAS）：包括 20 个项目，分为没有或很少时间、少部分时间、相当多时间、绝大部分或全部时间 4 级评分，总分为各项目得分相加再乘以 1.25 后取整数部分得到标准分，≥50 分定义为焦虑，总分越高表明焦虑程度越重。

3.4　心电图：评估心律失常及 ST–T 改变。

3.5　24 小时动态心电图：1 次 ECG 检查只可获得 20~50

个心动周期的心动描记资料，而 1 次 DCG 检查可获得 10 万 ~ 14 万心动周期信息，能全面评估心律失常及 ST – T 改变，并对期前收缩进行量化，同时可评价心率变异性。

3.6　超声心动图：评价左心室收缩功能。

分别于入组时、治疗 4 周后采集信息，进行评价。

4. 疗效判定标准

参照卫生部《中药新药临床研究指导原则》制定的疗效判定标准执行。

4.1　综合疗效判定标准：临床治愈：临床症状、体征消失，实验室各项检查恢复正常；显效：临床症状、体征基本消失，心电图、血清酶基本恢复正常，其他有明显改善；有效：临床症状、体征有所改善，实验室检查各项指标有一定改善；无效：临床症状、体征及实验室检查均无改善。

4.2　中医证候疗效判定标准：临床痊愈：临床症状、体征消失或基本消失，证候积分减少 ≥95%；显效：临床症状、体征明显改善，证候积分减少 ≥70%；有效：临床症状、体征均有好转，证候积分减少 ≥30%；无效：临床症状、体征无明显改善，甚或加重，证候积分减少不足 30%。

4.3　早搏疗效判定标准：临床治愈：24 小时早搏为偶发或完全消失；显效：早搏减少 80% 以上；有效：早搏减少 50% ~80%；无效：早搏减少小于 50%。

4.4　ST – T 疗效判定标准：显效：心电图恢复至"大致正常"或达到"正常心电图"；有效：ST – T 段的降低，治疗后回升 0.05mV 以上，但未达到正常水平，主要导联倒置 T 波变浅（达 25% 以上）；或 T 波由平坦变为直立，房室或室内传导阻滞改善；无效：心电图基本与治疗前相同。

4.5　房室传导阻滞疗效判定标准：显效：一度和二度房室传导阻滞消失，或传导阻滞由三度变为一度；有效：一度房室传导阻滞缩短 0.04 秒以上，或二度变为一度，或三度变为二度或心率增快20%以上；无效：用药前后无变化。

5. 研究过程的质量控制

临床试验正式启动前，课题组首先取得了伦理委员会批件（TYLL2008035），并在中国临床试验注册中心进行了注册（ChiCTR - TRC - 00000298）。成立专家指导委员会，由国内本领域知名专家组成，负责补充和完善顶层设计，对课题运行过程中出现的重大技术问题提出建议和意见；同时成立课题工作组，由本课题负责人总牵头，各中心负责人组成，负责解决课题运行中出现的技术问题，为课题实施提供技术支持和服务。课题组成员单位集中培训，统一诊疗标准，培训合格后开始试验。课题实施过程中，严格执行各项SOP，针对临床研究的复杂性，要求专人参与课题全过程，研究者定期开会交流。符合纳入条件者，由研究者和患者及其家属交流，充分尊重患者的意愿，签署知情同意书，按照随机方案给予治疗观察，在规定时间点进行访视。各分中心随机申请员负责向南京中心随机分配系统申请随机编码的工作，申请随机编码的方式有两种：电话申请和网络申请。成立数据管理中心，建立完整的原始病例资料库，定期将各中心采录的数据加以汇总、检查，发现问题及时通报、解决。原始信息录入要求认真、完整，并将相应的检查报告附后，如有更改必须详细注明变更原因、时间，并需更改者签名。纸质CRF采取实时录入，电子数据库每周录入两次，独立双人录入，专人保管数据库密码，设登录权限。设立质量监督委员会，认真履行四级质量检查制度，按照要求，一级检查随时实施，二级检查每3个月实行一次，采用现场和网络相结合的方式，并接受质控组的稽查，对发现的问题及时总结分析，制定出相应的措施。

6. 统计学分析

采用SPSS11.5统计软件。计量资料采用均数±标准差进行统计描述，组内前后差异采用配对t检验，组间前后变化采用 t 检验和秩和检验。计数资料采用频数进行统计描述，组间前后变化采用卡方检验或非参数检验。所有统计检验均采用双侧检验，P < 0.05 为差异有统计学意义。

7. 疗效评价结果显示

纳入 126 例病毒性心肌炎患者，其中完成临床观察 115 例，脱落 11 例；对照组 33 例，试验组 82 例。对照组年龄最小为 14 岁，最大为 34 岁，平均年龄为 21.39 ± 5.69 岁；试验组年龄最小为 15 岁，最大为 39 岁，平均年龄为 24.13 ± 7.34 岁，两组比较，差异无统计学意义（P > 0.05）。两组在性别、发病年龄、民族、文化程度、劳动种类、心功能分级上，差异也均无统计学意义（P > 0.05）。试验组有显著降低中医证候积分、抑郁自评量表积分及焦虑自评量表积分的趋势，与对照组比较，差异有统计学意义（P < 0.05）；试验组在改善室性期前收缩、房室传导阻滞、ST 段异常、T 波改变方面疗效明显，与对照组比较，差异有统计学意义（P < 0.05）；试验组有降低 SDNN、SDANN、rMSSD，与对照组比较，差异有统计学意义（P < 0.05）；试验组可提高 CO、SV、EF，其中在改善 EF 方面优于对照组，差异有统计学意义（P < 0.05）；综合疗效方面，试验组总有效率为 75.61%，高于对照组的 69.70%，差异有统计学意义（P < 0.05）。

以上研究表明：优化治疗方案治疗病毒性心肌炎疗效肯定，在改善症状、焦虑抑郁状态、左心室收缩功能，干预室性期前收缩及调节心脏自主神经功能方面疗效明显，优于现代医学常规治疗。

【参考文献】

[1] 中医现代化科技发展战略研究课题组. 重大疾病与疑难病证的中医药防治研究与重点任务——中医现代化临床研究（一）[J]. 世界科学技术：中药现代化，2001，3（6）：25.

［2］李丹．病毒性感冒患儿100例血清心肌酶谱检测结果分析［J］．中国社区医师：医学专业，2011，13（272）：199.

［3］中华医学会呼吸病学分会．流行性感冒临床诊断和治疗指南（2004年修订稿）［J］．中华结核和呼吸杂志，2005，28（2）：5.

［4］中华人民共和国卫生部．人感染甲型H1N1流感诊疗方案（2009版）［J］．中国中医药现代远程教育，2009，7（5）：11.

［5］中华人民共和国卫生部．甲型H1N1流感中医药预防方案（2009版）［J］．中医药临床杂志，2009，21（4）：280.

［6］周红，黄宏强，张忠德，等．中医辨证治疗甲型H1N1流行性感冒的方法和思路（附2015例病例分析）［J］．中国中医药现代远程教育，2010，8（17）：187.

［7］王玉光，杜宏波，毛羽，等．甲型H1N1流感轻症326例临床特征分析［J］．环球中医药，2011，4（1）：31.

［8］岳冬辉，宫晓燕．中药复方抗流感病毒实验研究概述［J］．中医药临床杂志，2010，22（6）：558.

［9］国家技术监督局．中医临床诊疗术语疾病部分［M］．北京：中国标准出版社，1997：7.

［10］吕仕超，张军平．病毒性心肌炎中医辨治思路与方法［J］．新中医，2012，44（3）：1.

［11］韩建英，陈德兴．清热解毒复方的作用探讨［J］．中成药，2000，22（4）：316.

［12］殷惠军，曹洪欣．益气养阴复方对病毒性心肌炎小鼠T淋巴细胞影响的实验研究［J］．中医药信息，1999，16（1）：47.

［13］国家"九五"科技攻关课题协作组．急性病毒性心肌炎的药物治疗观察［J］．中华心血管病杂志，1999，27（6）：413.

［14］曹洪欣，郭书文，张华敏，等．益气升陷法在病毒性心肌炎中的应用与研究［J］．中国医药学报，2004，19（增刊）：8.

［15］何建成，浦斌红．中医药治疗病毒性心肌炎基础实验研究进展［J］．辽宁中医杂志，2008，35（7）：1109.

［16］彭立，张军平．试论病证结合方证对应是把握辨证论治的基石［J］．新中医，2009，41（2）：1.

［17］郑云．黄芪注射液治疗病毒性心肌炎39例临床观察［J］．中

原医刊，2004，31（22）：46-47.

[18] 王照程．穿琥宁粉针剂合参麦注射液治疗急性病毒性心肌炎临床观察 [J]．黑龙江中医药，2003，(1)：24-25.

[19] 唐春仕，谭利辉．参麦注射液治疗成人病毒性心肌炎60例疗效观察 [J]．华夏医学，2006，19（2）：310.

[20] 宋素青．黄芪救心汤配合西药治疗急性病毒性心肌炎31例 [J]．陕西中医，2005，26（11）：1150-1152.

[21] 武学农，张晓理．中西医结合治疗急性病毒性心肌炎24例疗效观察 [J]．新中医，2002，34（5）：38.

[22] 陈云玺．中西医结合治疗急性病毒性心肌炎34例 [J]．江苏中医药，2003，24（6）：27-28.

[23] 蒋明琴．中西医结合治疗急性病毒性心肌炎42例分析 [J]．实用中医内科杂志，2005，19（1）：32.

[24] 杨俊．中西医结合治疗急性病毒性心肌炎48例 [J]．实用中西医结合临床，2005，5（5）：45.

[25] 李毅，伍彩霞．中西医结合治疗急性病毒性心肌炎166例 [J]．河南中医，2003，23（1）：41-42.

[26] 马玉霞．中西医结合治疗急性病毒性心肌炎的临床观察 [J]．四川中医，2005，23（2）：49-50.

[27] 吕荣亚，吕志和．中西医结合治疗急性病毒性心肌炎30例 [J]．四川中医，2003，21（2）：35.

[28] 陈荣庆，陈怡凯，陈俊贤，等．中西医结合治疗急性病毒性心肌炎43例临床分析 [J]．华夏医学，2004，18（2）：183-184.

[29] 刘强，程志清，叶武，等．清新胶囊对病毒性心肌炎不同分期Th细胞分化的影响 [J]．中国免疫学杂志，2005，21（6）：455-459.

[30] 金银生，刘宇宁．中西医结合分期治疗急性病毒性心肌炎31例 [J]．实用中西医结合临床，2002，2（4）：7.

[31] 柳德学．中西医结合治疗病毒性心肌炎急性期临床研究 [J]．现代中西医结合杂志，2002，11（6）：481-482.

[32] 陈可冀，宋军．病证结合的临床研究是中西医结合研究的重要模式 [J]．世界科学技术：中药现代化，2006，8（2）：1-5.

[33] 孙塑伦，翁维良，杨龙会，等．中医临床研究实施方案设计与

优化［M］. 北京：中国中医药出版社，2008：37，39.

［34］肖冰，张万岱. 病证结合刍议［J］. 医学与哲学，1994，15（9）：25－26.

附2　中医药治疗病毒性心肌炎的系统评价研究

1. 辨证论治病毒性心肌炎疗效的系统评价

目前关于辨证治疗病毒性心肌炎的临床报道，质量良莠不齐，尚缺乏可靠的证据，有必要对辨证论治病毒性心肌炎的疗效进行系统评价，以期准确了解其疗效和安全性。

1.1　资料与方法

1.1.1　一般资料

1.1.1.1　研究类型：随机与半随机的临床对照试验。

1.1.1.2　研究对象：性别不限，按年龄划分为少儿组（<14岁）与成人组（>14岁），均符合现代医学诊断的病毒性心肌炎患者。

1.1.1.3　干预措施：治疗组采用辨证治疗或在现代医学常规治疗基础上予以辨证治疗，对照组采用现代医学常规治疗。

1.1.1.4　测量指标：临床总有效率。

1.1.1.5　样本例数：试验组与对照组样本例数≥30。

1.1.1.6　排除：①治疗组采用除辨证治疗外其他疗法而对照组未应用；②缺乏完整的临床总有效率数据报道；③试验组与对照组样本例数小于30；④辨证治疗中没有辨证分型，而是一方加减。

1.1.2　检索策略

计算机检索 Medline 文献数据库（1994年~2008年12月）、Pub Med 文献数据库（1994年~2008年12月）、中国生物医学文献数据库 CBM（1979 年～2008 年 12 月）、中文全文期刊数据库 CNKI（1979 年～2008 年 12 月）与维普中文期刊数据库 VIP（1989 年～2008 年 12 月）等。中文检索词：辨证论治，分期论治，病毒性心肌炎，心肌炎等；英文检索词包括：determination of treatment based in pathogenesis obtained through differentiation of symptoms and signs，differentiation of symptoms and signs for classification of syndrome，viral myocarditis 等。

手工检索部分心血管杂志，并在临床试验报告论文或综述的参考文献中追踪相关文献，并尽可能与有关研究者取得联系，索取相关文献。

1.1.3 质量评价标准

按照 Cochrane 系统评价员手册 4.2.6 版所表述的质量标准评价标准纳入研究的质量。

1.1.3.1 随机方法：根据入院或就诊的先后次序编码，采用随机数字表或计算机统计软件，如 SAS 等产生的随机序列分组及抽签、抛硬币、掷骰子等方法产生的随机序列分组为"正确和充分"的随机方法；以入院顺序、就诊顺序等交替分组，当患者面抽签、抛硬币、掷骰子为"不充分"的随机方法；未描述随机方法又无法通过原作者核实的，则将其随机方法暂定为"不清楚"。

1.1.3.2 分配隐藏：由专人产生并采用不透光信封密封保存随机序列、且实施分组者不参与纳入病例的方法为"正确和充分"的隐藏方法；否则为"不充分或不正确"；虽提到分配隐藏但未描述隐藏方法者为"不清楚"；未提及分配隐藏者为"未使用"。

1.1.3.3 盲法：本类疾病应采用盲法评价结果。

1.1.3.4 减员偏倚：因失访不能获得终点测量资料的人数。两组基本平衡则认为不会产生减员偏倚。

完全满足以上 4 条质量标准的研究发生各种偏倚的可能性

最小，其质量为"A"级；其中1条或1条以上的标准为部分满足即"不清楚"的研究，有发生相应偏倚的中度可能性，其质量为"B"级；其中1条或1条以上的标准为"不充分或未使用"的研究，有发生相应偏倚的高度可能性，其质量为"C"级。此外，分析纳入研究各组之间人数、男女构成、疾病严重程度等是否基本平衡，各基线数据是否相似以判断是否存在选择性偏倚和机遇影响的大小。

1.1.4　资料提取和质量评价

用统一的资料提取（质量评价）表格，由两位研究者独立对每一篇符合纳入标准的文献进行评价并交叉核对，两名研究者意见一致者采用，对有分歧的研究通过讨论达成一致。

1.1.5　资料分析

采用 Cochrane 系统评价软件 Rev Man 4.2.6 进行 Meta 分析。首先对所纳入的研究项目进行异质性分析，采用卡方检验和 P 值来定性分析各研究结果间的统计学异质性。P 值在 $0.05 \sim 0.10$ 之间，为差异有无统计学意义的边缘值。当 $P > 0.10$，差异无统计学意义，不具有异质性。$P < 0.05$，差异有统计学意义，组间存在统计学异质性。通常用公式 $I^2 = 1 - df/Q$ 来表示异质性的大小，当 $I^2 < 25\%$ 时，表示异质性低；$25\% < I^2 < 50\%$，表示有中等程度的异质性；$I^2 > 50\%$ 时，异质性较大，有实质的异质性存在。

无统计学异质性结果之间的合并分析采用固定效应模型，反之，有统计学异质性研究结果之间的合并分析采用随机效应模型。疗效效应量同时采用区间估计和假设检验，计数资料采用相对危险度的估计值，即比数比（RR），连续变量资料采用权重的均差（WMD），两者均以95%可信区间（CI）表示，假设检验采用 u 检验，用 Z 值和 P 值表示，显著性水平设定为 0.05，即 $P < 0.05$ 时表示不同疗法的疗效差异有统计学意义，假设检验结果在森林图中列出，采用漏斗图分析可能发生

的偏倚。亚组中存在低质量研究时进行敏感性分析。

1.2 结果

1.2.1 检索结果

共检索到 17142 篇文献，通过阅读题目排除不相关的文献 16935 篇，初筛共纳入 207 篇文献，在阅读摘要和全文后，排除重复发表的文献 50 篇，排除非随机对照的文献 100 篇，排除治疗组联用辨证论治外疗法的文献 20 篇，排除辨证论治采用一方加减的文献 8 篇，排除不能获得数据的文献 9 篇，排除病例数小于 30 的文献 7 篇，最终共纳入 13[1-13] 篇文献。对纳入的 13 篇进行质量评价。

1.2.2 纳入研究的特点

1.2.2.1 纳入人数：13 个研究，共计 1621 例。

1.2.2.2 干预措施：所有研究基本设计为辨证治疗或辨证治疗加常规治疗，并与常规治疗进行比较。

1.2.2.3 测量指标：临床总有效率。

1.2.2.4 疗效标准：多采用自拟标准纳入文献详情及特点，见表 6-1。

1.2.3 纳入研究的质量评价

1.2.3.1 随机方法：13 篇研究文献都仅仅提及随机分组，并没有详细描述，2 篇按就诊顺序随机[3,8]。

1.2.3.2 分配隐藏：均未提及也未描述任何隐藏措施。

1.2.3.3 盲法：没有 1 篇提到盲法的运用。

1.2.3.4 随访完整性：没有 1 篇文献报告全部病例（包括失访与剔除）的情况并使用 ITT 数据集进行分析，没有 1 篇文献报道有不良反应。

1.2.3.5 样本含量估算：13 篇文献中，没有 1 篇提到样本含量的估算问题，其中样本例数等于 30 例的文献 1 篇[2]，样本例数大于 30 例小于 100 例文献 9 篇[3-10,12]，样本例数大于 100 例的文献 3 篇[1,11,13]。

表 6 - 1 　　　　　　　　纳入文献基本信息

ID 号	组间均衡性	试验干预	对照干预	T (n/N)	C (n/N)	设计方案	随机方案	盲法	方案隐藏	随访	简易评分
王玉林 (1992)	不详	西+辨	西	112/119	110/127	RCT	不详	NA	NA	NA	C
庞黎 (1994)	不详	西+辨	西	75/78	45/54	RCT	不详	NA	NA	NA	C
马红彪 (1997)	不详	辨	西	27/30	22/30	RCT	不详	NA	NA	NA	C
张萍 (1998)	不详	西+辨	西	36/41	28/41	RCT	就诊次序	NA	NA	NA	C
蒋宇 (2000)	不详	辨	西	48/50	40/48	RCT	不详	NA	NA	NA	C
赵俊峰 (2001)	不详	西+辨	西	75/78	45/54	RCT	不详	NA	NA	NA	C
王瑛 (2001)	不详	辨	西	63/66	44/62	RCT	不详	NA	NA	NA	C
李毅 (2002)	不详	辨	西	106/118	44/59	RCT	不详	NA	NA	NA	C
黎民希 (2002)	好	西+辨	西	40/42	29/35	RCT	不详	NA	NA	NA	C
于月明 (2006)	好 (P>0.05)	西+辨	西	36/40	28/40	RCT	不详	NA	NA	NA	C
丁应梅 (2007)	好 (P>0.05)	西+辨	西	132/136	86/100	RCT	不详	NA	NA	NA	C
孙晓堂 (2008)	好	西+辨	西	56/56	29/36	RCT	不详	NA	NA	NA	C
陈淑凤 (2008)	好 (P>0.05)	西+辨	西	39/41	30/40	RCT	不详	NA	NA	NA	C

注：NA 为不清楚。

1.2.3.6 研究基线比较：有 5 篇文献报道组间均衡性较好，$P > 0.05$，组间具有可比性[4-5,10,12,13]；8 篇文献没有提到组间具有可比性。

1.2.3.7 结论：13 篇文献均为低质量文献，采用 Rev Man4.26 指南使用的简易评分法，均为 C，证据质量不高，影响评价的可靠性。

1.2.4 Meta 分析结果

1.2.4.1 少儿组：异质性检验 $P = 0.26$，$I^2 = 24\%$，$P > 0.10$ 不存在异质性，选用固定效应模型，具有同质性合并效应量 RR = 1.10，95% CI（1.10，1.26），$Z = 4.73$，$P < 0.00001$，有统计学差异。成人组：异质性检验 $P = 0.71$，$I^2 = 0\%$，$P > 0.10$ 不存在异质性，选用固定效应模型，具有同质性合并效应量 RR = 1.18，95% CI（1.13，1.24），$Z = 6.69$，$P < 0.00001$，有统计学差异。总 $P = 0.62$，$I^2 = 0\%$，$P > 0.10$ 不存在异质性，选用固定效应模型，具有同质性合并效应量 RR = 1.18，95% CI（1.14，1.23），$Z = 8.20$，$P < 0.00001$，有统计学差异。说明辨证论治治疗病毒性心肌炎在临床总疗效上优于对照组。

1.2.4.2 临床总疗效漏斗图分析：以临床疗效数据做漏斗图，图形左右不对称，提示存在发表偏倚。这一现象对本研究的最终结论有一定影响，提示我们今后的研究应该加强顶层设计的过程管理，以减少偏倚性。

1.3 小结

辨证论治是中医的核心与精华，它的循证尤为重要，但因其具有根据临床情况灵活加减的特点，其处方也并非固定化，难以进行系统评价，目前也只能从整体来证明其疗效。本研究仅从辨证论治疗法与西医疗法相比来证明其有效性。辨证论治在临床疗效上显示有效趋势，由于纳入数量少并且纳入研究存在选择性偏倚和测量性偏倚的高度可能性，势必影响结果的强度，期待以后高质量的随机盲法对照试验提供高质量的证据。

1.3.1　疗效分析

辨证治疗组或在西医治疗的基础上予以辨证治疗，在临床总疗效上优于西医组。但由于纳入研究文献的质量普遍偏低，评分均为 C，影响评价的可靠性，尚难得出可靠结论，需要高质量文献证明。

1.3.2　安全性分析

13 篇文献均未提及不良反应。

1.3.3　可能存在偏倚分析

13 篇文献仅仅提及随机，并未交代具体的随机方法，只有 2 篇采用就诊顺序的半随机，可能存在选择性偏倚；没有 1 篇文献提到盲法的运用，可能存在实施偏倚；没有 1 篇文献提到中止标准与中途退出和随访记录，可能存在减员偏倚；文献没有统一疗效判定标准，疗效标准未交待具体出处，多为自拟，试验指标也未交代具体的测量方法，可能存在测量偏倚；导致漏斗图两面不对称，可能存在发表偏倚。

1.3.4　存在的问题与展望

以下原因均可造成文献质量较低：①诊断存在过于宽泛的问题；②文献中均未报道纳入标准；③没有排除标准、中止标准；④随机方法不明，或不正确，如仅提到随机二字，未说明具体方法，或仅以入院顺序作为随机号的半随机；⑤没有报道样本含量估算的方法；⑥没有提及盲法的使用问题，有的仅提盲法二字；⑦疗效判定标准，未注明明确出处，大部分为自拟；⑧没有退出和随访报道。

在以后的临床试验中尤其要注重以下问题：①诊断（西医与中医）、纳入与排除、脱落与中止、疗效判定等标准的具体化以及出处的报道；②样本含量的估算；③随机盲法和分配隐藏方法的正确应用；④脱落和随访的报道。通过以上问题的解决，才能提供高质量的临床文献，进行高质量的系统评价，为临床提供高质量的循证证据。

2. 玉丹荣心丸治疗病毒性心肌炎疗效的系统评价

玉丹荣心丸是主治病毒性心肌炎的上市中成药。经过十余年的临床应用，治疗病毒性心肌炎疗效显著，很多临床研究报道了它的疗效，在此情况下，有必要对这些研究进行全面系统的评价，以期准确了解其疗效和安全性。

2.1　资料与方法

2.1.1　一般资料

2.1.1.1　研究类型：随机与半随机对照试验。

2.1.1.2　研究对象：年龄、性别不限的病毒性心肌炎患者。经临床确诊为病毒性心肌炎。诊断标准参照 1999 年昆明会议制定的《病毒性心肌炎诊断标准（修订草案)》与《中药新药治疗病毒性心肌炎的临床研究指导原则》《1987 年全国心肌炎心肌病专题座谈会纪要》

2.1.1.3　干预措施：治疗组玉丹荣心丸加常规治疗或其他方法，对照组不采用玉丹荣心丸，采用常规治疗或常规治疗加其他方法。

2.1.1.4　测量指标：随访期末（≥8 个月）和（或）治疗结束时，观测疗效心电图的改善率和不良反应。

2.1.1.5　排除：干预措施中除玉丹荣心丸又使用其他疗法而对照组不使用该方法的临床试验检。

2.1.2　检索策略

计算机检索 Cochrane Center、Mendline、中国生物医学文献数据库以及中文全文期刊数据库、维普中文期刊数据库等。中文检索词有玉丹荣心丸、病毒性心肌炎、心悸等；英文检索词包括 yudanrongxinpill、viralmyocarditis、cardiopalmus 等。手工检索部分心血管杂志，并在临床试验报告论文或综述的参考文献中追踪相关文献，并尽可能与有关研究者取得联系，索取相关文献。检索时限为 1996 年 1 月 ~ 2007 年 12 月。

2.1.3　质量评价标准

按照 Cochrane 系统评价员手册 4.2.6 版所表述的质量标准评价标准纳入研究的质量。

2.1.3.1　随机方法：根据入院或就诊的先后次序编码，采用随机数字表或计算机统计软件如 SAS 等产生的随机序列分组及抽签、抛硬币、掷骰子等方法产生的随机序列分组为"正确和充分"的随机方法；以入院顺序就诊顺序等交替分组，当患者面抽签抛硬币掷骰子为"不充分"的随机方法；未描述随机方法又无法通过原作者核实的，则将其随机方法暂定为"不清楚"。

2.1.3.2　分配隐藏：由专人产生并采用不透光信封密封保存随机顺序、且实施分组者不参与纳入病例的方法为"正确和充分"的隐藏方法；否则为"不充分或不正确"；虽提到分配隐藏但未描述隐藏方法者为"不清楚"；未提及分配隐藏者为"未使用"。

2.1.3.3　盲法：本类疾病应采用盲法评价结果。

2.1.3.4　减员偏倚：指因失访不能获得终点测量资料的人数。两组基本平衡则认为不会产生减员偏倚。

完全满足以上 4 条质量标准的研究发生各种偏倚的可能性最小，其质量为"A"级；其中 1 条或 1 条以上的标准为部分满足即"不清楚"的研究，有发生相应偏倚的中度可能性，其质量为"B"级；其中 1 条或 1 条以上的标准为"不充分或未使用"的研究，有发生相应偏倚的高度可能性，其质量为"C"级。

此外，分析纳入研究各组之间人数、男女构成、疾病严重程度等是否基本平衡，各基线数据是否相似以判断是否存在选择性偏倚和机遇影响的大小。

2.1.4　资料提取和质量评价

用统一的资料提取（质量评价）表格由两位研究者独立对每一篇符合纳入标准的文献进行评价并交叉核对，两名研究者意见一致者采用，对有分歧的研究通过讨论意见达成一致。

2.1.5　资料分析

采用 Cochrane 系统评价软件 Rev Men4.2.6 进行 Meta 分析。首先对纳入的研究项目进行临床异质性和方法异质性分析，按照临床同质性和方法学同质性对各研究进行亚组分析，采用 χ^2 检验分析统计学异质性，显著水平设定为 $P = 0.10$，即 $P < 0.10$ 时研究结果存在异质性，同时采用 I^2 对异质性进行定量评估，$I^2 \leqslant 25\%$ 时其异质性小，$25\% < I^2 \leqslant 50\%$ 存在中等程度异质性，$I^2 > 50\%$ 时，研究结果间的异质性较大；无统计学异质性结果之间的合并分析采用固定效应模型，反之，有统计学异质性研究结果之间的合并分析采用随机效应模型。疗效效应量同时采用区间估计和假设检验，计数资料采用相对危险度的估计值，即比数比（RR），连续变量资料采用权重的均差（WMD）。两者均以 95% 可信区间（CI）表示假设检验采用 υ 检验，用 Z 值和 P 值表示，显著性水平设定为 0.05，即 $P < 0.05$ 时表示不同疗法的疗效差异有统计学意义，假设检验结果在森林图中列出，采用漏斗图分析可能发生的偏倚。亚组中存在低质量研究时进行敏感性分析。

2.2　结果

2.2.1　检索结果

截至 2007 年 12 月，共检索到相关文章 88 篇。阅读文献题目和摘要，剔除重复的文献，排除动物实验的报告及病例报告或病例观察报告等非随机对照研究。全文阅读后，排除研究对象非病毒性心肌炎患者、非随机对照研究、数据不详的报道，最终纳入 10 篇研究文献[14-23]，其中 9 篇随机对照试验[14-22]采用临床疗效作为指标，共计 1308 例病毒性心肌炎患者接受玉丹荣心丸或者西医治疗。6 篇随机对照试验[17-18,20-23]采用心电图改善作为指标，共计 359 例患者接受玉丹荣心丸或者西医治疗所有纳入研究都以中文发表，未检索到符合纳入标准的英文研究。

2.2.2　纳入研究的特点

2.2.2.1　纳入人数：10 个研究纳入患者数从 40~615 例不等，共计 1362 例。

2.2.2.2　干预措施：所有研究基本设计为玉丹荣心丸或加常规疗法，或加其他方法，与常规治疗或常规治疗加其他方法进行比较。

2.2.2.3　测量指标：9 篇随机对照试验[14-22]采用临床疗效作为指标，6 篇随机对照试验[17-18,20-23]采用心电图改善做为指标。

2.2.2.4　疗效标准：3 个研究[18-19,22]采用《中药新药治疗病毒性心肌炎的临床研究指导原则》为疗效判定标准。7 个研究[14-17,20-21,23]采用自拟判定标准纳入文献详情及特点，见表 6-2。

表 6-2　　　　　纳入文献的基本信息表

研究 ID	样本量	质量评估	试验组	对照组	结局指标
邵 1998	515/100	C	玉丹组	西医组	临床总疗效
郝 2003	50/39	C	玉丹组	西医组	临床总疗效
刘 2003	180/43	C	玉丹组	西医组	临床总疗效
王 2003	31/30	C	玉丹组	西医组	心电图（ECG）、临床总疗效
肖 2003	50/30	C	玉丹组	西医组	ECG、临床总疗效
王 2004	40/36	C	玉丹组	西医组	临床总疗效
任 2005	32/30	C	玉丹组	西医组	ECG、临床总疗效
史 2005	32/30	C	玉丹组	西医组	ECG、临床总疗效
孙 2005	30/10	C	玉丹组	西医组	ECG、临床总疗效
杨 2006	28/26	C	玉丹组	西医组	ECG

2.2.3 纳入研究的质量评价

2.2.3.1 随机方法：10 个研究均提及随机字样，但并未介绍详细随机方法。

2.2.3.2 分配隐藏：10 个纳入研究均未提及也未描述任何隐藏措施。

2.2.3.3 盲法：10 个纳入均未提及任何步骤实施盲法。

2.2.3.4 减员偏倚：所有研究未报道病例脱失，无减员偏倚的可能。

2.2.3.5 结论：10 个研究均有选择性偏倚、测量性偏倚的高度可能性，质量等级均为 C 级。

2.2.4 Meta 分析结果

2.2.4.1 随访期末（≥8 周）或治疗结束时临床总疗效结果：异质性检验 $P = 0.93$，$I^2 = 0\%$，$P > 0.10$，不存在异质性，选用固定效应模型，具有同质性合并效应量 $RR = 1.41$，$95\% CI$ [1.30, 1.52]，$Z = 8.39$，$P < 0.00001$，有统计学差异。有 2 个研究，其合并 RR 的 $95\% CI$ 横线与等效线相交但位于等效线右侧，虽然组间差异没有统计学意义，但横线与方块位于等效线右侧，提示玉丹荣心丸治疗病毒性心肌炎有优于对照组的趋势。有 7 个研究[14-17,19-21]，其合并 RR 的 $95\% CI$ 横线不与等效线相交，组间差异有统计学意义，且横线与方块和菱形皆位于等效线右侧，说明玉丹荣心丸组治疗病毒性心肌炎在临床疗效上优于对照组。

2.2.4.2 随访期末（≥8 周）或治疗结束时心电图改善结果：异质性检验 $P = 0.0004$，$I^2 = 77.7\%$，$P < 0.01$，异质性较大，不具有同质性，选用随机效应模型，合并效应量 $RR = 1.50$，$95\% CI$ (1.08, 2.08)，$Z = 2.44$，$P < 0.05$，有统计学意义。分析异质性原因，可能与纳入低质量研究有关。进行敏感性分析，试去掉森林图中偏离多数研究（RR 连线较远）的一个研究[17]后，进行异质性检验，$P = 0.95$，$I^2 = 0\%$，$P >$

0.10，说明剩余 5 项研究具有同质性。RR = 1.66，95% CI（1.35，2.04），$Z = 4.83$，$P < 0.00001$，有统计学意义，敏感性分析结果一致，横线、方块与菱形位皆位于等效线右侧，说明玉丹荣心丸组治疗病毒性心肌炎在心电图改善上优于对照组。

2.2.4.3　临床总疗效漏斗图分析：以临床疗效数据做漏斗图，图形左右不对称，提示存在发表偏倚。这一现象对本研究的最终结论有一定影响，提示今后的研究应该加强顶层设计的过程管理，以减少偏倚性。

2.3　讨论

2.3.1　玉丹荣心丸治疗病毒性心肌炎相关机制

病毒性心肌炎与中医的"心悸""温病""虚劳"等病密切相关，其发病多由温毒内犯，正气亏虚所致，即"温邪上受，首先犯肺，逆传心包"。逆传的关键在于心肺气阴不足，温毒致病，传变迅速，极易耗气伤阴。气阴两虚不仅是病毒性心肌炎发病内因，而且也是病变的必然结果，存在于疾病发展过程中各个阶段。早期是毒袭心肺，耗伤气阴；中后期是余邪留恋，损及全身气、血、阴、阳，产生郁热、痰浊、瘀血。病机特点以气阴两虚为本，郁热、痰浊、血瘀为标，治疗以益气养阴为主，兼以清热、解毒、化痰、活血。玉丹荣心丸针对病毒性心肌炎气阴两虚病机而设，佐以清热、解毒、活血之品。全方由玉竹、五味子、丹参、降香、大青叶、苦参和甘草等组成。方中玉竹，甘平滋阴；五味子，酸温敛阴；甘草，甘平益气；丹参，活血凉血化瘀；降香，理气散瘀；大青叶、苦参，苦寒入心，清热解毒；全方合用具有益气养阴、活血化瘀、清热解毒、强心复脉之效。现代研究表明，玉丹荣心丸具有明显保护并改善病毒感染损伤的心肌组织，提高心肌细胞耐缺氧能力，扩张冠状动脉和增强心脏供血，改善心电图缺血样改变和减少心律失常的发生，减轻病毒感染后所致的自身免疫反应[16]等作用。

2.3.2　安全性分析

本研究显示玉丹荣心丸是一种相对安全的中成药物。有1个研究报告[23]中有少数几例报道患者有食欲欠佳，恶心感，未报告其他不良反应。

2.3.3　可能存在的偏倚

本系统评价纳入的10个研究报告均存在一定的偏倚，对随机化的实施过程和盲法的使用，在各研究报告中尽管有"随机"字样，但绝大部分仅按照入组顺序来分配研究对象，并未介绍详细的随机方法，也没有产生随机序列，更没有提到分配隐藏，带来选择性偏倚。盲法的使用也未提及，可能存在实施偏倚。临床疗效和心电图改善作为主要判定指标，但在判定标准上存在不一致性，主观性强，可能存在测量偏倚。

2.3.4　存在的问题与展望

2.3.4.1　完善临床试验设计及报告：本系统评价纳入10个研究，多数未具体描述随机方法、分配隐藏和盲法，均存在选择性偏倚、实施偏倚、测量性偏倚的高度可能性，今后的临床研究应严格随机对照的实验设计，隐藏分配方案，使用盲法评估结果。

2.3.4.2　指标选择与随访：在病毒性心肌炎的临床试验中，有效率与心电图改善率与报道较多，临床意义较大，所以选为主要疗效指标。患者的生存质量对于临床试验疗效的判定较为重要，生存质量判定需要预后的随访，10个研究报告均没有预后随访，今后临床研究中应注意随访。

2.3.4.3　分层随机：病毒性心肌炎临床分为急性期、恢复期、慢性期和迁延期，病情轻重也对本病预后有决定影响，因此最好采用分层随机，使各研究之间患者基线一致有较好可比性。

2.4 小结

玉丹荣心丸是一种相对安全的中成药，在临床疗效和改善心电图方面有显示有效的趋势，由于纳入数量少并且纳入研究存在选择性偏倚和测量性偏倚的高度可能性，势必影响结果的可信强度，期待以后高质量的随机盲法对照试验提供高质量的证据。

【参考文献】

[1] 王玉林，韩梦兰，王玉璞．中西医结合治疗病毒性心肌炎246例［J］．中医药学报，1992，2：36-37.

[2] 马红彪，苏宝玲，张荣芬．辨证治疗小儿病毒性心肌炎30例临床观察［J］．山西中医，1997，13（3）：9-10.

[3] 张萍．中西医结合治疗小儿病毒性心肌炎94例疗效观察［J］．陕西中医函授，1998，5：28-29.

[4] 成淑凤，高雅．中西医结合治疗小儿病毒性心肌炎41例［J］．中医研究，2008，21（10）：19-20.

[5] 孙晓堂，吴扬，徐洁，等．中西医结合治疗病毒性心肌炎疗效分析［J］．中国社区医师，2008，10（9）：83.

[6] 庞黎，王冬梅，董峰．中西医结合治疗病毒性心肌炎78例［J］．陕西中医，1994，15（3）：103-104.

[7] 蒋宇，胡庆寅，胡晓允．中医辨证治疗病毒性心肌炎的临床研究［J］．吉林中医药，2000，5：12.

[8] 王瑛，朱琦峰，马胜利，等．辨证分型治疗急性病毒性心肌炎66例［J］．河南中医药学刊，2001，16（3）：47-48.

[9] 赵俊峰．中西医结合治疗病毒性心肌炎78例［J］．山东中医杂志，2001，20（12）：742.

[10] 黎民希．中西医结合辨证施治病毒性心肌炎临床观察［J］．中国医学理论与实践，2002，2002（7）：894.

[11] 李毅，沈玲妹．中医药分阶段治疗急性病毒性心肌炎临床观察［J］．上海中医药杂志，2002，3：16-17.

[12] 于月明，李彤，林晓生，等．中西医结合治疗病毒性心肌炎

40 例临床观察［J］. 中华中医药杂志，2006，21（7）：442－443.

［13］丁应梅. 中西医结合治疗病毒性心肌炎 136 例［J］. 山西中医，2007，23（3）：27－28.

［14］邵敏，孟淑荣. 玉丹荣心丸治疗病毒性心肌炎的临床观察［J］. 现代康复，1998，2（9）：1032－1033.

［15］郝幼敏. 中西医结合治疗病毒性心肌炎临床观察［J］. 中西医结合心脑血管杂志，2003，1（11）：625－626.

［16］刘玲玲，邹浩. 玉丹荣心丸治疗病毒性心肌炎 180 例［J］. 湖南中医杂志，2003，19（4）：26.

［17］王航雁，衣京梅，张晓飞，等. 玉丹荣心丸治疗病毒性心肌炎疗效观察［J］. 实用儿科临床杂志，2003，18（23）：216－217.

［18］肖绪武，杨丽萍. 玉丹荣心丸治疗儿童病毒性心肌炎的临床疗效观察［J］. 医师进修杂志，2003，26（11）：45－46.

［19］王宏，高敏，郭又嘉. 玉丹荣心丸治疗儿童病毒性心肌 40 例［J］. 中国民间疗法，2004，12（7）：45.

［20］任爱巧，杨威. 玉丹荣心丸辅助治疗病毒性心肌炎 32 例观察［J］. 中原医刊，2005，32（6）：44－45.

［21］史长松，崔崇瑜. 儿童病毒性心肌炎 32 例治疗体会［J］. 医学论坛杂志，2005，26（6）：49.

［22］孙晓敏. 玉丹荣心丸 1,6 二磷酸果糖治疗儿童心肌炎［J］. 医药论坛杂志，2005，26（19）：81－82

［23］杨霏霏. 玉丹荣心丸治疗儿童病毒性心肌炎疗效观察［J］. 中西医结合，2006，35（3）：76－77.

第五节　名医治疗经验

一、各家论述

1. 张伯臾

张老认为，心肌炎发病，多起于外感时邪，《素问·痹论》有"复感于邪，内舍于心"之说。外邪由表入里，郁而化热，内犯于心，热伤心肌，耗气伤阴，心失血养，使心脏搏动失其常度，致心络瘀阻，出现痰浊湿热阻滞等各种症状。将本病分为热毒犯心、气阴两亏、痰热阻滞、气滞血瘀、正虚邪恋 5 型论治[1]。

2. 赵心波

赵老认为：危重心肌炎病例（如心力衰竭、心源性休克等）一定要中西医结合抢救。急性病毒性心肌炎，症见低烧、自汗、心悸、气短、烦躁不安、面色苍白，脉细数无力，舌质红、苔白或黄，此多因热邪内扰，心气受损，肺阴有伤，治宜清热生津、养心益气，方选竹叶石膏汤合生脉散加减。有表证应解表；里热重者要清里；痰热盛者清化痰热。总应辨证施治，不能拘泥一法一方。慢性病毒性心肌炎患者，要注意辨别心气虚，还是心阴虚。此外，在治疗病毒性心肌炎的过程中，切忌大苦大寒、辛燥雄烈等伤津耗气之品，以甘淡、甘平之品缓调为妥[2]。

3. 张镜人

张氏师于古而不泥古，临床主张"师法而不拘方"，"以现代科学之长，补传统医学之短"。认为病毒性心肌炎乃外邪侵袭后，虽然风邪易散，但余邪郁热难清，若素体心气不足则内舍于心，犯及心脉，心神受扰则惊悸怔忡乃作，邪热久羁而心阴暗耗；脉道失于宣畅则血流瘀滞，病情反复，缠绵不解。主要病机是心气心阴两虚，郁热血瘀互阻，提出了益气养阴、清热活血、宁心安神为主的治疗原则，并结合用药心得，自创"四参饮"（孩儿参、丹参、南沙参、苦参、炙甘草、炒枣仁、炙远志、广郁金、莲子心）进行治疗[3]。

4. 丁书文

丁书文教授认为辨病治疗是在洞悉疾病演变规律的基础上，针对疾病的共性，遣方用药，具有用药精专、针对性强的特点；辨证施治则是依据患者阴阳气血虚实寒热而制定法则，是对疾病不同证型的个性研究，具有因人因证施治的灵活性、特异性。病毒性心肌炎的治疗应辨病与辨证相结合，强调清热解毒要及时彻底，益气养阴当贯穿始终，活血化瘀不容忽视，安神定悸需随证选用，后遗诸症宜攻补兼施[4]。

5. 董建华

董老认为，病毒性心肌炎多因感受温热毒邪引起，临床表现从发热咽痛而后出现心悸、胸闷或隐痛等症，是温邪由卫入营、热伤心肌所致，这在温病学上称为逆传。这种逆传虽未见神昏谵语之候，但可出现心气营阴耗损之症，如身热夜甚、舌绛而干、脉细数或结代等，这是本病的特点。逆传多见于心气或心阴素亏，以及受邪较重的患者。其中心之气阴素亏是本，感受温热毒邪是标。治疗上以清解心营热毒为主，同时照顾到邪热耗阴的一面。若病深入络则配伍活血通络之属，兼湿阻者，则加化湿或透表之品[5]。

6. 周次清

周次清教授分期论治病毒性心肌炎，认为急性期应详察病邪，明辨病位。病毒性心肌炎的急性期，多因感受外邪而引发，外邪主要是风热和风湿之邪，病位有肺心同病和脾心同病。恢复期应扶正为主，兼祛余邪。慢性期应调整阴阳，补虚攻实。后遗症期应养心益肾，涤痰化瘀。急性期和恢复期重点查明有无外邪的存在以及外邪的性质，治疗要点为祛除外邪，扶助正气。慢性期和后遗症期须把握阴阳气血的偏盛偏衰，注意因虚而致实所形成的痰浊、瘀血等病理变化，治疗要点为扶阳益阴而消瘀阻[6]。

二、名医验案

1. 邢锡波医案[7]

案1：于某，男，34 岁，干部。

因周身关节疼痛，发热不退，心悸气短，经医院检查确诊为心肌炎，住院治疗。经过月余住院用西药治疗，发热退，关节疼痛减轻，惟心悸气短未见好转，胸闷有压迫感，不时发生隐痛，间有低烧，因而出院服中药治疗。其主要症状为胸部堵闷，心悸气短，胸部有时隐痛，动辄尤甚，脘满食少纳呆，心烦热，时发低热，关节痛，阴雨天较重。脉沉弦滑不整，舌尖红，苔黄腻。

辨证：湿热内蕴，损伤心脏。

治法：清热利湿，益气养心。

处方：生薏米 24g，玉竹 18g，麦冬 18g，银花 5g，寒水石 15g，蚤休 15g，防己 15g，连翘 12g，菖蒲 12g，川芎 10g，乳香 12g，甘草 10g，黄连 8g，琥珀 1.5g，人参 1.2g，朱砂 1g，冰片 0.12g（后 4 味同研，药汁送服）。

二诊：连服 5 剂，烦热退，低热未作，心悸减，食欲渐展，脉弦滑略软，舌红略淡苔不黄，是湿热渐退。宜清化湿热、解毒养心法。

处方：玉竹 24g，蚤休 18g，麦冬 18g，银花 12g，防己 12g，滑石 12g，川芎 10g，蒲黄 10g，乳香 8g，黄连 6g，甘草 6g，人参 1.2g，朱砂 1g，琥珀 1g，冰片 0.1g（后 4 味同研，药汁送服）。

三诊：连服 10 剂，身热心烦未作，胸堵闷减轻，胸不痛，心悸气短不明显，脉弦虚略有不整，舌不红苔黄腻，是湿热宣散，心阴不足，宜以育阴养心为主，辅以清湿热法。

处方：麦冬 24g，玉竹 18g，蚤休 18g，元参 15g，丹参 12g，寒水石 12g，五味子 10g，川芎 10g，菖蒲 10g，防己 10g，人参 1.2g，朱砂 1g，琥珀 1g，冰片 0.1g（后 4 味同研，药汁送服）。

以此方调理 2 周痊愈。

【按】心肌炎多由风湿热所引起，如低烧或高烧迁延不退，而现心悸气短，胸闷，或隐痛，左脉细数不整，或弦数不齐，久之必波及心脏。故彻底治疗风湿热，是防治风湿性心脏病的有效措施。治疗风湿热以退热为主。使热退身凉，再根据病情，扶持心脏。心悸气短消失，胸不闷，心不隐痛，脉律整齐，身觉有力，方能停止服药。再经调养巩固，方能恢复工作。

案 2：辛某，男，18 岁，学生。

患风湿热近 1 年，经 2 次住院治疗无明显效果，近 3～4 日身热不退，心悸，气短，胸闷，压胸时有压缩感和隐痛，周身关节酸痛。

检查：体温 39℃，神疲，消瘦，大汗出，面色苍白，心律不齐。脉弦数不整，舌质红绛，有紫斑，苔黄腻。诊为心肌炎。

辨证：风湿内聚，深陷心脏。

治法：益气祛风，清热利湿。

处方：麦冬 30g，玉竹 30g，连翘 24g，丹参 24g，元参 24g，生石膏 24g，寒水石 24g，菖蒲 15g，山慈菇 15g，蚤休 15g，黄连 10g，乳香 10g，红芽大戟 8g，人参 2.4g，犀角 0.6g，朱砂 0.6g，冰片 0.15g（后 4 味同研，送服）。

二诊：连服 3 剂，身热略减，体温降至 37.2℃，心悸气短减轻，胸不堵闷，略思饮食。脉仍弦数不整，舌稍淡，苔仍黄腻，是风湿外宣，毒热清化，心阴渐复之象。宜清热疏风，养心活血。

处方：蚤休 30g，玉竹 30g，女贞子 30g，麦冬 24g，丹参 24g，寒水石 24g，生石膏 18g，防己 18g，元参 15g，黄连 10g，苦参 10g，栀子 10g，红芽大戟 10g，人参 1.8g，朱砂 1g，血竭 0.6g，冰片 0.18g（后 4 味同研，药汁送服）。

三诊：连服 5 剂，身热已退，食欲好转，精神清爽。惟觉心悸气短，胸闷，时有隐痛。脉弦虚不整，舌淡红无苔。是毒热清解，风湿宣散，惟心脏受毒热损伤需扶持。宜用清热解毒热、疏风养心活血法治之。

处方：玉竹30g，元参30g，麦冬30g，女贞子25g，生石膏18g，丹参18g，防己15g，蚤休15g，连翘15g，寒水石15g，五味子12g，甘草12g，黄连10g，乳香10g，川芎10g，人参2g，琥珀1g，朱砂1g，冰片0.15g（后4味同研，药汁送服）。

连服1周，热退身凉，食欲增加，身觉有力，惟心悸气短不时发作，脉沉滑不整，是毒热未净，心气未复，故用清解养心法继续服药，以资巩固而防复发，6~7周后症状消失而愈。

【按】本例心悸因风湿毒热偏盛，心阴不足，心阳虚衰，出现心悸气短，或胸闷。左脉细数不整，或右脉弦数不齐，故治疗应以退热为主。方中山慈菇清热解毒；红芽大戟清里化热解毒；蚤休凉血散瘀，清热解毒；连翘清热解毒；黄连清火除湿，化心脾湿热；玉竹滋养气血，平补而润，兼除风湿散热；菖蒲补心阳不足；寒水石、生石膏有清热凉血之功；元参滋养清火；麦冬养阴退热强心复脉；丹参调理血脉。以人参、犀角、朱砂、冰片4味同研冲服，具有大补心气、安神养心、清热解毒作用，使之内能透骨搜风散邪，外能通经解毒。侯热退可重用益阴养心药，以期脉律恢复。

案3：陈某，女，24岁，工人。

产后1个月，近10日来低烧，咳嗽，心悸气短。2日来加剧，伴盗汗自汗，烦躁不安，失眠。2年前曾患肺结核、胸膜炎。

检查：发育中等，营养较差，咽微红，有奔马律，心率160次/分。胸部透视见心脏稍向左扩大，右肺下部有液体平面，考虑胸腔积液。血沉：81mm/1h，100mm/2h。白细胞9×10^{12}/L，心电图示心肌损伤。脉细数，舌质红，苔薄黄。诊断为结核性心肌炎。经西医治疗，症状一度好转。19日后病情恶化，突然憋气，心悸气短，大汗淋漓，烦躁不安，恶风，嗜睡，神志恍惚。体温 39℃，心音微弱，似有似无，舌红无苔。

辨证：心阴虚损，心阳将脱。

治法：益气敛阴，养心固脱。

处方：麦冬 30g，山茱萸 24g，玉竹 24g，白芍 15g，丹参 15g，五味子 12g，人参 10g，白术 10g，川芎 10g，阿胶 10g，炙甘草 10g，琥珀 1g，朱砂 1g，冰片 0.18g（后 3 味同研，冲服）。

二诊：连服 2 剂，神志清楚，精神好转，心悸气短减轻，夜能安眠。脉虚数不整，舌红，是阴复阳长。继以原方加何首乌 30g 治之。

三诊：连服 3 剂，午后体温 39℃ 左右，心悸好转，但仍有奔马律，为阴虚邪热复燃之象。以生脉散加功劳叶 30g，地骨皮 30g，百部 24g，黄连 7.5g，狼毒 0.18g。

四诊：连服 1 周，体温一度下降，3 日后又发热，是热邪未清，改用养阴抗痨活血解毒法。

五诊：连服 3 剂，心悸消失，发热渐退，午后不热。而手足心热，咽干疼，为阴虚邪热未净之症。宜抗痨养心汤加减。

处方：功劳叶 30g，女贞子 30g，地骨皮 30g，百部 24g，生地 24g，玉竹 24g，丹参 15g，五味子 12g，川芎 10g，甘草 3g，狼毒 1.8g。

近服药治疗 1 个月，已不觉心悸，奔马律消失。

【按】产后发热多因血虚，血虚不能养心，发为心悸，气阴两虚，出现盗汗自汗、烦躁、失眠等症。方用生脉散益气养阴，敛阴固脱；白术补脾益气；白芍补血敛阴；玉竹养阴生津；川芎、丹参活血行气，除烦安神；阿胶补血滋阴，用于阴虚血少的虚烦失眠；山茱萸敛汗固脱，滋阴又补阳，对生脉散及其他养阴药有协同作用。琥珀、朱砂镇心安神，治疗心悸失眠、烦躁不安。冰片配朱砂开窍醒神。先用补益之剂使气血双补、阴阳兼顾、气运血生。后因体温又升高为邪热复燃，加功荠叶、地骨皮、女贞子以清热滋阴凉血，使邪热除尽，正气得以恢复。

2. 张泽生医案[8]

袁某，女，17 岁。

患者于 1975 年 6 月感冒发高热，经西药治疗后热退，但仍头昏头晕，心悸不宁。心电图查见频发性室性期前收缩，心肌受损，诊断为病毒性心肌炎。用心得宁、维生素 C 及 ATP 等治疗，症情不见好转。加用氯化钾、辅酶 A 等治疗，效亦不著，而来我院就诊。当时症见胸闷气短，心悸少寐，间有胃脘作痛，汗出颇多，精神疲乏，脉细数，有时至数不清，舌质淡白。用中药温通心阳，补益心气。并配合应用 ATP、辅酶 A、细胞色素 C、胰岛素、维生素 C，加入 10% 葡萄糖中静脉点滴，每日 1 次，共用 20 天。自觉症状仍不见好转。于 1975 年 11 月 24 日复查心电图：窦性心律不齐，频发期前收缩，伴有室性融合波，心肌受损，并提示不完全右束支传导阻滞。现症见心悸惕惕，胸闷气短，寐少而梦多，动则汗出，精神疲乏。脉细而数，有时至数不清，舌质淡。

辨证：心气不足，心阳不展。

治法：益气温阳。

处方：潞党参 15g，炙黄芪 15g，全当归 9g，紫丹参 9g，川桂枝 3g，炒白芍 9g，云茯苓 9g，炙甘草 3g，九节菖蒲 3g。

二诊：上方连服 20 剂，心悸已不发作，胸闷亦有好转，食欲亦振，但仍出汗较多，少寐多梦。前法再治。

处方：原方加炙远志 5g，青龙齿 12g。

三诊：白天心慌心悸间有发作，夜仍少寐。苔少舌红，脉来细数不匀。拟用归脾汤加减以补益心脾。

处方：潞党参 15g，全当归 9g，炙黄芪 15g，紫丹参 15g，朱茯神 12g，炙远志 5g，炙甘草 3g，炒白芍 9g，青龙齿 15g，九节菖蒲 3g。

另服红参粉，每次 1.5g，一日 2 次。

四诊：经加用红参粉连服 1 月。症情逐步好转，胸闷减轻，心慌偶有发作，出汗亦少。舌苔嫩黄，脉细数。心脾已和，中气尚虚，气机不畅，故胃脘有时隐痛，治当健中理气。

处方：潞党参 15g，炒白术 9g，炒白芍 9g，淡吴萸 1.5g，川桂枝 3g，全当归 9g，广木香 5g，广陈皮 6g，炙甘草 3g。

五诊：胃痛已止，心慌心悸未发作，睡眠尚佳，饮食欠振。舌苔薄白，脉和缓偶有不匀。复查心电图在正常范围。

处方：潞党参 15g，炒白术 9g，法半夏 9g，广陈皮 6g，广木香 5g，炒枳壳 9g，炙甘草 3g，炒谷芽 12g。

上方调治半月，自觉症状显著改善而出院。随访年余，心肌炎已痊愈，并已参加工作。

【按】本例心悸，起病于感冒发热之后，邪去而正虚未复，病后失调，心气不足，心失所养，故出现胸闷心悸、气短多汗、少寐多梦、脉来至数不清等症。治用党参、黄芪、炙甘草益气，桂枝温阳，当归、丹参养血通络，九节菖蒲、茯神宣通心窍以安心神。并加入参粉内服，增强补益心气之功。服药以后，自觉胸闷心慌显见好转，病恙逐步向愈。

3. 赵心波医案[9]

赵某，男，2 岁。

患儿于 3 月前颜面及周身浮肿，喘息抬肩，大便不润，小便量少，纳食不佳，肝脾肿大。经某医院诊为心肌炎，住院治疗 3 个月，症无改善，反而加重，故来我院就诊。

辨证：赵老认为患儿平素饮食伤脾，手太阴失肃，因之肺气壅塞，肾不纳气，故喘息浮肿，不思纳食。

治法：补脾肃肺，调和脾胃，佐以强心。

处方：党参 6g，云苓 6g，炒鸡金 6g，炒麦芽 6g，法夏 3g，冬花 6g，川贝 3g，炒杏仁 6g，炙桑皮 10g，麦冬 10g，瓜蒌 10g，熟地 10g。

化风锭每服 1 丸，日 2 次。

二诊：上方加减共进 20 剂，诸症大减，喘息已平，饮食大增，精神亦佳，活动如常，肝脾明显缩小，浮肿渐消，大便稍干，面色不泽，再拟健脾清肺滋阴调治。

处方：党参 10g，云苓 10g，炒鸡金 10g，神曲 10g，麦冬 6g，川贝 3g，阿胶 6g，沙参 6g，玄参 6g，石斛 6g，远志 5g，熟地 12g。

三诊：服上方 8 剂后，经某医院检查心肌炎已近愈。症状近无，精神食欲二便均正常，惟舌质微红，脉虚。再拟清热滋阴，除虚热善后调理。

处方：大麦冬 10g，蒲公英 6g，桃仁 3g，川贝 3g，青蒿 10g，炒麦芽 6g，煅牡蛎 10g，黄芩 10g，神曲 10g，玉竹 6g，银花 10g，生草 3g。

【按】赵老根据患儿脉证，认为是脾土虚弱，不能生金，肺气壅塞则使肾不纳气，三焦气机不利，故患儿食纳不佳，喘促浮肿，采用补脾肃肺、滋阴等法，伴服化风锭以清热定喘，收效满意。

4. 张羹梅医案[10]

钟某，男，13 岁。1965 年 1 月 1 日初诊。

主诉：发热咽痛 3 天，伴心悸。

病史：3 天来发热，咽喉疼痛，咽部充血，扁桃体Ⅱ度肿大。昨日上午出现胸闷心悸，来我院急诊。心电图示房性过早搏动呈二联律、一度房室传导阻滞。听诊可闻及过早搏动，频繁出现，第一心音减弱，体温 38.4℃，由急诊收入病房。现症见发热，微有恶风，咽喉红肿疼痛，心悸频频而作，胸闷极感不舒。脉浮数，苔薄腻。

诊断：风湿性心肌炎，急性扁桃体炎。

辨证：时邪风热束于外，上焦积热蕴于胸，两热相结，症情乃剧。

治法：清热解毒，养阴宁心。

处方：金银花 9g，连翘壳 9g，生甘草 3g，苦桔梗 6g，藏青果 9g，京玄参 9g，大青叶 9g，黄菊花 9g，粉丹皮 9g，大生地 9g，杨柳枝 60g。

1 月 2 日检查血沉为 92mm/h，1 月 3 日热退清，1 月 15 日血沉复查，55mm/h。心电图先后复查 4 次，第一、二次呈二度房室传导阻滞，第三次为一度房室传导阻滞，1 月 12 日测得心电图完全正常。心脏听诊，亦无病理性改变。

【按】本案一方到底，1 月基本告愈。处方以《沈氏尊生书》大青汤加减治疗。主药以大青叶、玄参、桔梗、生甘草等以清热毒，大青叶汤中原有石膏、知母等药，因热在中焦，以清胃热；本案因热在上焦，改用了金银花、连翘壳、黄菊花等，以清上焦之热。另外重用杨柳枝一药，根据现代科学研究，因有抗风湿作用。

5. 张伯臾医案[11]

郑某，男，37 岁。1976 年 9 月 2 日一诊。

旬日前感冒，现仍有低热，胸闷气短，心悸且慌，咽梗口干，头晕乏力，脉滑带数，舌质红，苔薄。心电图提示二度房室传导阻滞。

辨证：外感操劳，热伤心肌。

治法：清热解毒，佐养阴化浊利气机。

处方：黄连 4.5g，黄芩 9g，板蓝根 18g，生甘草 6g，全瓜蒌 12g，薤白头 9g，广郁金 9g，炒丹皮 9g，鲜竹叶 6g，通草 4.5g，灵磁石（先煎）30g。

稍加减连服 14 剂。

二诊：1976 年 9 月 16 日。低热退清，胸闷、气短、心悸心慌均减，口干脉弦小，舌质红苔薄。心脏蕴热虽减未清，再宗前法出入。

处方：北沙参 18g，黄连 4.5g，黄芩 9g，生甘草 4.5g，朱茯苓 12g，麦冬 12g，炒枣仁 9g，益母草 30g，贯众 12g，10 剂。

三诊：1976 年 9 月 25 日。胸闷已舒，心悸心慌亦瘥，纳增，二便如常，脉虚弦，舌质淡红，心电图已恢复正常，心脏蕴热已清，气阴两亏，改用滋阴益气养心以善后。

处方：北沙参15g，党参12g，麦冬15g，五味子4.5g，丹参 15g，朱茯苓9g，益母草30g，莲子心1.5g，贯众12g。

【按】对病毒性心肌炎，张老结合现代医学的病因，认为本病初起皆因外感时邪，由表入里，热伤心肌，故治疗以清热解毒泻火为主，随症加减，同时又每顾及热毒伤阴一面，纵然无明显伤阴的症状，也每于方中加入适量的滋阴解毒养心阴之品，对于迁延日久者，热毒已非主要，当按心悸、怔忡辨证施治。

6. 郭士魁医案[12]

案 1：郭某，女，23 岁，干部。1978 年 7 月 3 日初诊。

4 日前始有咽痛发热，继而觉心慌气短，活动后加重。检查：体温 38℃，脉率 100 次/分，咽部充血，扁桃体Ⅱ度肿大，甲状腺无明显肿大，两肺阴性，心界不大，心律整，未闻及杂音，血沉 23mm/h，心电图Ⅱ、Ⅲ、aVF，及 V1～V5 导联倒置。

西医诊断：上感，心肌炎。

中医诊断：外感心悸。

治法：清热解毒养心。

处方：丹参30g，板蓝根30g，远志10g，元参12g，麦冬10g，太子参15g，五味子10g，桔梗10g，当归10g，柏子仁15g，陈皮10g，茯苓12g，连翘12g，竹茹10g，莱菔子10g，焦三仙30g。

二诊：7 月 19 日。精神好转，食欲进步，活动后仍感心慌，时有下肢关节痛，体温37℃～37.8℃，舌脉象同前。

处方：党参 18g，麦冬 12g，当归 15g，丹参 24g，川芎 12g，大青叶 15g，板蓝根 15g，元参 15g，海桐皮 15g，秦艽 12g，柏子仁 10g，五味子 10g，忍冬藤 24g，甘草 6g。

三诊：8 月 23 日。8 月初又一次外感，症状反复，血沉 38mm/h，抗链 "O" 1：800，心电图有好转，体温正常，关节痛减，活动后仍心悸，宗上方化裁。

处方：丹参 30g，党参 15g，北沙参 15g，麦冬 12g，柏子仁 12g，五味子 6g，茯苓 15g，当归 12g，细生地 24g，桂枝 6g，海桐皮 12g，片姜黄 12g，羌活 12g，牛膝 15g，双花 18g，板蓝根 15g。

四诊：9 月 10 日。一般情况均好转，无明显心慌，血沉 10mm/h，抗链 "O" 阴性，心率 70 次/分，继服上方。

适五诊时（9 月 27 日），自觉症状消失，心电图大致正常，心率 70 次/分，带方出院。

【按】本例外感发热后，继发心慌气短，血沉快，抗链 "O" 较高，证属外感邪热内陷，损伤心阴心气，治疗以清热解毒养阴宁心为法，病情趋向好转。

案 2：张某，女，32 岁。1975 年 2 月 27 日初诊。

于 1974 年 5 月因自然流产后有低热咽痛，关节痛，活动后心悸气短，胸闷，心跳快（120～140 次/分），某院做心电图发现广泛 ST-T 改变，诊断为心肌炎。曾服激素及中药，一度症状好转。因劳累后复发，心跳 140 次/分，本次住院检查，体温 37℃，心律整，心率 90 次/分，舌质淡红，苔黄腻，脉细数。

辨证：心悸，气阴两虚，余热未尽。

治疗：益气养阴，清热解毒宁心。

处方：党参 25g，北沙参 25g，元参 15g，生地 15g，麦冬 15g，莲子心 10g，远志 10g，枣仁 10g，败酱草 25g，大青叶 18g，珍珠母 30g，菖蒲 12g，甘草 10g。

二诊：3月12日。心悸胸闷有好转，但活动后感觉仍明显，心率120次/分，乏力，睡眠差，脉细沉，舌质淡红苔白，处方仍宗上法治之。

三诊：3月31日。心悸减轻，活动后胸闷，心率最多100次/分，舌质正常，苔薄白，脉细沉，平时约心率80次/分，继用上方。患者四诊时心电图已正常，仅在活动后心率略快，安静时心率70次/分。

【按】本例一证，乃气阴两虚，余热未尽所致。治当益气养阴，配合清热解毒，方用补心丹滋阴补心，加大青叶、板蓝根清热解毒，惟珍珠母一味，乃镇惊宁心之效。

7. 赵锡武医案[13]

案1：姜某，女，15岁。

1975年10月患风湿性心肌炎住某医院，5周后出院。以后低热、心悸、气短、身疲，脉细数。

治法：养阴补心，清热解毒。

处方：生地9g，麦冬18g，沙参30g，甘草9g，茯苓12g，杏仁9g，蒲公英30g，银花9g，地丁12g，远志9g，枣仁9g。水煎服。

间断服药30剂，历时3个月治愈。

【按】本例脉证参伍，气阴两虚，复感外邪所致，故方用生地、麦冬、沙参、远志、枣仁以养阴补心，佐以茯苓、杏仁一开一合，以助补心之功。蒲公英、银花、地丁清热解毒，透邪外达。

案2：曹某，女，37岁。

感冒后胸闷微痛，心率110次/分，频繁发作期前收缩，为心肌炎后期表现。1975年2月初诊则脉沉迟无力，三动一止显有代象。

治法：调和营卫，清热解毒。

处方：首制投桂枝加芍药汤合当归芍药散加公英以通阳活

血利水。茯苓 12g，白术 9g，泽泻 18g，当归 9g，白芍 15g，川芎 9g，蒲公英 30g，甘草 9g，桂枝 9g，生姜 9g，大枣 7 枚，10 剂。

二诊：3 月 17 日。药后诸证略减，照上方去桂枝、姜、枣加瓜蒌薤白汤和党参 30 克。

继服 10 剂，病况诸减。照二诊方继服 10 剂，证消病愈。

【按】本例为心阳虚夹有外邪，然余邪未尽，正气未复，故赵老识病辨证，采用标本兼施，投桂枝加芍药汤和当归芍药散以扶正祛邪，唯蒲公英一味，以清余热，而获良效。

8. 何世英医案[14]

案 1：张某，女，6 岁。1975 年 3 月 17 日初诊。

2 个月前感冒发热 3 天。愈后一直胸闷，食欲差，有时心悸，夜间失眠。在某医院做心电图，诊为病毒性心肌炎。检查：面色精神尚可，呼吸稍促，小便色稍深，大便秘结，舌质红无苔，脉象细数，偶有间歇。

辨证：心阴不足。

治法：益气滋阴补血复脉。

处方：火麻仁 9g，白芍 9g，佛手花 4.7g，陈阿胶 9g（烊化），大麦冬 9g，炒麦芽 9g，朱茯神 9g，丹参 9g，炙甘草 9g。

二诊：3 月 24 日。上药连服 1 周，胸闷减轻，食欲略振，大便每日一次，不干，睡眠仍差，舌脉同前。上方加合欢花 4.7g，生龙骨 15.6g。

三诊：3 月 31 日。睡眠较好，胸闷已愈，食欲尚可，有时头晕、心悸，但脉数见减，未显间歇。

处方：白蒺藜 9g，白芍 9g，阿胶 9g（烊化），柏子仁 9g，松子仁 9g，酸枣仁 9g，生地 9g，生龙齿 15.6g。

本方加减连服 2 月余，于 6 月 8 日复诊，一般情况良好，无自觉不适，复查心电图正常。

【按】本例脉证观之，属心病本虚，以心阴虚为主。何老善用加减复脉汤补心养血。药方为炙甘草汤去大枣、生姜、人参、桂枝加白芍。为治本病良方，证药合拍，组方严谨，遣药得当。

案2：徐某，男，5岁。1975年11月15日初诊。

1周来，面色晦白，精神不振，夜不安睡，胸闷气短憋气，食欲不振，身体乏力，心率60次/分，心浊音界扩大，肺未闻及异常，肝肋下1.5cm，脾0.5cm，舌质淡润，脉细无力，心电图符合心肌炎指征。

辨证：心气虚。

治法：扶气安神。

处方：白人参3g（另煎），远志4.7g，龙眼肉9g，炙甘草9g，云茯苓12.5g，酒丹参12.5g，炙黄芪9g。

二诊：上药连服1周，胸闷略好，睡眠亦佳，但仍乏力，食欲不振，舌脉同前。照上方加白术9g，炒麦芽9g。

三诊：上药加减连服6周，症状基本消失，脉象转和缓，脉率85次/分，心电图已恢复正常。

【按】本例脉证参伍，乃心气不足，脾阳不振所致，拟益心补脾，方用归脾汤加减，收到成效。

【参考文献】

[1] 张菊生.张伯臾治疗心肌炎的经验［J］.湖北中医杂志，1997，19（3）：6-7.

[2] 中医研究院西苑医院儿科.赵心波儿科临床经验选编.北京：人民卫生出版社，1979：59-60.

[3] 石蕴玉.张镜人治疗病毒性心肌炎的经验［J］.浙江中医杂志，1996，31（6）：242.

[4] 杨文军.丁书文治疗病毒性心肌炎经验［J］.山东中医药大学学报，1997，21（1）：48-50.

[5] 田金洲.董建华运用温病理法治疗心肌炎［J］.中医杂志，1989，30（8）：14-15.

[6] 高洪春.周次清治疗病毒性心肌炎的经验［J］.中医杂志，

1992，33（12）：13 – 14.

［7］邢锡波．邢锡波医案集．北京：人民军医出版社，1991：297 – 301.

［8］张继泽，徐景藩．张泽生医案医话集．南京：江苏科学技术出版社，1981：84 – 86.

［9］中医研究院西苑医院儿科．赵心波儿科临床经验选编．北京：人民卫生出版社，1979：123 – 124.

［10］张天，唐荣华．临证偶拾——张羹梅医案．上海：上海科学技术出版社，1979：40 – 41.

［11］张伯臾．张伯臾医案．上海：上海科学技术出版社，1979：28 – 29.

［12］翁维良，于英奇．杂病证治——郭士魁临床经验选集．北京：人民卫生出版社，1983：73 – 75.

［13］中医研究院西苑医院．赵锡武医疗经验．北京：人民卫生出版社，1980：18.

［14］徐振纲．何世英儿科医案．宁夏：宁夏人民出版社，1979：133 – 134.

第七章　病毒性心肌的炎疗效评价

第一节　疗效评价现状

目前病毒性心肌炎临床疗效的评价方法，以借鉴西医"评价标准"为主，即重视客观检查指标，注重显效率、有效率等率的变化及辅助检查、实验室检测结果等来评价疗效。而"评价标准"也存在着不统一性。通过检索"病毒性心肌炎的评价标准"文献，在 179 篇文献回顾分析中，出现了一些差异，这些差异或多或少地影响了客观公正地评价中医药治疗病毒性心肌炎的结论。

一、目前采用的"评价标准"

目前见于文献的评价标准共有 10 种，分别来自行业学会和管理部门，以及一些出版物。

1.《中药新药治疗病毒性心肌炎的临床研究指导原则》[1]

临床治愈：临床症状体征消失，心电图、实验室检查恢复正常。

显效：临床症状体征基本消失，心电图、实验室检查基本恢复正常。

有效：临床症状体征有所改善，心电图、实验室检查各项指标有一定改善。

无效：治疗后临床症状体征及心电图、实验室检查均无改善。

2. 全国心肌炎、心肌病专题研讨会制定的疗效判定标准，参照《中医临床病证诊断疗效标准》[2]

临床治愈：临床症状、体征消失，心电图、心肌酶谱检查恢复正常。

显效：临床症状、体征基本消失，心电图、心肌酶谱检查基本恢复正常。

有效：临床症状、体征有所改善，心电图、心肌酶谱检查有一定改善。

无效：临床症状、体征及心电图、心肌酶谱检查均无改善。

3.《实用药物手册》[3]

显效：疗程结束临床症状和体征消失，心电图、心肌酶谱均正常。

有效：疗程结束临床症状及体征明显好转，心电图、心肌酶谱明显改善但未恢复正常。

无效：疗程结束临床症状、体征及各种检查改善不明显。

4.《中医临床病证诊断疗效标准》[4]

治愈：主要临床症状、体征消失，心电图恢复正常。

好转：临床主要症状控制或好转，心电图检查较治疗前有所改善。

无效：临床症状体征及心电图检查均无改善。

5.《中华内科学》[5]

治愈：临床症状及体征消失，心肌酶及心电图检查正常，并随访半年无复发。

有效：临床症状及体征得到控制或好转，心肌酶及心电图检查正常或好转。

无效：临床症状未消失，心肌酶及心电图检查无改善。

6.《临床疾病诊断依据治愈好转标准》[6]

治愈：临床症状及体征消失，实验室检查正常，心电图恢复正常，X线片显示心胸比例为50%。

有效：临床症状控制或好转，实验室检查正常或好转，心电图好转，X线检查心脏阴影有所缩小，但心胸比例大于50%。

无效：临床症状不缓解，X线胸片、心电图等辅助检查治疗前后无改善。

7.《病种质量控制标准》[7]

治愈：症状、体征消失，心电图和实验室检查恢复正常。

好转：症状减轻，体征改善，心电图及辅助检查未完全恢复正常。

8.《中医常见病证诊疗常规》[8]

治愈：症状及心律失常消失，心电图、实验室检查恢复正常。

好转：症状减轻或发作间歇时间延长，心电图、实验室检查有改善。

未愈：症状及心律失常无变化，心电图、实验室检查无改善。

9.《心血管病诊治标准》[9]

治愈：临床症状消失，心脏彩超、心电图及酶系复查正常。

有效：临床症状明显减轻，心电图、心脏彩超轻度改变，酶系正常。

无效：临床症状、心电图、心脏彩超、酶系均无改变。

10.《最新国内外疾病诊疗标准》[10]

临床治愈：经过治疗后临床症状、体征消失，实验室各项检查恢复正常。

显效：经过治疗后临床症状、体征积分减少≥66%，心电图，血清心肌酶基本恢复正常。

有效：经过治疗后临床症状、体征积分减少33%～66%，实验室各项指标均有一定程度的改善。

无效：经过治疗后临床症状、体征积分减少＜33%，实验室检查无明显改善。

二、其他评价指标

1. 血沉改变

以患者血沉恢复正常与否判断疗效，检测患者治疗前后的血沉，以血沉是否恢复正常，来判定试验组、对照组治疗前后的疗效。

2. 以 Tei 指数评测病毒性心肌炎患者心功能

Tei 指数是近年来日本学者 Tei 提出的一个评价心脏收缩与舒张整体功能的新指标。Tei 指数的测定及计算：在心尖五腔切面的基础上，把脉冲多普勒的取样容积置于主动脉瓣下方 1～2cm 左心室流出道和左心室流入道交界处，同时显示左心室流出道和流入道的血流频谱，在同一心动周期内测量二尖瓣口舒张期血流频谱止点到下一血流频谱起点时间（记为 a）和主动脉瓣口收缩期血流频谱持续时间（记为 b），按照公式 $Tei = (a-b)/b = (ICT+IRT)/ET$ 计算 Tei 指数，其中 ICT 为心室等容收缩间期、IRT 为心室等容舒张间期、ET 为心室射血时间。采用心尖 Simpson 法测定左室射血分数（EF）、二尖瓣舒张早期血流速度峰值（VE）及二尖瓣舒张晚期血流速度峰值（VA），计算 VE/VA。各测 3 个心动周期取其平均值，EF＜50%、VE/VA≥1 及 Tei 指数＞0.45 为阳性参考标准。结果显示，VMC 患者 Tei 指数明显高于对照组，且阳性率显著高于 EF 和 VE/VA，提示 Tei 指数比单纯反映心室收缩或舒张功能的 EF 或 VE/VA 具有更高的灵敏性、准确性。

三、中医药治疗病毒性心肌炎临床疗效评价现状分析

1. 沿用传统中医临床疗效评价方法

传统中医临床疗效评价方法主要是医生根据四诊获得的信息，依据经验判断临床疗效，将疾病某些症状或体征的消失、改善作为临床疗效的评价标准。这是传统"证"的疗效评价，侧重于患者的痛苦与不适，注重医生的个人经验。但此种评价方法存在主观性，不同的医生可能有不同的评价标准，无量化或客观标准可循，不利于多中心、大样本的临床研究，结果的可重复性及可信性较差。为降低医生主观因素的影响，原卫生部药政局制定了《中药新药临床研究指导原则》，对一些证型的主要症状进行了半定量化分级，这对中医药疗效评价起到了积极的促进作用，但需要注意的是，症状的简单叠加，并不能完全反映病或证。此外，有学者用现代研究方法诠释"证"的本质，试图寻找能反映"证"本质的客观化指标，以便于定量诊断和疗效的客观评价，但收效甚微。

2. 照搬现代医学的疗效评价指标

长期以来，许多人盲目地照搬现代医学的疗效评价指标，以此来评价中医药临床的有效性和科学性，忽视了中医辨证论治的特点，根本无法说明中医药的真实疗效。现代医学的临床疗效评价指标多注重痊愈率、显效率、有效率、伤残率、死亡率以及实验室检查等客观指标。如患者理化检查正常，则认为痊愈，至于患者仍有痛苦或不适，因没有客观指标的支持而无法做出疾病的诊断；对于外科手术，患者能活着推出手术室，便是手术成功。数千年来，中医都是通过望、闻、问、切搜集四诊信息进行辨证论治，而不是根据实验室指标来辨证的。中医药治疗疾病的优势在于辨证论治，掌握疾病的动态演变规律，通过整体调节来改善"证"的失衡，提高患者的生活质

量。中西医具有不同的理论体系，简单的将现代医学的疗效评价指标不加思考地照搬过来衡量中医药的临床疗效，存在着片面性，势必影响中医药临床疗效的判定。

3. 现有疗效"评价标准"的不统一

表7-1　　　　　现有疗效"评价标准"的异同点

"疗效标准"名称	评价内容的异同点		分级
	共同点	差异点	
《临床疾病诊断依据治愈好转标准》（1987年）	症状体征	还包括实验室检查、X线片显示心胸比例	治愈；有效；无效
《心血管病诊治标准》（1991年）		还包括酶系复查正常、心脏彩超改变情况	治愈；有效；无效
《最新国内外疾病诊疗标准》（1992年）		还包括实验室各项检查恢复正常	治愈；显效；有效；无效
《病种质量控制标准》（1992年）		还包括实验室检查	治愈；好转
卫生部《中药新药治疗病毒性心肌炎的临床研究指导原则》（1993年）		还包括实验室检查	治愈；显效；有效；无效
全国心肌炎、心肌病专题研讨会制定的疗效判定标准（1995年）		还包括心肌酶谱检查	治愈；显效；有效；无效
《中医常见病证诊疗常规》（1998年）		还包括实验室检查	治愈；有效；未愈
《中医临床病证诊断疗效标准》（1998年）		无	治愈；好转；无效
《中华内科学》（1999年）		还包括心肌酶及随访半年有无复发	治愈；有效；无效
《实用药物手册》（2003年）		还包括心肌酶谱检查	显效；有效；无效

如表7-1所示，各疗效"评价标准"都包括患者症状、

体征是否好转的内容，其中，有 4 个标准还包括了实验室检查是否恢复正常，内容较为笼统，没有明确指出"实验室检查"包括哪些内容；有 4 个标准包括了心肌酶检查是否恢复正常，内容更具体，范围也相应地缩小；《中华内科学》包括了随访半年有无复发；《临床疾病诊断依据治愈好转标准》包括了 X 线片的心胸比例；《心血管病诊治标准》包括了心脏彩超的改变情况。各评价标准形式多样、繁简不同。

各"疗效评价标准"，存在四级疗效（治愈、显效、有效、无效）、三级疗效（显效、有效、无效）、二级疗效（有效、无效）三种分法。到底采用哪种疗效评价方法，目前尚无定论。

各"评价标准"不仅存在分级不统一的问题，而且，即使分级相同，内容也不相同，使得医生在进行病毒性心肌炎疗效评价时无从下手。

现有的病毒性心肌炎疗效评价标准种类较多，不仅存在原卫生部制定的"国标"，而且包括学会制定的内部公认标准，每一种疗效评价标准的使用率差异很大，说明现有疗效标准没有得到普遍的公认和应用。在现有疗效评价标准中以 1993 年原卫生部制定的《中药新药治疗病毒性心肌炎的临床研究指导原则》应用最多。

评价标准不同，研究结果与结论也会相应的出现差异。就评价内容而言，1995 年全国心肌炎、心肌病专题研讨会制定的疗效判定标准认为症状及体征消失，心肌酶恢复正常为痊愈，而《中华内科学》认为症状、体征消失，心肌酶恢复正常，并且随访半年无复发为痊愈。在临床实践过程中发现，病毒性心肌炎一旦成为慢性，遇感冒极易诱发，严重影响患者的生活质量。将随访期患者有无复发纳入评价标准，必将对疗效评价结果与结论产生影响。

4. 诊断指标与疗效指标相混淆

诊断指标不等于疗效评价指标。就病毒性心肌炎而言，用于诊断的心肌酶谱、心肌肌钙蛋白等不能作为疗效评价指标，因为它们存在时间窗，即使不采取治疗措施，也会转为阴性。如《中药新药治疗病毒性心肌炎的临床研究指导原则》中关于病毒性心肌炎的疗效评价标准更是将心肌酶谱作为疗效评价的指标之一，其内容为[1]：临床治愈：临床症状、体征消失，实验室各项检查恢复正常；显效：临床症状、体征基本消失，心电图、血清酶基本恢复正常，其他有明显改善；有效：临床症状、体征有所改善，实验室检查各项指标有一定改善；无效：临床症状、体征及实验室检查均无改善。

5. 缺乏生活质量的评价

随着生物医学模式向生物－心理－社会医学模式的转变，心血管疾病的心身关系越来越受到人们的重视。研究表明[11-12]社会心理因素在心血管疾病的发生、发展、转归中起重要作用，并可导致心血管事件发生率和病死率的增加，对患者的预后造成不良转归。病毒性心肌炎是青少年常见的心脏疾病之一，疾病的诊断及迁延不愈易引起各种心理问题，主要包括焦虑和抑郁，二者常相伴为病，统属于中医的郁证范畴[13]。目前，提倡建立"双心"门诊，但缺乏相应的评价指标。

6. 对中医药远期疗效评价不足

中医药具有多途径、多环节、多靶点的作用。中药既可发挥抗病毒的作用，也能双向调节机体的免疫功能。从长远看，中药对于病毒性心肌炎，有减少复发率、阻抑心肌纤维化等远期疗效，而这方面的评价明显不足，亟待完善。

【参考文献】

[1] 原中华人民共和国卫生部. 中药新药临床研究指导原则（第1辑）[M]. 1993：18－19.

[2] 全国心肌炎、心肌病专题研讨会. 成人病毒性心肌炎诊断参考标准 [J]. 临床心血管病杂志, 1995, 11 (6): 325 - 326.

[3] 任娟清. 实用药物手册 [M]. 济南: 山东科学技术出版社, 2003: 717.

[4] 冯兴华, 高荣林. 中医内科临床手册 [M]. 北京: 人民卫生出版社, 1998: 401.

[5] 陈敏章. 中华内科学 [M]. 北京: 人民卫生出版社, 1999: 1992 - 1993.

[6] 中国人民解放军总后勤部. 临床疾病诊断依据治愈好转标准 [M]. 北京: 人民军医出版社, 1987: 116.

[7] 原中华人民共和国卫生部. 病种质量控制标准 [M]. 1992.

[8] 韩新峰, 田元生, 何英, 等. 中医常见病证诊疗常规 [M]. 郑州: 河南医科大学出版社, 1997: 39.

[9] 元柏民. 心血管病诊治标准 [M]. 北京: 学苑出版社, 1991: 261 - 268.

[10] 陈贵廷, 薛赛琴. 最新国内外疾病诊疗标准 [M]. 北京: 学苑出版社, 1992: 803 - 804.

[11] 李建明, 李建英. 情绪生理和心血管病及其心理治疗 [J]. 临床荟萃, 1996, 11 (10): 433.

[12] 杨菊贤, 陈启稚. 焦虑与惊恐对心血管的影响 [J]. 中国全科医学, 2001, 4 (5): 379.

[13] 王振先, 徐兰, 王育龙, 等. 病毒性心肌炎对患儿心理行为的影响 [J]. 中华儿科杂志, 2006, 44 (2): 122 - 125.

第二节　病证结合模式下中医药临床疗效评价着力点

随着医学模式的转化、疾病谱的改变、健康观念的更新, 人们开始意识到医学不仅要解决患者机体上的痛苦, 还要解决患者的心理、社会方面的问题, 这时中医药整体调节的优势逐渐得以彰显。但到目前为止, 中医学尚未建立起符合自身规律的临床疗效评价方法和标准。国家《中医临床研究发展纲要（1999－2015）》认为"建立科学规范的临床疗效评价体系，是中医临床研究中存在的关键问题"。

一、病证结合评价中医药临床疗效

1. 病证结合符合中医药发展规律[1]

病证结合的诊疗模式，使得中医辨证不但能够准确把握患者特定的临床表现，而且更能体现中医证候自身的演变规律，并在疾病范围的限定下，使之演变规律更加清晰，同时还可以用疾病的演变这条主线将不同阶段的中医证候贯穿起来，突出了不同疾病阶段的中医证候特点。近年来，通过运用包括现代医学在内的现代科学技术手段和方法研究中医药学，取得了一定的成果，一方面丰富了现代医学的内涵，促进了现代医学的发展，如青蒿素及青蒿琥酯复方治疗耐药恶性疟疾、中药砒霜（As_2O_3）治疗急性早幼粒细胞性白血病等，另一方面明确了中医药的作用靶点，揭示了中医药的治病机理，进而提高了中医药的临床治疗效果，提高了中医药临床疗效的可重复性，是中医药学的巨大进步和发展。

2. 病证结合是中医药临床疗效评价的关键环节

中医药要融入国际主流医学，不仅需要运用科学的方法阐明中医药的疗效，以国际通用语言诠释中医药治病机制，更为重要的是要建立起符合中医自身规律的临床疗效评价方法和标准。病证结合是中医药临床疗效评价的关键环节，是中医药融入国际主流医学的切入点。中医强调辨证论治，具有调整人体脏腑气血功能活动和整体机能状态，提高人体对社会和自然环境适应能力的特点，在常规西医"病"的疗效评定标准的基础上，建立适用于中医药发展需要，包括中医证候、生存质量评价在内的综合临床疗效系统评价的方法、指标体系和标准，提供中医药对重大疾病、疑难病证和亚健康状态临床疗效的科学证据，有利于显示中医临床疗效的优势，科学评价中医药临床疗效[2]。

二、病证结合模式下中医药临床疗效评价着力点

1. 正确认识病证结合的内涵

（1）证候概念的泛化与病证结合临床应用的具体化：传统医学发展缓慢及古代医家地域的分散使人们对于证、证候、辨证等概念之间的界限模糊。首先，证的概念是从病中分离出来的，存在病证不分，或病证等同，或病证互相混同，多种概念内容的交叉使证的概念内涵难以确定；其次，传统医学文献中对于症状、证候等都是以描述性语言，而非规范性语言记载的，这易使医家对于证候的理解存在一定的差异；第三，在传统医学漫长的发展过程中，不同医家所处历史年代背景、地理环境及临证经验各异，对证候的认识和理解存在着差异，从某种程度上也丰富了证候的内涵。总之，证的涵义在发展过程中不断延伸、扩展、泛化，造成了目前的中医证候诊断分型的不规范、不统一，以及使用混乱的局面。但是病证结合在临床应用时却要求辨证的具体化，因此证候及其诊断的规范化都是亟待解决的重要问题，同时也是解决其他相关问题的基础。抽离出各种辨证方法中的关键内容，即证候要素、证素等，是目前对于辨证规范的重要尝试手段，同时也可能是辨证研究规范化的新发展方向[3]。

（2）据证言病、病证结合是中医准确认证的关键：病证结合应有所侧重，不同的辨证理念势必产生不同的辨证行为，或据病言证，或据证言病。据病言证，就是先看到疾病的总体特征及其发展趋势，然后才去认识患者目前的证候特征，这种辨证理念更加偏重对病的认识，它往往忽视中医学"个体化诊疗"的基本特色。相反，据证言病则是偏重于个性的把握，是先看到患者的证候特征，然后再参考疾病的整体特异性，这

种辨证理念符合个体化的诊疗思路，是中医数千年来疗效长盛不衰的关键所在。在这种理念指导下，可能会出现两种结果，即"证同则治亦同"和"证同而治不同"。"证同则治亦同"是由于疾病的自身规律对证候的影响较小，因而证候相同时治则治法均相同；"证同而治不同"是由于证候受疾病本身的影响较大，尽管证候相同，大体治则也相同，但是更要考虑疾病发展的总体趋势，因而具体治法有所差异。总之，只有立足于证候来讨论疾病，据证言病，病证结合，才是中医学准确认证的关键所在[4]。

（3）以病为依托，以辨证结果为依据，突出中医辨证特色和优势：中医学具有从整体功能"司外揣内"的观察和推理模式，依据中医学"有诸内，必形诸外"理论，通过望、闻、问、切搜集四诊信息，对形之于外的四诊信息采用中医的辨证方法，在对疾病作出确切的诊断后，按照中医辨证论治原则，确定符合临床实际的证型，并在辨证分型的基础上进行病、证结合的遣方用药，这种诊疗方式已逐渐为人们所认可。辨病是对中医辨证的必要和有益补充，有利于进一步对疾病性质的认识，有助于掌握不同疾病的特殊性及发展、转归。例如一个"慢性肾炎"疾病患者，用中医理论诊断为"水肿"，经利水等治疗，患者水肿逐渐消退，一般情况见好，而现代理化检查示尿蛋白定性、定量均异常，此时以现代医学观点来看，病未痊愈，仍宜继续治疗，即使"水肿"症状消失，也不可放弃治疗，应以病为依托，继续辨证施治[5]。

2. 明确疾病与证候在疗效评价中的地位

在中医药临床疗效评价中，疾病疗效和证候疗效的地位根据具体疾病的特点，存在着以病的疗效为主，证的疗效为辅；或以证的疗效为主，病的疗效为辅；或病与证的疗效地位相当3种情况。临床上我们经常会遇到患者"病"的指标恢复正常了，但症状仍然存在，如患者服用能够降低转氨酶治疗肝病的药物后，转氨酶下降至正常范围之内，但仍有上腹部不舒、食欲不振等不适或痛苦的症状。这就提醒我们仅仅注重病因学治疗而忽视患者的生活质量，完全沿用西医指标体系来衡量中医药的疗效，不能充分客观地评价中医药的有效性和科学性，此时的评价应以证的疗效为主，病的疗效为辅。又如"慢性肾炎"水肿的患者，经中医药治疗后，患者水肿逐渐消退，一般情况见好，而理化检查显示尿蛋白定性、定量均异常，而这时的疗效评价又应以病的疗效为主，证的疗效为辅。诚如张伯礼院士所言"中医药临床疗效评价要重视实验室检查，更要重视临床观察；重视局部病理，又要重视整体反映；重视近期效应，又要重视远期效应；重视疗效分析，更要重视疗效整合；重视研究数据，更要重视逻辑演绎"，不能单纯像外科手术那样，患者能活着推出手术室，便是手术成功，要重视生存质量、后续效应等。

3. 寻求不同层面的评价指标

21世纪初期，国际药物经济与疗效研究协会、欧洲生存质量评估协调处、美国食品与药物管理局与健康相关生存质量工作组和国际生存质量研究协会共同提出，临床疗效评价方案应包括医生对患者功能的评估、理化指标、照顾者的报告和患者报告的结局指标[6]。陈可冀院士认为评价中医药疗效应强调四性，即合理性，其理论思维、病证结合的评估标准以及统计学要求合理；重复性，其疗效结论主客观误差小，经得起他人重复；随机性，设计观察验证及后续都能体现；代表性，基本可以反映当代实际医疗水平[7]。张伯礼院士也认为"临床疗效评价的原则是评价指标要跟治疗目的密切相关。评价指标首先是有效的，其次是先进的；对新指标不过热，对老指标不过冷；指标要精确灵敏和具有较高特异性；指标要反映作用的不同层次、途径、靶点和水平，证明疗效要证据成链"。有学者提出病证结合模式下，中医药临床疗效评价标准应包括：一是对于"病"的公认西医疗效评定标准;二是构成证候的若干指标变化的评定标准;三是生存质量的评定标准[8]。这种观点已被多数学者认同,并已开展了大量相关研究而取得了一定成效。

4. 完善中医循证医学的"证据"体系

证据是循证医学的核心。基于西方哲学思维的证据和基于东方传统文化的证据是存在差异的,证据的不同就可能导致评价结果的不同。中医的"证据系统"还不尽完善,我们应不断完善中医循证医学的"证据"体系:一是加强临床证候"证据"环节,即在众多证候中选择若干重复出现次数较多的"基础证候"或"基本证候",或者能够反映病机的证候组群,通过文献分析与全国名老中医问询相结合,经过严格的数理统计分析,完善和建立证候专家量表;二是重视临床证候以外的"证据"环节,即临床上不仅要以"病"为研究对象,更重要的是要以患病的"人"作为对象,因人、因时、因地制宜;三是完善文献"证据"环节,即应用临床流行病学和循证医学方法对某一课题或项目所有的研究论文进行全面、系统的质量评估的定性分析,同时对符合条件的研究论文加以综合,进行定量的 Meta 分析以较全面、准确地掌握该项研究的现状、研究结构的真实程度及其可应用性,为临床决策或者未来的研究决策提供依据[9]。

三、小结

中医药临床疗效评价,任重道远,不仅要为国际社会所认可,更要符合中医理论的特点,反映中医药的优势。病证结合模式是中医学发展的必然,是中医药临床疗效评价的关键环节,是中医药融入国际主流医学的切入点。基于病证结合模式,病毒性心肌炎疗效评价体系亟待构建。

【参考文献】

[1] 陈可冀, 宋军. 病证结合的临床研究是中西医结合研究的重要模式 [J]. 世界科学技术: 中药现代化, 2006, 8 (2): 1-5.

[2] 中医现代化科技发展战略研究课题组. 中医疗效系统评价体系的研究 [J]. 世界科学技术: 中药现代化, 2002, 4 (2): 12-14.

[3] 耿晓娟, 张军平. 试论病证结合、方证对应与辨证论治 [J]. 中医杂志, 2008, 49 (9): 775-777.

[4] 彭立, 张军平. 试论病证结合方证对应是把握辨证论治的基石 [J]. 新中医, 2009, 41 (2): 1-2.

[5] 朱亚萍, 张军平. 病证结合方证对应完善中医辨证论治新体系探讨 [J]. 天津中医药, 2008, 25 (5): 384-385.

[6] Patrick DL. Patient - reported outcomes (PROs): an organizing tool for concepts, measures and applications. Qual Life Newsletter 2003, 31: 1-5.

[7] 陈可冀. 关于传统中医药临床疗效评价问题 [J]. 中西医结合学报, 2005, 3 (1): 1-2.

[8] 赖世隆. 中医药临床疗效的评价 [J]. 中国中医药信息杂志, 2000, 7 (3): 88-89.

[9] 张军平, 王筠, 郑培永. 对传统中医药临床疗效评价问题的思考 [J]. 中西医结合学报, 2005, 3 (3): 181-183.

附　中药新药治疗病毒性心肌炎的临床研究指导原则

病毒性心肌炎是指各种病毒引起心肌局限性或弥漫性的急性、亚急性或慢性炎症病变。本病涉及中医的心悸、怔忡、胸痹等范畴。

基本原则

一、病例选择标准

（一）诊断标准

1. 西医诊断标准　目前本病主要依据临床症状、体征以及心肌酶学、心电图、X 线等检查，并排除一些能影响心脏的其他疾病而做出诊断。

（1）成人病毒性心肌炎诊断标准（参照 1987 年全国心肌炎、心肌病专题会拟定的标准）

1）在上呼吸道感染、腹泻等病毒感染后 1~3 周内，或急性期中出现心脏表现（症状、体征及心电图改变等），如舒张期奔马律、心包摩擦音、心脏扩大等，及（或）充血性心力衰竭或阿斯综合征。

2）上述感染后 1~3 周内，或发病同时所出现的各种心律失常伴有心脏症状，而在未服抗心律失常药物前出现下列心电图改变者：

①房室传导阻滞、窦房阻滞、完全左或右传导阻滞（一度或二度Ⅰ型房室传导阻滞加做阿托品试验）

②两个以上导联 ST 段呈水平型或下斜型下移 ≥0.05mV，或多个导联 ST 段异常抬高或有异常 Q 波者。

③频发多形、多源成对或并行性早搏，短阵或阵发性室上速或室速、扑动或颤动等。

④两个以上的以 R 波为主波的导联 T 波平坦、倒置或降低 <1/10R 波。

⑤频发房早或室早（指每分钟 >6 次者）

注：具有①~②任何 1 项可予诊断，具有④、⑤，或无明显病毒感染者要补充下列指标之一，才能作出临床推断性诊断：上述感染后 1~3 周内或发病同时出现左室功能减退（经

无创伤性或有创伤性检查证实）；病程早期有 CPK、CPK – MB、GOT、LDH 增高（其中 2 项增高即可）；作运动心电图协助诊断，儿童运动试验心率 > 150 次/分即有意义。

3）在考虑诊断病毒性心肌炎时，应除外甲亢、β 受体功能亢进及影响心脏的其他疾病，如风湿性心肌炎、中毒性心肌炎、冠心病、结缔组织病、代谢性疾病等。

4）在有条件的情况下，可作心肌活检及电镜检查病毒颗粒之病因。

5）有条件者，可进行血清中和抗体测定，或酶标检测心肌炎血清 IgG 特异抗体滴定度测定。

6）对尚难明确诊断者可长期随访，必要时作心肌活检。

（2）儿童病毒性心肌炎诊断标准（参照 1983 年九省市心肌炎协作组修改的标准）

1）病原学诊断依据

①自患儿心包穿刺液、心包、心肌或心内膜分离到病毒或特异性荧光抗体检查阳性。

②自患儿粪便、咽拭子或血液分离出病毒，且在恢复期血清中同型病毒中和抗体滴度较第一份血清升高或降低 4 倍以上。

2）临床诊断依据

①主要指标：

a. 急、慢性心功能不全或心脑综合征；

b. 有奔马律或心包炎表现；

c. 心脏扩大；

d. 心电图示明显心律失常，或除标准Ⅲ导联外的 ST – T 改变，连续 3 天以上，或运动试验阳性。

②次要指标：

a. 发病同时或 1 ~ 3 周前有上呼吸道感染、腹泻等病毒感染史；

b. 有明显乏力、苍白、多汗、心悸、气短、胸闷、头晕、心前区痛、手足凉、肌痛等症状，至少两种；婴儿或有拒食、发绀、四肢凉、双眼凝视等；新生儿可结合母亲流行病学史作出诊断；

c. 心尖区第一心音明显低钝或安静时心动过速；

d. 心电图有轻度异常；

e. 病程早期可有血清肌酸磷酸激酶（CPK）、谷草转氨酶（AST）或乳酸脱氢酶（LDH）增高，病程中多有抗心肌抗体（AHA 或 HRA）增高。

3）确诊条件

①具有主要指标 2 项，或主要指标 1 项及次要指标 2 项者（都要求有心电图指标），可临床诊断为心肌炎。

②同时具备病原学第 1~2 项之一者，可诊断为病毒性心肌炎。在发生心肌炎同时，身体其他系统如有明显的病毒感染，而无条件进行病原学检查，结合病史，临床上可考虑心肌炎亦系病毒引起。

③凡不全具备以上条件，但临床怀疑为心肌炎，可作为"疑似心肌炎"进行长期随诊。如有系统的动态变化，亦可考虑为心肌炎，可在随诊中除外。

④在考虑上述条件时，应先除外下列疾病：良性早搏、风湿性心肌炎、中毒性心肌炎、结核性心包炎、先天性心脏病、皮肤黏膜淋巴结综合征、胶原性疾病和代谢性疾病的心肌损害、原发性心肌病、先天性房室传导阻滞、高原性心脏病、克山病、神经功能或电解质紊乱，以及药物引起的心电图改变等。

2. 中医辨证

（1）邪毒侵心证：发热，咽痛，肌痛，心烦胸闷，心悸，大便干，小便赤，舌尖红，苔黄，脉疾数或迟缓或结、代、促。

（2）邪伤心阴证：低热，心悸，胸闷，心烦，口干，失眠，多梦，舌尖红，脉细数或迟缓或结、代、促。

（3）气阴两虚证：心悸，胸闷或胸痛，气短乏力，自汗或盗汗，舌质红，脉细数无力或结、代。

（4）阴阳两虚证：心悸，烦躁，气短，喘促，倚息不得卧，口唇发绀，软弱乏力，汗多，浮肿，肢冷畏寒，舌质淡，苔白，脉微细伴结、代。

3. 临床分期及分型

（1）临床分期

①急性期：新发病，临床症状明显而多变，病程多在 6 个月以内。

②恢复期：临床症状和心电图改变等逐渐好转，但尚未痊愈，病程多在 6 个月以上。

③迁延期：临床症状反复出现，心电图和 X 线改变迁延不愈，实验室检查有病情活动的表现，病程多在 1 年以上。

④慢性期：进行性心脏扩大或反复心力衰竭，病程在 1 年以上。

（2）临床分型

①轻型：可无明显的自觉症状，在感冒后偶然发现期前收缩，或有一过性心电图几个导联的 ST－T 改变。有症状者表现以乏力为主，其次为多汗、苍白、心悸、气短、胸闷、头晕、神差、食欲不振等。检查可见面色苍白，口周发青，心尖部第一心音低钝，有时出现一或二级吹风样收缩期杂音，可伴有期前收缩或一度、二度房室传导阻滞或轻度 ST－T 改变。

②中型：较轻型者少。起病较急，除前述症状较重外，乏力较突出，可有心前区痛。起病急骤者可伴恶心、呕吐、拒食。检查常见心率快或过缓，或不齐，有的呼吸增快，烦躁较重，口周青，心音低，心尖部出现吹风样收缩期杂音，可有奔马律和各种心律失常。血压低，脉压差减低。有的肺部出现啰

音，肝有不同程度的增大。

③重型：更少。呈暴发性，起病急骤，数小时至 1~2 日内出现心功能不全的表现，或很快发生心源性休克。患者感到极度乏力，头晕、烦躁、腹痛、呕吐，有的呼吸困难，心前区痛或压迫感，大汗淋漓，皮肤湿冷。婴儿则拒食，哭闹，手足凉，软弱无力，呼吸困难。检查见患儿面色灰白，口唇发绀，四肢凉，有的指趾发绀，脉细弱甚至摸不到，血压低，脉压低，或测不到血压，心音极钝，第一心音几乎听不到，心尖部出现吹风样收缩期杂音，可闻及奔马律，心动过速、过缓或不齐，短时间内心脏多不增大，可能出现严重心律失常。有的肺部出现啰音，肝迅速增大，可有压痛，有的发生急性左心功能衰竭、肺水肿，病情发展迅速，可在数小时到数日内死于严重心律失常、休克或肺水肿。如抢救及时、正确，不少患儿可较快好转，数日到数月后脱险，以后一部分痊愈，一部分时常发生心律失常，一部分转为慢性或留下后遗症。

（二）试验病例标准

1. 纳入病例标准

确诊为病毒性心肌炎且符合中医辨证标准的患者，可纳入试验病例。

2. 排除病例标准（包括不适应证或剔除标准）

（1）患有甲亢、β 受体功能亢进及影响心脏的其他疾病，如风湿性心肌炎、中毒性心肌炎、冠心病、结缔组织病、代谢性疾病等。

（2）婴儿，妊娠或哺乳期妇女，对本药过敏者。

（3）合并有脑血管、肝、肾和造血系统等严重原发性疾病，精神病患者。

（4）凡不符合纳入标准，未按规定用药，无法判断疗效或资料不全等影响疗效或安全性判断者。

二、观测指标

（一）安全性观测

1. 一般体检项目。

2. 肝、肾功能检查。

3. 血、尿、便常规化验。

（二）疗效性观测

1. 症状（胸闷、心悸、心前区痛、心烦、发热、气短、乏力、喘促、自汗、盗汗、口干、咽痛、肌痛、关节痛等）。

2. 体征（咽红、心律失常、心音低钝、心尖部收缩期杂音、浮肿、舌象、脉象等）。

3. 心电图检查。

4. 胸部 X 线检查。

5. 血 GOT、GPT、LDH、CPK – MB、WBC + DC、ESR、抗链"O"、C 反应蛋白检测。

6. 超声心动图检查。

7. 心电图运动试验。

8. 心得安试验。

9. 心功能测定。

10. 动态心电图检查。

11. 心肌活检。

12. 中和抗体测定。

13. 心肌炎血清 IgG 测定。

14. 特异抗体测定。

以上 1~5 必做，其他可根据病证的需要及各医疗、科研单位的条件选做。

三、疗效判定标准

（一）综合疗效判定标准

1. 临床治愈

临床症状、体征消失，实验室各项检查恢复正常。

2. 显效

临床症状、体征基本消失，心电图、血清酶基本恢复正常，其他有明显改善。

3. 有效

临床症状、体征有所改善，实验室检查各项指标有一定改善。

4. 无效

临床症状、体征及实验室检查均无改善。

根据疾病的不同分期，应追踪观察 6 个月 ~ 1 年。

（二）早搏疗效判定标准

应做治疗前后动态心电图检查，病例不少于早搏总例数的 1/3，其他早搏病例可做定时 1 小时以上示波，观察治疗前后早搏情况。

1. 临床治愈

24 小时早搏偶发或完全消失。

2. 显效

早搏减少 80% 以上。

3. 有效

早搏减少 50% ~ 80%。

4. 无效

早搏减少小于 50%。

四、观察、记录、总结的有关要求

按设计要求，统一表格，作出详细记录，认真写好病历。

应注意观察不良反应或未预料的毒副反应，并追踪观察。试验结束后，不能任意涂改病历，各种数据必须做统计学处理。

临床试验

一、I 期临床试验

目的在于观察人体对新药的反应和耐受性，探索安全有效的剂量，提出合理的给药方案及注意事项。有关试验设计（包括受试对象、初试剂量确定）、结果的观察与记录、不良反应判断与处理、试验总结等具体事项，按《新药审批办法》的有关规定执行。

二、II 期临床试验

本期的两个阶段，即对照治疗试验阶段与扩大对照治疗试验阶段，可以同时进行，试验设计的要求按《新药审批办法》执行。

1. 试验单位应为 3~5 个，每个单位病例不少于 30 例。

2. 治疗组病例不少于 300 例，其中主要证候不少于 100 例，对照组另设。

3. 试验病例选择，采用住院病例和门诊病例，住院病例不少于总例数的 2/3。门诊病例严格控制可变因素。

4. 对照组的设立要有科学性。对照组与治疗组病例之比不低于 1:3，设立对照组的观察单位，对照组病例不少于 30 例，对照药物应择优选用公认治疗同类病证的有效药物，尽量采用双盲法。

5. 药物剂量可根据 I 期临床试验结果或根据中医药理论和临床经验而定。以 4 周为一疗程。根据疾病的分期做追踪观察。

6. 试验的全部结果由临床研究负责医院汇总，进行统计学处理和评价，并写出正式的新药临床试验总结。

三、Ⅲ期临床试验

新药得到卫生部批准试生产或上市后一段时间应进行Ⅲ期临床试验，目的是对新药进行社会性考察和评价。观察项目同Ⅱ期临床试验，重点考察新药疗效的可靠性及使用后的不良反应。有关要求均按《新药审批办法》执行。

临床验证

第四、第五类新药须进行临床验证，主要观察其疗效、不良反应、禁忌和注意事项等。

1. 观察方法应采取分组对照的方法，改变剂型的新药，其对照品应采用原剂型药物；增加适应证的新药，应选择公认的治疗同类病证有效的药物进行对照。

2. 观察病例不少于 100 例，其中主要证候不少于 50 例。对照组例数根据统计学需要而定。

3. 临床验证设计与总结的要求与Ⅱ期临床试验相同。

承担中药新药临床研究医院的条件

1. 临床试验、临床验证的负责医院应是卫生部临床药理基地；参加单位应以二甲以上医院为主。

2. 临床研究的负责人应具备副主任医师（包括相当职称）以上职称，并对本病的研究有一定造诣。

第三节　病毒性心肌炎生活质量量表的研制与考评

目前对病毒性心肌炎患者生活质量的疗效评价仍存在缺陷，为了更好地反映中医的有效性与科学性，我们研制了一种患者自报告生存质量量表，为病毒性心肌炎的中医药临床疗效评价提供了一种科学有效的临床评价工具，并对所研制的量表进行了考评。

一、目标与原则

1. 目标

根据 WHO 生存质量定义，研制适合病毒性心肌炎患者自评价其生存质量的量表。此量表是用来评价中医药治疗病毒性心肌炎的疗效和定量描述患者 QOL 基本状况的工具，临床疗效核心量表的评价指标（条目）应该代表性好、独立性强、敏感性高，是临床 VMC 特异性的指标，适用于 VMC 患者恢复期。

2. 设计特点

本量表为三维评定量表，测量内容应包括生理维度、心理维度、社会维度。

3. 测量方法

本量表主要用于患者自评。

4. 应答选项

各条目回答选项采用 5 级 Likert 法进行定量化测定。

5. 量表要求

简明扼要，具有较强的实用性、科学性和可操作性。

6. 科学性考核

量表必须经过科学性考核，具有一定的信度、效度、反应度。

二、方法和步骤

1. 制定方法

量表的制定方法指明确制定概念并形成条目池的方法。采用结构化的决策方法（programmed decision）来制定量表。即通过议题小组和选题小组的交互工作方式来完成。

2. 制定步骤

（1）明确研究对象及目的：本量表针对病毒性心肌炎患者恢复期生存质量的评价。

（2）设立研究工作组：参考 WHO 生存质量量表研究模式，研究工作组由中西医心脏病专家、统计学者、量表研究学者、患者、正常人等各种层次人员组成议题小组和核心工作组负责量表的制定与考核。其中，议题小组的成员应广泛，主要负责条目的提出；核心工作组则应专业化，负责具体的研究工作。

（3）根据设计构想和 VMC 疾病特点构建量表理论模型。

（4）提出量表条目，形成条目池。根据文献查阅结果、相关生存质量量表分析、结合专家评议和 VMC 患者调研，形成初选条目池。

（5）对初选条目池行小样本问卷调查，进行语言调适、统计分析，结合专家意见形成"量表初表"。

（6）对"量表初表"行大样本调查、统计分析、研究小组讨论后形成正式量表。

（7）初步检验量表的信度、效度、反应度和适用性，根据结果微调相关条目，形成"量表终表"。

（8）量表的组成[1]

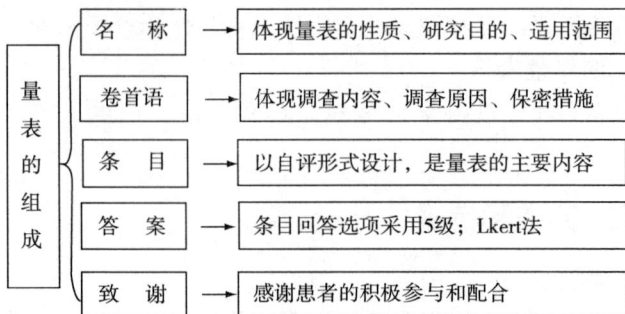

图 7-1　QOL-VMC 的组成

三、理论模型的形成

1. 理论模型形成依据

（1）国际通用生存质量量表的分析：见表7－2。

表7－2　　　　　　国际通用生存质量量表的分析

量表	维度数	条目数	领域	调查时限
SF－36（健康状况调查问卷）	3	36	生理功能、躯体角色、躯体疼痛、一般健康、活动能力、社会功能、情感角色、心理健康	最近4周
WHO QOL－100（世界卫生组织生存质量测定量表）	3	103	躯体疼痛、一般健康、心理健康、社会功能、总体评价	最近2周

WHO QOL－100、WHO QOL－BREF、SF－36是目前国内外公认的生存质量量表，各有3个维度，其信度、效度、敏感度均较高，现已广泛应用于肿瘤、糖尿病、高血压病及其他疾病。参考WHO QOL－100及SF－36的制定领域和条目，来评价日常生活基本行为能力，具有条目的公认性和可信性。

（2）从VMC疾病特点入手，设计量表测量领域

①心功能不全：心肌炎患者经过适当的治疗后能痊愈，但心律失常尤其是各型期前收缩常持续较长时间，并易在感冒、劳累后增多，1年后房室传导阻滞及各型期前收缩也可能持续存在，出现胸闷、憋气等症状，影响日常学习、工作和生活。

VMC一旦成为慢性，患者的体力活动极易受到限制，在一般活动或剧烈运动时出现心悸、乏力、胸闷等症状，从而导致青少年无法进行剧烈运动，中年人不能快速步行。

②焦虑、抑郁、精神紧张等负面情绪：病毒性心肌炎是心内

科的常见病，病情迁延不愈对患者的身心健康造成了较大影响，患者过分关注心电图、24 小时动态心电图或 X 线胸片结果，陷入疾病的心理折磨中。我们在临床实践中发现大部分病毒性心肌炎患者存在较严重的心理问题。因此调查和研究病毒性心肌炎患者的心理状况，并采取相应的干预，对患者的预后极为重要。

2. 理论模型框架

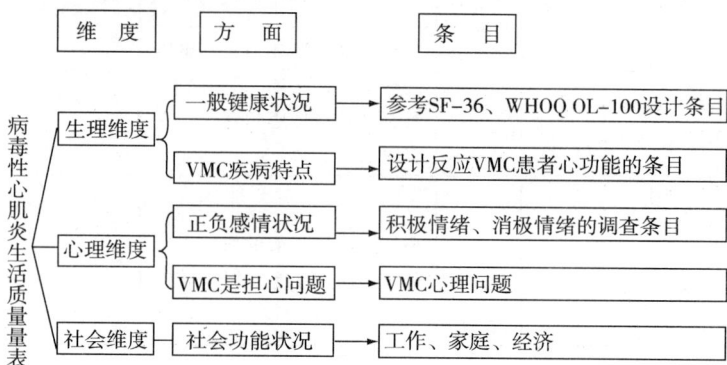

图 7－2　QOL－VMC 理论模型框架

四、条目池的建立

研究小组广泛参考 WHO QOL－100、SF－36 等国外公认的生活质量量表，结合相关文献报道、个人感受和经历等，分别按照理论构想的各个领域或方面提出条目，并逐条进行认真讨论、修改、删除和补充。

1. 条目的要求

（1）每个方面应符合 WHO 关于生存质量的定义，体现各领域的含义，根据方面发展条目。

（2）条目叙述的语言简洁、明了，避免模棱两可。

（3）一个条目只明确地反映一个问题。

（4）用疑问句不用陈述句，不用双重否定句。

（5）条目应通俗易懂，便于理解和操作。

（6）每一条目应该代表性好、独立性强、敏感性高。

（7）每个被调查者均能对条目做出评价。

（8）条目内容和答案设置应符合中国人的习惯，同时具有客观的区分度。

2. 条目池的产生

（1）设立研究工作组：由心血管领域医学专家、医生、护士、患者以及正常人等不同层次人员组成议题小组和核心工作组，负责量表的制定与考核。

议题小组负责条目的提出。本小组成员分别独立地根据专业知识和个人经验等写出与测定概念有关的条目。将个人提出的条目收回并进行整理分析，对含义相同但表达不同者进行统一描述形成一个条目，所有不同的条目即构成条目池。核心工作组负责具体的研究工作。

（2）条目池中条目的来源

①参考 WHO QOL－100、SF－36 量表中的条目：参考世界卫生组织组织 15 个协作中心研制的生存质量量表 WHO QOL－100 的条目和美国医学结局研究组研制的健康调查问卷简化版 SF－36 生活质量量表中的条目，结合疾病特征进行条目筛选和设计（表7－3）。

表7－3　　　　　参考 SF－36 设计量表条目

条目列表	SF－36	适合 QOL－VMC 条目或修改后适合条目
总体健康状况	①总体来讲，您的健康状况如何？ ②跟 1 年以前比您觉得自己的健康状况？ ③我好像比别人容易生病。 ④我跟周围人一样健康。 ⑤我认为我的健康状况在变坏。 ⑥我的健康状况非常好。	①如果让您给自己目前的健康状况评一个总分，您能评多少分（满分为 100 分）＿＿＿＿分? ②总体来讲，您的健康状况比前四周?

条目列表	SF－36	适合 QOL－VMC 条目或修改后适合条目
生理功能方面条目	（1）日常活动：能否参加如下活动。 ①重体力活动。如跑步举重、参加剧烈运动等； ②适度的活动。如移动一张桌子、扫地、打太极拳、做简单体操等； ③手提日用品。如买菜、购物等； ④上几层楼梯； ⑤上一层楼梯； ⑥弯腰、屈膝、下蹲； ⑦步行 1500 米以上的路程； ⑧步行 1000 米的路程； ⑨步行 100 米的路程； ⑩自己洗澡、穿衣； （2）身体疼痛 ①您有身体疼痛吗？ ②您的身体疼痛影响了您的工作和家务吗？	能否参加如下活动： ①重体力活动。如跑步举重、参加剧烈运动等； ②适度的活动。如移动一张桌子、扫地、打太极拳、做简单体操等； ③手提日用品。如买菜、购物等； ④上几层楼梯； ⑤上一层楼梯； ⑥步行 100 米的路程； ⑦步行 1500 米以上的路程； ⑧步行 1000 米的路程。
心理功能方面条目	①您觉得生活充实吗？ ②您是一个敏感的人吗？ ③您的情绪非常不好，什么事都不能使您高兴起来吗？ ④您的心态很平静吗？ ⑤您做事精力充沛吗？ ⑥您的情绪低落吗？ ⑦您觉得筋疲力尽吗？ ⑧您是个快乐的人吗？ ⑨您感觉厌烦吗？	①您是否有以下感受——情绪低落、忧郁、焦虑、绝望等？ ②您觉得生活有乐趣吗？ ③您是否感觉紧张，易受惊吓？

续表

条目列表		SF-36	适合 QOL-VMC 条目或修改后适合条目
社会功能方面条目	社会交往、社会活动	①您的健康或情绪不好在多大程度上影响您与家人、朋友、邻居或集体的正常社会交往？②不健康影响了您的社会活动吗？（如走亲访友）	①您是否觉得身体不适影响了您的社交活动（如走亲访友、参加聚会）？②您对自己的人际关系满意吗？③您有时间进行休闲娱乐活动吗？
	有无因为身体健康原因或情绪原因（如压抑或忧虑）而影响您的工作和日常活动	①减少了工作或其他活动时间？②本来想要做的事情只能完成一部分？③想要干的工作或活动种类受到限制？④完成工作或其他活动困难增多（比如需要额外的努力）？⑤干事情不如平时仔细？	

表 7-4　参考 WHO QOL-100/WHO QOL-BREF 设计量表条目

条目列表	WHO QOL-100/WHO QOL-BREF	适合 QOL-VMC 条目或修改后适合条目
总体健康状况	①您怎样评价您的生活质量？②您对自己的健康状况满意吗？③如果给自己的生活质量打一个总分，您给评多少分（满分为 100 分）＿＿分？	①如果让您给自己目前的生活质量评一个总分，您给评多少分（满分为 100 分）＿＿分？

续表

条目列表	WHO QOL – 100/ WHO QOL – BREF	适合 QOL – VMC 条目或修改后适合条目
生理功能方面条目	日常活动： ①您需要依靠医疗的帮助进行日常生活吗？ ②您的行动能力如何？ ③您的食欲怎么样？ ④您对自己的睡眠情况满意吗？ ⑤您对自己的性生活满意吗？ ⑥您对自己做日常生活事情的能力满意吗？	①您需要依靠药物等医疗手段的帮助进行日常生活吗？ ②您对自己的睡眠质量满意吗？（不借助安眠药） ③您是否担心您的健康状况影响您（现在或将来）的婚姻质量/生育？ ④您对自己是否饮食合理的状况满意吗？（如饭量适度、膳食结构、按时吃饭）
心理功能方面条目	①您对自己满意吗？ ②您觉得生活有乐趣吗？ ③您觉得自己的生活有意义吗？ ④您有消极感受吗？（如情绪低落、绝望、焦虑、忧郁） ⑤您能集中注意力吗？ ⑥您有充沛的精力去应付日常生活吗？ ⑦您认为自己的外形过得去吗？ ⑧日常生活中您感觉安全吗？	①您是否有以下感受——情绪低落、忧郁、焦虑、绝望等？ ②您觉得生活有乐趣吗？ ③您怎么样认识您的前途？ ④您对自己的人生价值满意吗？ ⑤日常生活中您感觉安全吗？

续表

条目列表	WHO QOL – 100/ WHO QOL – BREF	适合 QOL – VMC 条目或 修改后适合条目
社会功能 方面条目	①您对自己的工作能力满意吗？ ②您的生活环境对健康好吗？ ③您对自己的人际关系满意吗？ ④您对自己从朋友那里得到的支持满意吗？ ⑤您对自己居住地的条件满意吗？ ⑥您对得到卫生保健服务的方便程度满意吗？ ⑦您对自己的交通情况满意吗？ ⑧家庭摩擦影响您的生活吗？ ⑨您的钱够用吗？ ⑩您有机会进行休闲活动吗？	①您对自己的学习/工作能力满意吗？ ②您对自己的人际关系满意吗？ ③你是否觉得不愿意和他人交往？ ④当需要时，您能从家人及朋友那里得到关心及支持吗？ ⑤您是否满意您的生活环境对健康的影响？ ⑥您的钱够用吗？

①结合相关文献报道、个人感受和经历，提出如下条目：

a. 您是否想用语言或肢体攻击他人？

b. 您是否感到压抑，想找人或物发泄？

c. 周围亲人或朋友是否对您过分保护/溺爱？

d. 您是否感到自己对周围人是一种负担？

e. 您的不良生活习惯是否有改善？（如吸烟、饮酒、喝咖啡、熬夜、过度网游或其他）

按照理论构想的每个领域或方面设计条目池，提出并形成了 31 个条目。议题小组逐条进行认真讨论，对初步量表进行了修改、删除和补充。删除条目及理由：a. 条目对 VMC 患者不适用，如适度的活动（扫地、擦桌子等日常活动）、上 1 层楼梯、步行 100 米的路程、步行 1000 米的路程；b. 通用的社会条目对 VMC 患者调查没有意义，如您对自己在患病过程中得到的医疗保健服务满意吗、您的钱够用吗、日常生活中您感觉安全吗、您对自己的住房条件满意吗；c. 因患者做心理自评量表，删除重复条目，如您是否感觉内心平静、是否想用语言或肢体攻击他人、您是否感到压抑而想找人或物发泄、您对自己的人生价值满意吗、您怎么样认识您的前途、您是否觉得不愿意和他人交往。

（3）确定条目的形式及答案选项：随着现代医学模式从生物转向生物－心理－社会医学模式，将生活质量量表分出，采用等距等级条目，每个条目回答选项均采用 5 级评定法。各等级描述词均采用心理测定中广为使用的形容词。这些词已经过大量的研究认为是等距的，因此省去了尺度反应定位分析，计算量表得分时，正向条目直接计 1～5 分，逆向条目则反向计分 5～1。

五、初选量表的确定

依据流行病学方法设计关于初选条目的调查问卷，对专家和患者进行问卷调查：在全国范围内选择 55 位从事中医、中西医结合心血管病专业工作达 10 年以上、具有副主任医师以上职称的专家填写"专家问卷"调查表。通过回收问卷的条目认同率分析并对 10 名 VMC 患者进行条目预测试后，核心小组进一步删除或修改难于理解或不同患者理解相差较大的条目及不恰当的条目，最终整理形成供临床预调查使用的 19 个条目的量表（表 7－5）。

表 7－5 量表条目及评分方法

序号	条目	评分
1.1	能否手提/肩背物品	5－4－3－2－1
1.2	能否进行重体力活动（跑步、打球等剧烈运动）	5－4－3－2－1

续表

序号	条目	评分
1.3	能否上3层楼梯	5 – 4 – 3 – 2 – 1
1.4	能否步行1500米以上的路程	5 – 4 – 3 – 2 – 1
2	学习/工作能力满意度	1 – 2 – 3 – 4 – 5
3	是否有信心战胜疾病，恢复健康	5 – 4 – 3 – 2 – 1
4	是否觉得生活有乐趣	5 – 4 – 3 – 2 – 1
5	是否有以下感受——情绪低落、忧郁、焦虑、绝望等	5 – 4 – 3 – 2 – 1
6	是否感觉紧张，易受惊吓	5 – 4 – 3 – 2 – 1
7	是否觉得身体不适影响了社交活动（如走亲访友、参加聚会）	5 – 4 – 3 – 2 – 1
8	饮食状况（如饭量是否适度，膳食是否结构合理，能否按时吃饭）	5 – 4 – 3 – 2 – 1
9	睡眠质量满意度	5 – 4 – 3 – 2 – 1
10	是否需要依靠药物等医疗手段的帮助进行日常生活	5 – 4 – 3 – 2 – 1
11	对自己的人际关系满意度	5 – 4 – 3 – 2 – 1
12	是否感觉自己对周围人是一种负担	5 – 4 – 3 – 2 – 1
13	是否有时间进行休闲娱乐活动	5 – 4 – 3 – 2 – 1
14	不良生活习惯是否有改善	5 – 4 – 3 – 2 – 1
15	是否担心现在或将来的婚姻质量/生育	5 – 4 – 3 – 2 – 1
16	您的健康状况比前四周	5 – 4 – 3 – 2 – 1

六、现场调查及质量控制

1. 确立调查目标人群

根据 Gorsuch 的观点[2]，量表的样本数应满足下列要求：条目数与受试者的比例最好为 1∶5 以上；受试样本总数不得少于 100 人。预调查量表中共有 19 个条目，因此样本数至少为 19×5＝95 例。本研究在天津中医药大学第一附属医院随机选择100名VMC患者，同时选择来源于该院健康体检者及天津中医药大学学生的100例健康志愿者进行调查。

（1）患者纳入及排除标准

①纳入标准：符合VMC诊断标准；年龄在14~40岁；有能力进行量表自评，理解力正常者；对调查知情同意。

②排除标准：VMC合并阿斯综合征发作、充血性心力衰竭伴或不伴心肌梗塞样心电图改变、心源性休克、急性肾功能衰竭、持续室性心动过速伴低血压或心肌心包炎等一项或多项表现者；合并肝、肾、造血系统等严重原发性疾病者；有严重精神疾患，或认知能力很弱，或无认知能力者；妊娠或哺乳期妇女。

（2）健康志愿者纳入标准：既往无急、慢性病史，或有急、慢性病史但经治疗已痊愈，现阶段无特殊不适，饮食、睡眠正常，不需要服用药物者，对调查知情同意。

（3）一般资料：在天津中医药大学第一附属医院用QOL-VMC预调查量表测试的100例VMC患者中，男性51例，女性49例，年龄14~40岁，平均（24.92±8.02）岁；其中门诊患者92例，住院患者8例。100例VMC患者和100例健康志愿者的性别与平均年龄经比较，差异无统计学意义（$P > 0.05$），具有可比性。

2. 调查员培训

本研究制定了QOL-VMC量表调查指导手册，确定了调查过程中的操作规范。要求参与研究的调查员有本科及以上学历，必须具备相关医学知识，了解VMC的中西医诊断、治疗，对生活质量的内涵有一定的认识，熟悉量表中每个条目的含义。针对调查手册内容向调查员进行统一培训后方可参与正式调查，严格按照诊断标准、纳入标准和排除标准选择研究对象。

3. 现场调查的质量控制

由于生活质量主观性强、较难测量，因此在填表前调查员先向患者充分解释本量表的内容、涵义及填写的注意事项，以保证所获得的信息真实可靠。量表测试在单独、安静的环境下进行，评定方式以患者自评为主。对阅读及作答有困难的患者，调查员可协助患者进行自评，保证读题不带有引导性；对某项条目含义有疑问的患者，由调查员做非向导式的统一解释。收取问卷时仔细查看量表是否有漏项，如有漏项则提醒受试者及时补齐，仍拒绝填写则问清原因，并做记录。

七、量表条目的统计学筛选

按照量表研制的程序和方法，收集 100 例临床诊断为 VMC 的患者进行预调查量表测评，对测量结果进行统计学处理，选择代表性好、独立性强、反应度高的条目形成正式量表。采用频数分布法、离散趋势法、t 检验法、克朗巴赫 α 系数法、相关系数法、因子分析法 6 种方法，同时结合专家意见，对条目进行联合筛选。

最终综合 6 种统计筛选结果（表 7 – 6），有 4 个条目（I1.2、I8、I12、I14）总共被删除 3 次。其中，I1.2 内容为"您的健康状况是否限制了重体力活动（跑步、打球等剧烈运动）"，它在前期 55 位专家调查中得到的专家认同率最高（92.73%）。同时结合专业知识和临床实际，经核心小组讨论，决定保留 I1.2 而删除 I8、I12、I14 三个条目，最终形成了包含 3 个维度 16 个条目的正式 QOL – VMC 量表。

表 7 – 6　　　　　量表条目筛选结果汇总

条目	频数分布法	离散趋势法	t 检验法	克朗巴赫 α 系数法	相关系数法	因子分析法	被删除次数	最终保留条目
I1.1							0	√

续表

条目	频数分布法	离散趋势法	t检验法	克朗巴赫α系数法	相关系数法	因子分析法	被删除次数	最终保留条目
I1.2			×	×	×		3	√
I1.3	×						1	√
I1.4					×		1	√
I2							0	√
I3							0	√
I4							0	√
I5		×			×		2	√
I6							0	√
I7						×	1	√
I8		×		×	×		3	×
I9							0	√
I10							0	√
I11		×					1	√
I12	×	×			×		3	×
I13							0	√
I14		×	×	×			3	×
I15					×		1	√
I16					×		1	√

注：×表示条目被删除，√表示条目被保留。

八、量表的统计学考评

对正式量表进行了初步科学性评价，包括量表的可行性、信度、效度及反应度。

1. 可行性测评

主要考察量表是否容易被人接受及完成量表的质量，通常用接受率、完成率和完成时间3个指标衡量。

本次调查在 VMC 患者和健康志愿者中分别发放调查量表 100 份，共回收 200 份。量表的回收率 100%，应答率 100%，说明接受率好，在调查过程中受试者也大多表示对量表能够理解和回答，说明量表具有简短易行、语言通俗易懂、内容明确的特点。量表完成时间均数为 5.55 分钟，中位数为 5 分钟，受试者全在 15 分钟内完成测量，说明量表完成时间比较理想。

2. 信度测评

从重测信度、分半信度、同质性信度 3 方面考察量表的信度。为考察重测信度，对 50 例 VMC 患者在首次测评 1 周后再次用正式版 QOL – VMC 量表进行重测。

两次测量 QOL – VMC 量表总分的重测信度（Pearson 相关系数）为 0.972，各维度得分的相关系数为 0.835～0.860，且有统计学意义（$P < 0.01$）。QOL – VMC 总量表的分半信度系数为 0.824，各维度的分半信度系数在 0.551～0.714 之间。总量表的同质性信度（Cronbach's α 系数）为 0.821，各维度的 Cronbach's α 系数在 0.598～0.701 之间。按公认的标准：重测信度、分半信度达到 >0.7 为量表信度较好[3,4]，Cronbach's α 系数 >0.8 表示内部一致性极好，α 在 0.6～0.8 表示较好，而低于 0.6 表示内部一致性较差[5]，故 QOL – VMC 量表有较好的信度。

3. 效度测评

从内容效度、区分效度、结构效度 3 方面考察量表的效度。为考察区分效度，随机选择来源于天津中医药大学第一附属医院健康体检者及天津中医药大学学生的 100 例健康志愿者进行调查。

本量表是在广泛参考国内外相关量表结构及量表制定方法与原则的基础上，由有关各方面的专家参与选题和讨论，建立条目池，然后又进行了条目筛选、专家问卷调查、小范围预试、条目再筛选等一系列程序化的研究，因此可以认为具有较好的内容效度。两组人群在量表各维度得分及总分上的差异均具有统计学意义（$P < 0.01$），健康志愿者各维度得分及总分均高于 VMC 患者，表明 QOL – VMC 正式量表区分效度良好，能够区分 VMC 患者与健康人的生活质量。结构效度采用探索性因子分析，采用主成分法提取公因子。因本量表分为 3 个维度，故指定因子个数为 3，即提取 3 个公因子，累积方差贡献率为 53.296%，符合公因子的累计方差贡献率至少 40% 以上[6]的要求。进行载荷阵的方差最大旋转后，得出了含有 3 个因子的因子模型，因子 1 主要包含心理、社会维度，因子 2 主要包括生理、心理维度，因子 3 主要包含生理维度。以上结果表明，测量结果与研究时研究者对量表构想的结构基本相符。

（四）反应度测评

从患者治疗前后生活质量量表得分变化测评量表的反应度，考察 QOL – VMC 量表是否具有区分治疗前后 VMC 患者生活质量变化的能力。

在天津中医药大学第一附属医院用 QOL – VMC 正式量表调查并随访符合病例选择标准的 VMC 患者 50 例。结果显示，VMC 患者的生理维度、心理维度、社会维度得分和总分在治疗后均较治疗前提高，且差异有统计学意义（$P < 0.01$），即治疗后患者的生活质量发生了明显的改善，说明本量表对 VMC 患者生活质量得分的变化较为敏感，具有较好的反应度。

【参考文献】

［1］刘保延，何丽云，谢雁鸣，等. 亚健康状态中医基本证候特征调查问卷的研制［J］. 中国中医基础医学杂志，2004，10（9）：23 – 28.

［2］吴明隆. SPSS 统计应用实务［M］. 北京：中国铁道出版社，2000：30 – 31.

［3］刘朝杰. 问卷的信度与效度评价［J］. 中国慢性病预防与控

制，1997，5（4）：174-177.

[4] 秦浩，陈景武. 医学量表条目的筛选考评方法及其应用 [J]. 中国行为医学科学，2006，15（4）：375-376.

[5] 曾五一，黄炳艺. 调查问卷的可信度和有效度分析 [J]. 统计与信息论坛，2005，20（6）：11-15.

[6] 王家良. 临床流行病学：临床科研设计、测量与评价 [M]. 第3版. 上海：上海科学技术出版社，2009：433.

第八章 病毒性心肌炎的预后与转归

第一节 病毒性心肌炎的预后

心肌炎的临床表现轻重不一，轻者可无自觉症状（亚临床型），严重者可表现为猝死、严重心律失常、心源性休克或（和）心力衰竭，导致急性期死亡（暴发型和重型）。严重程度在以上两者之间的，可表现为各种心律失常，包括房室传导阻滞，以及心肌心包炎、急性心肌梗死（轻、重型）等。成人病毒性心肌炎的临床表现大多较新生儿和儿童病毒性心肌炎轻，急性期病死率低。急性期存活的患者，大多于起病后数月内完全恢复，然而也有报道少数患者急性期后自觉良好，但心电图和（或）左心室射血分数或收缩时间间期等持续异常[1-3]，若干年后是否可能演变为扩张型心肌病，至今尚无定论。另外少数患者急性期后持续心脏扩大和（或）心功能不全，或有进行性发展，临床表现与扩张型心肌病类同。1995年世界卫生组织/国际心脏病学会同盟（WHO/ISFC）专家组在心肌病的定义和分类报告中提出炎性心肌病的命名，其定义为心肌炎伴心功能障碍。肠道病毒、腺病毒、巨细胞病毒被认为是炎性心肌病的主要致病病因与触发因子。通过病毒持续存在、抗原或分子拟态诱导的继发免疫机制，引起感染型或自身免疫型炎性心肌病。这些患者的自然病程不完全相同，部分患者病情可能持续进展，左心室 EF 值持续下降，心脏进行性扩大、心力衰竭持续致死[1,4,5]。有 40% ~50% 病例也可能于出现症状后数月至数年，未经特殊治疗自动恢复，心功能改善并保持稳定。虽然，其中一部分患者病情还可能再度恶化，因而预后不佳[6,7]。

急性期症状不明显的亚临床型患者演变为炎性心肌病的发生率至今仍不明确。炎性心肌病患者中有病毒持续存在证据的约占 20% ~25%[8]，原因不明的扩张型心肌病患者中心内膜心肌活检找到肠道病毒基因组的发生率，各家报道相差颇大，从 6% 到 45% 不等[9-14]。其原因与患者选择标准不同及活检取样和分子生物学技术因素有关。

据国外资料报道，病毒性心肌炎患者的痊愈率为 34.8% ~82%，病死率为 0.9% ~26%，可能因观察病例病情轻重不一而差异较大。近年来，国内许多学者对本病患者进行了长期随诊观察。结果显示，儿童病例的临床痊愈率为 58.8% ~74.1%，病死率为 5.9% ~12.7%；成人病例的临床痊愈率为 80.9%，病死率为 2.3%。可见，病毒性心肌炎患者虽然病程较长，但大多数远期预后良好。

一、国内儿童急性心肌炎远期随访的文献报道

（一）病情分型与预后

心肌炎患者按发病情况一般分为轻、中、重三型。一般认为属暴发型的重型病例预后较差。在发病早期极易出现严重心力衰竭和（或）心源性休克，如诊治不及时或婴儿病情太重，常导致死亡。转为亚急性或慢性病程者，由于常有弥漫性心肌病变或严重传导系统病变，或发展成为扩张型心肌病，最终死亡，或遗留完全性房室传导阻滞，需植入永久性心脏起搏器，或病情再度恶化而死亡，最后痊愈者仅占少数。轻、中型病例临床占绝大多数，一般预后良好，但也可因病情反复，致使恢复较慢，甚或迁延不愈，偶可因病情恶化而死亡。

（二）病程分期与预后

我国 9 省市小儿心肌炎协作组对 991 例患儿进行了 2 年半到 6 年的长期随诊观察[15]，结果表明，急性期的 886 例患者中，痊愈占 60.7%，好转占 20.1%，迁延占 17.0%，恶化占 0.8%，死亡占 1.3%，再感染占 0.1%；恢复期的 40 例患者中，痊愈占 62.5%，好转占 27.5%，迁延占 10%；慢性迁延期的 55 例患者中，痊愈占 40%，好转占 27.3%，迁延占 27.3%，恶化占 1.8%，死亡占 3.6%；后遗症的 30 例患者中，痊愈占 33.3%，好转占 33.3%，迁延占 26.8%，恶化占 3.3%，死亡占 3.3%。急性期和恢复期病例的痊愈率明显高于慢性迁延期和后遗症，提示本病应及早治疗以提高痊愈率。病死率虽不高，但可出现在急性期、慢性期甚至后遗症期，而且各期病例均有迁延数年不愈的情况，临床应予研究解决。

（三）主要观察指标的预后情况

由于心肌炎患者早搏、各种传导阻滞、阵发性室上性心动过速（SVT）、ST – T 改变、心脏扩大等分项观察指标常常迁延不愈，甚至形成后遗症，因此，很多学者对这些指标进行了长期随诊观察，以了解预后情况。

1. 早搏

早搏是病毒性心肌炎最常见的心律失常。袁氏等[16]对 120 例小儿病毒性心肌炎的心电图异常调查与预后分析结果显示，本组 89 例早搏中以室性早搏居多，共 61 例（68.5%）。6 例呈多源性早搏，临床症状重，但治疗效果较好，数周内消失。随访第 1 年遗留各种早搏共 23 例（25.8%），以后随着时间的延长部分早搏消失，第 10 年随访时仅余 6 例（6.7%）。在遗留的 6 例中，2 例呈间歇性，于劳累或病毒感染时可再度出现；3 例长期持续存在，其中 1 例发展成扩张型心肌病。因此提示对长期存在的早搏应长期随访，必要时给予药物治疗，注意慢性心肌炎及心肌病的发生。

北京小儿心肌炎协作组[17]对 89 例病毒性心肌炎的早搏进行了 1.5~5 年的随诊。结果除 1 例死亡外，57 例消失，21 例好转，10 例无改变。消失时间最短为病后 1 个月，最长为 7 年 7 个月。早搏是否消失、好转，与其性质（房性、交界性、室性）、是否频发、并行心律、联律或多源性，以及就诊时年龄、病程分期、是否使用抗心律失常西药均无关。提示一般心肌炎的早搏不需用抗心律失常药，只有在少数特定情况下（如有发生室性心动过速危险时）可短期使用，以待心肌炎症好转，防止意外情况发生。

2. 室上性心动过速（SVT）

首都儿科研究所对 34 例心肌炎 SVT 患儿进行了 6 个月至 13.8 年的随诊观察，结果显示，SVT 复发多见于首次发作后的数月内，复发率 1 个月内为 65%，6 个月内为 71%，1 年内为 79%；频发率占 53%，偶发率为 35%，无复发仅占 12%；首次发作时间在 1 岁以上，急性期及心脏扩大者复发率较高。SVT 的转归与心肌炎的转归大体一致，随诊时心肌炎痊愈者 22 例，仅 3 例仍有发作，19 例无发作；心肌炎未痊愈者 12 例，9 例仍有发作，仅 3 例无复发。

3. 各种传导阻滞

有人报告，病毒性心肌炎患儿在 1~8.5 年的心电图随诊中，房室传导阻滞约有 1/3~1/2 病例不消失。也有人报告，在成人急性心肌炎出现的完全性房室传导阻滞 33 例中，除 2 例为一过性外，23 例在 1 周内恢复窦性心律，3 例在 2 周内恢复，5 例观察 45 天左右仍未恢复，植入永久性起搏器。1 例三束支阻滞患者在植入永久性起搏器后 3 个月出现窦性心律，但仍留下完全性右束支和左前半分支传导阻滞。我国 9 省市小儿心肌炎长期随诊[15]中，483 例未愈患儿有 32 例一度房室传导阻滞未消失，有 31 例典型的不完全或完全性右束支传导阻滞未消失，有 4 例窦房传导阻滞未消失，有 2 例左前分支阻滞未消失，有 14 例二度或三度房室传导阻滞未消失。可见，心肌炎患者遗留各种传导阻滞者比较常见，有人认为它在心肌炎后遗心律失常中仅次于早搏，居第二位。

4. ST – T 改变

心肌炎患者的心电图 ST – T 改变恢复较快。有人报告大多数在 6 个月内恢复，未恢复者仅占极少数。这种心肌代谢性改变往往随着心肌病变的修复，心肌复极过程也逐渐恢复正常。如心肌炎症状体征及其他检查阴性，而 ST – T 改变长期不恢复者，可做心得安试验，以排除植物神经功能紊乱引起的这种异常。

5. 心脏扩大

在 9 省市小儿心肌炎长期随诊[15]中，865 例心脏 X 线复查者仅 5.7% 有心脏增大，以左室大和普大型居多；437 例复查超声心动图者，有 11.1% 显示左、右腔室或多房室扩大，其他如左室流出道增宽、左室后壁增厚、室间隔增厚、室间隔运动异常、右室流出道增宽等均不足 1%。天津儿童医院随访的 17 例重型（指有心脏扩大者）病例中，无心力衰竭的 10 例转归均达好转以上标准；有心力衰竭和（或）心源性休克者 7 例，3 例痊愈，1 例好转，2 例迁延，1 例死亡。重型组与普通组（指无心脏扩大者）比较，其痊愈率、好转率、迁延率均无显著性差异，惟病死率以重型较高。可见，心肌炎心脏扩大迁延不愈者所占比例并不太高，但应注意其恢复时间往往较长，部分病例还可能出现进行性心脏扩大，呈慢性经过，最终发展为扩张型心肌病而死亡。

病毒性心肌炎曾被认为是青少年原因不明猝死的重要原因。然而心肌炎的临床确诊困难，尸检心肌组织病理学诊断标准不统一，确诊亦不易。既往尸检诊断为心肌炎的可能偏多，以致高估了病毒性心肌炎致青少年猝死的严重性。Maron 等

(1994)[18]分析 134 例青年运动员猝死的尸检资料，发现符合心肌炎病理形态诊断标准者仅 4 例（3%）。值得注意的是可卡因成瘾也能导致与心肌炎类似的临床与病理表现[19]。可见病毒性心肌炎虽然可能是青少年猝死的原因之一，但并非其重要原因。

二、国内成人急性心肌炎远期随访的文献报道

（一）上海医科大学附属中山医院和上海市心血管病研究所的资料分析

1978 年 10 月至 1986 年 12 月原上海医科大学附属中山医院和上海市心血管病研究所连续收治急性病毒性心肌炎患者 393 例，长期随访 358 例，随访率 91%，平均随访时限 3.5 年（范围 4 ~ 98 个月）。随访结果，358 例中死亡 3 例，其中 2 例为急性期住院死亡，1 例系出院后远期死亡。随访期间呈持续性心脏扩大与心力衰竭表现，且超声心动图示弥漫性心室壁活动减弱的"早期扩张型心肌病"1 例。另有 1 例持续型室速反复发作。

本组 393 例纳入分析的标准包括：①急性病毒感染的临床表现，包括发热、呼吸道感染或胃肠道感染等症状；②上述病毒感染后 1 个月内出现阿斯综合征发作、充血性心力衰竭、心源性休克、心电图证实各种心律失常或 ST – T 段改变，后者指 2 个或 2 个以上导联 ST 段下斜型或水平型下移 $\geq 0.05\text{mV}$，或 2 个以上以 R 波为主的导联 T 波倒置 $\geq 0.1\text{mV}$；③入院检查排除了导致上述异常的其他病因，如风湿活动、其他器质性心脏病、电解质失调或药物作用等；④血清柯萨奇 B 组病毒中和抗体效价 ≥ 4 倍以上（相隔 3 周的双份血清），或一次血清中和抗体效价 ≥ 640。具备 4 项指标的 207 例为急性柯萨奇 B 组病毒性心肌炎组（CVB +）。符合前 3 项标准的 186 例编为非柯萨奇 B 组病毒性心肌炎组（CVB –）。

　　患者住院期间进行常规心电图、心脏 X 线与超声心动图检查，还进行血沉、抗链"O"抗体、血清电解质、CK、AST 及 LDH 测定，双份血清（相隔 3 周）柯萨奇 B 组病毒中和抗体效价测定。入院后治疗包括卧床休息，静脉滴注葡萄糖－胰岛素－氯化钾溶液（极化疗法），对症治疗心律失常（包括抗心律失常药物与人工心脏起搏器治疗）、心力衰竭、休克与肾功能衰竭；出院后继续全日休息 2 个月，继以半日休息 3 个月，定期心肌炎门诊随访，复查心电图、心脏 X 线与超声心动图，部分患者经通信随访。本组 393 例中，柯萨奇 B 组病毒感染阳性者 207 例（52.7%）。急性期呈暴发型或重型表现的 18 例（4.6%），以各型心律失常为主要表现以及仅有心电图 ST－T 异常表现的（轻、中型）分别为 350 例（89.1%）与 25 例（6.3%）。重型 18 例分别有阿斯综合征发作、充血性心力衰竭、心源性休克、急性肾功能衰竭、持续性室性心动过速伴低血压发作或心肌心包炎等一项或多项表现。18 例中死亡 3 例，其中住院期死亡 2 例，出院后 1 年死亡 1 例，另 1 例持续心脏扩大与心力衰竭，并发展为扩张型心肌病综合征，以上 4 例急性期均有心力衰竭和（或）心源性休克或心肌心包炎表现。另 1 例持续型室速伴低血压发作的患者，长期随访期间持续型室速反复发作 2 次。重型中以三度房室传导阻滞、阿斯综合征为主要表现的 10 例，除 1 例合并心力衰竭和心源性休克于住院次日死亡外，均存活。轻、中型 375 例，以心律失常型占绝大多数，其中尤以室性期前收缩、加速的心室自主节律与房室传导阻滞较常见。长期随访结果，轻、中型病例全部存活，无 1 例发展为扩张型心肌病综合征。心律失常型中最常见的室性快速心律失常病例，随访 5 年以上时，70% 间断偶发室性期前收缩，但大多不影响正常生活或工作，无发生致命性室性心动过速或猝死者。

（二）其他资料分析

王月萍[20]对 74 例均符合 1987 年全国心肌炎心肌病专题座谈会纪要关于成人病毒性心肌炎诊断标准[21]的柯萨奇 B 病毒性心肌炎患者进行随访。74 例中第 2 年失访 3 例，随访率为 95.9%。随访期最长 6 年，最短 2 个月，平均 3 年 5 个月。54 例（72.9%）症状、体征消失，心电图、超声心动图、心脏 X 线检查恢复正常，临床治愈。6 例（8.1%）持续心脏扩大伴心力衰竭，其中超声心动图示左心室扩大 3 例，右心房右心室扩大 1 例，呈弥漫性心室壁活动减弱，提示早期扩张型心肌病 2 例。9 例（12.1%）有阵发性胸闷，后遗心电图异常，包括室性早搏、完全性左束支传导阻滞、ST－T 改变、三度房室传导阻滞及窦性静止。2 例三度房室传导阻滞，1 例窦性静止，分别于出院后 3 个月、5 个月安装永久型起搏器。5 例（6.6%）死亡，其中 3 例死于持续性致命性室性心动过速（随访第 2 年），2 例死于顽固性充血性心力衰竭（随访第 3年）。

陈亚洲等[22]对收治的成人病毒性心肌炎 268 例，出院后进行较长时间的随访观察，随访时间为 12～72 个月（平均 38.8±18.1 月），失访 18 例。本组随访的 250 例当中，临床痊愈 202 例，治愈率 80.8%，急性期死亡 3 例，病死率 1.2%，4 例因遗留完全性房室传导阻滞，安置永久型心脏起搏器。此外，15 例有频发室早，9 例房早，6 例一度房室传导阻滞，5 例完全性右束支传导阻滞，3 例房颤，3 例完全性左束支传导阻滞。

王恒心[23]对 98 例急性病毒性心肌炎（AVMC）的转归情况进行 3～15 年，平均 7.2 年的追踪观察。结果临床痊愈 54例，占 55.1%；反复发作 36 例，占 36.7%。其中死于心衰并心源性休克及三度房室传导阻滞（AVB）并阿斯综合征各 1例，猝死于室颤 2 例。迁延不愈 8 例，占 8.2%。其中 5 例主要表现为持续性室性心律失常，2 例心脏扩大，心功能Ⅲ级，心电图分别为 ST - T 改变和快速房颤，1 例为临床扩张型心肌病。

三、国外成人急性心肌炎远期随访的文献报道

国外文献报道的急性病毒性心肌炎远期随访结果有较大差别。按临床表现严重程度归类，亦有重型预后差，轻、中型预后良好的现象。

（一）重型急性病毒性心肌炎的长期随访

Smith 报道[24] 1962 ~ 1969 年间 42 例根据临床表现和病毒学检查诊断的急性柯萨奇 B 组病毒性心肌炎患者，其中 20 例伴心包炎，部分患者急性期症状严重，如伴心力衰竭的 11 例，X 线示心脏扩大、肺水肿或肺淤血的 12 例，其余患者表现为心律失常或（和）心电图异常。长期随访示 42 例中 35 例（82%）临床恢复，其中 12 例需要 3 个月或以上时间。7 例有多次复发，其中 5 例恢复，2 例复发后死亡，病死率 4.8%。3 例（7.1%）发展为扩张型心肌病综合征，6 例后遗心电图异常。作者认为心肌受损程度、有无并发症或复发、合并其他脏器病毒感染与否，都是影响急性病毒性心肌炎预后的因素。

Hayakawa[25] 随访 20 例根据临床表现和病毒学诊断为病毒性或原因不明的急性心肌炎患者 16 ~ 140 个月（平均 49.1 ± 39.3 个月）。20 例大多属重型，其中急性期呈心力衰竭的 9 例，心脏扩大 6 例，阿斯综合征发作 3 例，致命性室性心动过速和休克各 1 例。随访结果示 2 例（10%）远期死亡（其中 1 例猝死，1 例死于心力衰竭），5 例（25%）发展为扩张型心肌病综合征，超声心动图提示肥厚型心肌病的 3 例（其中 2 例室间隔非对称性肥厚），24 小时动态心电图 Lown 4 级致命性室性心律失常 3 例。20 例中 10 例（50%）完全恢复，X 线、超声心电图或 24 小时动态心电图均在正常范围。

Sekiguchi[2]报道根据临床和病理以及病毒学依据确诊为急性病毒性心肌炎的患者 30 例，患者均具有以下主要指标 2 项及次要指标 3 项中的 2 项。主要指标包括：①前驱症状（发热、呼吸道或胃肠道症状、胸痛或胸部不适）后 10 天内出现心脏症状（阿斯综合征发作、充血性心力衰竭、心源性休克）和心电图异常（严重心律失常如房室传导阻滞、ST－T 段改变、R 波振幅降低、病理性 Q 波和室内传导阻滞）；②血清心肌酶谱增高。次要指标包括：①血清病毒中和抗体、补体结合或血凝抑制效价有意义的增高；②心内膜心肌活检或尸检符合活动性心肌炎；③冠状动脉造影未发现有意义的冠状动脉狭窄。从以上诊断指标可以判定所有 30 例患者均属重型急性病毒性心肌炎，且 19 例病理还有所谓恶性心肌炎表现。随访结果：急性期（症状出现后 1～4 日）病死率为 20%（6/30），长期随访急性期存活的 20 例（1～14 年），13 例恢复（65%），且常规临床观察未发现异常。7 例（35%）后遗心电图异常，包括三度房室传导阻滞，经心脏起搏器治疗 3 例（15%），右束支传导阻滞和（或）电轴左偏 4 例（20%）。远期死亡 1 例（5%），发展为扩张型心肌病综合征 1 例（5%）。

（二）轻、中型病毒性心肌炎病例的长期随访

Helin 报道[26]，柯萨奇 B5 病毒感染局部地区流行期间发现的急性柯萨奇 B5 病毒性心肌炎患者 18 例，均经粪便病毒分离和临床表现确诊。对其中 12 例随访 7 个月，11 例完全恢复，仅 1 例遗留心电图异常。

Levi[27]随访 10 例经临床和心电图表现，以及血清病毒中和抗体有意义升高或病毒分离阳性确诊的柯萨奇 B 组病毒性心肌炎 42～68 个月，10 例中 3 例收缩时间间期 PEP 延长，患者均无自觉症状。

Giesecke 报道[28]急性感染性心肌炎患者 45 例，均于1965～1969年因感染性疾病住院，由于心脏症状（大多为胸骨

后压迫感）进行心电图检查，或于常规心电图检查时发现 2 个或 2 个以上导联 T 波倒置 >0.2mV，连续 3 次随访 T 波异常持续或进行性发展，随后逐渐恢复，而诊断为感染性急性心肌炎。其病因为细菌性 12 例，病毒性 10 例，原因不明 23 例。长期随访大多经通信填表联系，随访时间长达 16~20 年。45 例全部存活，均无"充血性心脏病"的主观症状，13 例心律失常偶发，1 例因播散性红斑狼疮、脑缺血性病变致偏瘫。

（三）心内膜心肌活检确诊的活动性（急性）心肌炎病例的长期随访

心内膜心肌活检诊断心肌炎尚存在不少缺点，尤其对病灶可能较局限的临床轻、中型心肌炎患者和部分重型患者（如三度房室传导阻滞、阿斯综合征发作），取样误差限制了活检诊断的可靠性，而且这类患者的预后良好，大多数临床恢复，心肌活检的诊断价值不高。

Quigley 等[29]随访心内膜心肌活检确诊为活动性（急性）心肌炎的患者 23 例，其中 39% 经病毒学检查有病毒感染依据。心脏症状出现时间 1~25 周，平均 7 周。81% 患者左心室功能明显受损，首次 EF 值 31.0%±4.4%，随访时间 1~80 个月（平均 43 个月）。随访过程中定期进行心内膜心肌活检、心电图、胸片、超声心动图及放射性核素心室造影复查。随访结果，急性阶段死亡 1 例，演变为扩张型心肌病综合征［活检和（或）临床检查证实］的 12 例（52%），其中 4 例分别因室性心律失常、栓塞性脑血管意外、医院外猝死和心力衰竭晚期死亡，2 例心脏移植，1 例左心室功能自动恢复正常。23 例中 11 例左心室功能恢复，但其中 7 例放射性核素心室造影运动负荷试验示左心室储备降低。作者认为心内膜心肌活检表现或首次左心室 EF 值降低程度均不能准确地预测预后。但随访6~8 个月时左心室 EF 值正常与否，则与预后密切相关。随访6~8 个月时 EF 值正常的患者，预后无例外地良好，最后均恢复正常；而 EF 值持续低下者，最后大多发展为扩张型心肌病综合征。至于临床正常而左心室储备下降的患者，其预后有待进一步随访阐明。

Weiss 等[7]报道心内膜心肌活检证实的活动性心肌炎伴纤维变（曾被同一作者分类为"慢性心肌炎"）的患者 13 例，常规强心、利尿治疗，定期心内膜心肌活检与左心室功能随访，观察其自然病程。13 例中 7 例于第 3、6、9、15 个月定期随访时，EF 值由首次 10% ~ 30% 逐渐增高至正常或接近正常，在第 9 个月定期随访时，EF 值均较首次测定改善 5% 以上。这 7 例中 5 例病情改善，左心室功能自动恢复，另 2 例于随访第 18 个月后 EF 值进行性降低，其中 1 例需要心脏移植，1 例于等候心脏移植过程中死亡。13 例中其余 6 例随访过程中，EF 值的改变不一致，4 例于随访第 3、6、9 个月时 EF 值下降，随访 1 年后维持低下的 EF 值，另 2 例 EF 值起始改善，但未能保持至随访第 9 个月。在第 9 个月定期随访时，这 6 例的 EF 值与首次测定比较改善均不及 5%。这组患者远期预后差，随访达 3.5 年以上的 3 例中，2 例于起病后 2.5 年和病后 5 年死亡，1 例常规治疗无效，于随访第 10 个月后改用免疫抑制治疗。笔者发现临床表现或心内膜心肌活检的组织学表现，都不能预测上述患者的预后。鉴于部分患者在不同免疫抑制治疗的条件下可自动恢复，提出在评价免疫抑制治疗效果时，有必要进行自身对照，或设对照组。

Olsen 等[4]报道 15 例经心内膜心肌活检或尸检证实的活动性心肌炎患者（自 1980 年 1 月至 1984 年 12 月），其心脏症状已持续 1 ~ 25 周（平均 10 周），定期随访心肌活检，结合临床检查探讨这些患者的转归。15 例中 10 例存活，3 例死亡，2 例心脏移植治疗。存活的 10 例经长期随访（55 个月），结果 5 例恢复正常，5 例演变为扩张型心肌病。15 例患者的首次心肌活检表现与 EF 值测定结果无显著性差异。系列心肌活检示活动性心肌炎表现可持续 6 个月，但到第 12 个月复查时，大多转为愈合中或已愈合的病理表现。血流动力学检查在这阶段的表现不尽相同，长期随访过程中左心室功能持续低下的患者大多演变为临床与病理证实的扩张型心肌病；有些左心室功能一度好转，以后又恶化，虽然 1~2 年后病理改变由进行中的心肌炎转为愈合的心肌炎表现，但 EF 值仍然低下者，长期随访的转归也是扩张型心肌病。在随访 8~12 个月时心肌活检示愈合的心肌炎表现，同时 EF 值较正常的患者，大多病情稳定，左心室功能恢复正常。本组存活的病例中，半数自动恢复左心室功能，并保持稳定，与其他学者报道的结果相符。

Forster 等[30]随访 34 例组织学诊断活动性心肌炎，而左心室 EF 值大于 50% 的时间平均 22 个月（5~52 个月），患者接受常规抗炎对症及康复治疗。随访无 1 例死亡或恶化。作者认为虽然临床症状、组织学炎性表现与左心室 EF 值之间并无相关，但左心室 EF 值 >50% 的具有组织学心肌炎性改变的患者，预后良好。

四、影响心肌炎预后的主要因素

（一）病情严重

心肌炎病情严重者，可暴发出现严重心力衰竭和（或）心源性休克，并常伴有严重的心律紊乱，即便治疗及时、正规，也可因病情过急过重而抢救无效死亡。许多作者临床报告均有此种情况发生。

（二）休息不足

心肌炎急性期或心脏扩大者必须卧床休息，在恢复期甚至痊愈后也应注意逐渐增加活动量，切忌过劳，否则容易导致病情迁延或反复。临床上，因不注意休息；随意增加活动量而致病情反复、加重，甚至猝死的病例很多，必须告诫患者或患儿家属给予充分的重视，以免事倍功半或前功尽弃。

（三）反复感染

心肌炎患者存在着机体免疫功能紊乱已被许多研究报告所证实。由于机体抗病能力低下，极易罹患各种致病微生物感染，而每次感染都可能使病情加重，甚至愈后复发，因此，在整个病程中必须采取有效措施加以预防。近年来的研究发现，许多中药具有防治感染的功效，这也可能是中药治疗心肌炎的多种作用机制之一。

（四）诊治失当

心肌炎病情轻重悬殊、病情较长，必须尽早诊断、及时正规治疗并坚持长期随诊，否则可因失去最佳治疗时机而使病情迁延不愈，甚至转为慢性，或因临床表现比实际病情轻，使患者或患儿家属忽视，不能坚持长期随诊治疗而致病情反复，迁延不愈。首都儿科医学研究所采用大剂量维生素 C 为主的综合治疗方案治疗了 304 例急性心肌炎患儿，除 2 例入院数小时死亡外，302 例中 1 个月内好转者占 91.4%，6 个月后痊愈者占 39.1%，2 年后痊愈者占 50.6%。可见，急性心肌炎只要及早发现、正规治疗，近 40% 病例可在半年内痊愈，加之坚持长期随诊治疗，可以明显改善心肌炎的预后。有人还指出，如能同时开展中医药治疗，则心肌炎的预后前景将更加乐观。

五、估计心肌炎预后的临床指征

许多学者的研究结果表明，临床出现下列情况往往提示心肌炎预后不良[31]。①急性左心衰竭伴心源性休克或肺毛细血管嵌入压 >2.4kPa（成人）。②心脏有中度或严重扩大，右室功能异常伴左室射血分数下降。③完全性房室传导阻滞在 2 周内未恢复窦性心律。④有严重的室性心律紊乱或出现心室晚电位者。⑤心脑肾多脏器功能损害。⑥嗜心性病毒重复感染或病情迁延不愈呈慢性期表现者。⑦有酷似心肌梗死样心电图改变的急性重型心肌炎患者。⑧新生儿与小婴儿患者。

柳欣琦等[32]探讨心肌肌钙蛋白T（cTnT）在儿童病毒性心肌炎（VMC）诊断、病情观察及预后判断方面的应用价值。对126例急性VMC患儿入院24小时内，以及入院后1、2、3周及3个月cTnT和心肌酶谱进行动态观察；对VMC患儿心电图（ECG）检查结果与cTnT进行对照分析；对VMC患儿cTnT阳性组与cTnT阴性组治愈率进行比较。结果表明急性VMC患儿cTnT阳性率显著高于同期心肌酶谱中各项目阳性率（$P<0.005$或$P<0.05$）；VMC患儿入院治疗后在连续的监测中cTnT含量逐渐减低，3周时cTnT含量已显著低于入院时（$P<0.05$）。cTnT阳性组ECG异常率（92.4%）显著高于cTnT阴性组ECG异常率（66.7%）（$P<0.005$）。3个月的总治愈率cTnT阴性组（95%，57/60）显著高于阳性组（66.7%，44/66）（$P<0.005$）。故认为在VMC的诊断中cTnT可取代传统的心肌酶谱检测，动态监测cTnT含量对VMC患儿的病情及疗效判断以及预后具有重要价值。

IL-6、IL-8和TNF-α是免疫和炎症的重要调节因子。牛静等[33]对97例病毒性心肌炎患儿进行观察，发现在病毒性心肌炎的早期，IL-6、IL-8和TNF-α水平较正常儿水平均显著增高，且与临床表现、心电图改变、心肌酶的升高是一致的。这三种因子水平的升高可以作为病毒性心肌炎急性阶段的一个重要指标，4周后病情进入恢复期，IL-6和TNF-α水平已降至正常而IL-8仍显著高于正常，说明疾病仍未治愈。因此认为IL-8恢复至正常可以作为判断病毒性心肌炎治愈及预后判断的主要指标。

【参考文献】

[1] Hiroe M, Sekiguchi M, Take M, et al. Long term follow-up study

in patients prior myocarditis by radionuclide methods [M]. In: Sekiguchi M, Olsen EGJ, Goodwin JF, eds. Myocarditis and related disorders. Proceedings of the International Symposium on Cardiomyopathy and Myocarditis. New York: Springer, Berlin Heidelberg, 1985, 199 – 203.

[2] Sekiguchi M, Hiroe M, Hiramitusu S, et al. Natural history of acute viral or idiopathic myocarditis [M]. . In: Schultheiss HP, ed. New Concepts in Viral Heart Disease. New York: Springer – Verlag, Berlin, Heidelberg, 1988, 33 – 35.

[3] Miklozek CL, Kingsley EM, Crumpaker CS, et al. Serial cardiac function tests in myocarditis [J]. Postgrad Med J, 1986, 62 (728): 577 – 579.

[4] Olsen EGJ, Meany BT, Richardson PJ. The role of biopsy in the diagnosis and follow – up of myocarditis: A critical review [M]. . In: Schultheiss HP, ed. New Concepts in Viral Heart Disease. Springer – Verlag, Berlin, Heidelberg, 1988, 285 – 294.

[5] Kuhl U, Melzner B, Schaffer B, et al. The Ca – channel as cardiac autoantigen [J]. European Heart J, 1991, 12 (Suppl D): 99 – 104.

[6] Billingham M. Acute myocarditis: a diagnostic dilemma [J]. Br Heart J, 1987, 58 (1): 6 – 8.

[7] Weiss MB, Marboe EL, Escala EL, et al. Natural history of untreated chronic myocarditis (active myocarditis with fibrosis) [J]. European Heart J, 1987, 8 (suppl J): 247 – 250.

[8] Sigusch HH, Reinhardt D, Figulla HR Clinical picture and differontial diagnosis of cardiomyopathy and myocarditis. med klin (munich), 1998, 93 (4): 236 – 239.

[9] Easton AJ, Elgin RP. The detection of Coxsackie virus RNA in cardiac tissue by in situ hybridization [J]. J Gen Virol, 1988, 69 (pt2): 285 – 291.

[10] Jin O, Sole MF, Butany JW, et al. Detection of entero virus RNA in myocardial biopsies from patients with myocarditis and cardiomyopathy using gene amplification by polymerase chain reaction [J]. Circulation, 1990, 82 (1): 8 – 16.

[11] Weiss LM, Movahed LA, Billingham ME, et al. Detection of cox-sackie virus B3 RNA in myocardial tissue by the polymerase chain reaction [J]. Am J Pathol, 1991, 138 (2): 497 – 503.

[12] Why HJF, Meany BT, Richardson PJ, et al. Clinical and prognos-tic signicance of detection of enteroviral RNA in the myocardium of patients with myocarditis or dilated cardiomyopathy [J]. Circulation, 1994, 89 (6): 2585 – 2589.

[13] Giacca M, Severini GM, Mestronil, et al. Low frequency of detec-tion by nested polymerase chain reaction of entero virus ribonucleic acid in en-domyo cardial tissue of patients with idiopathic dilated cardiomypathy [J]. J Am Coll Cardiol, 1994, 24 (4): 1033 – 1040.

[14] Liljeqvist JA, Bergstrom T, Holmstorm S, et al. Failure to demon-strate entero virus etiology in swedish patients with dilated cardiomyopathy [J]. J Med Virol, 1993, 39 (1): 6 – 10.

[15] 九省市小儿病毒性心肌炎协作组. 九省市小儿病毒性心肌炎长期随访 [J]. 中华儿科杂志, 1987, 25 (2): 70.

[16] 袁志喜, 赵慧, 王锦华. 120 例小儿病毒性心肌炎心电图异常与预后分析 [J]. 中国综合临床, 2001, 17 (1): 65.

[17] 北京小儿心肌炎协作组. 心肌炎期前收缩远期随访 [J]. 中华儿科杂志, 1986, 24 (2): 222.

[18] Maron BJ, Garson A. Arrhythmias and sudden death in elite ath-letes. Cardiol Rev, 1994, 20 (2): 26 – 32.

[19] Virmani R, Robinowitz M, Smialek JE, et al. Cardiovascular effects of cocaine: an autopsy study of 40 patients [J]. Am Heart J, 1988, 115 (5): 1068 – 1076.

[20] 王月萍. 急性病毒性心肌炎患者近期随访与预后探讨 [J]. 中国实用内科杂志, 1997, 17 (2): 95 – 96.

[21] 中华内科杂志编委会. 全国心肌炎心肌病专题座谈会纪要 [J]. 中华内科杂志, 1987, 26: 597.

[22] 陈亚洲, 劳逸波. 病毒性心肌炎 268 例临床观察及预后 [J]. 心功能杂志, 1999, 1 (2): 120 – 121.

[23] 王恒心. 病毒性心肌炎病情迁延原因及其预后的探讨 [J].

实用医学杂志, 1997, 13 (10): 643 - 644.

[24] Smith WG. Coxsackie B myopericarditis in adults [J]. Am Heart J, 1970, 80 (1): 34 - 36.

[25] Hayakawa M, Inoh T, Yokota Y, et al. A long term follow - up study of acute viral and idiopathic myocarditis [J]. Jpn Circ J, 1983, 47 (11): 1304 - 1309.

[26] Helin M, Savola J, Lapinleimu K, et al. Cardiac manifestations during a Coxsackie B5 epidemic [J]. Br Heart J, 1968, 3 (5610): 97 - 99.

[27] Levi GF, Obeyesekere I, Hermon Y, et al. Arbovirus heart disease: myocarditis and cardiomyopathy following dengue and chikungunya fever - a follow - up study [J]. Am Heart J, 1973, 85 (2): 186 - 194.

[28] Giesecke J. The long term prognosis in acute myocarditis [J]. Eur Heart J, 1987, 8 (suppl J): 251 - 253.

[29] Quigley PJ, Richardson PJ, Meany BT, et al. Long - term follow up of acute myocarditis correlation of ventricular function and outcome [J]. Eur Heart J 1987, 8 (suppl J): 39 - 42.

[30] Forster A, et al. myocar Follow - up of patients with biopsy proven ditis and normal left vebtricular function (abstract) [J]. Eur Heart J, 1988, 10: 64.

[31] Kennel AT. Specific myocardial disease and myocarditis [M]. In: Branden - burger RO, ed. Cardiology: Fundmentals and practice. Chicago: Year Book Medical Publisher, 1987: 1559 - 1635.

[32] 柳欣琦, 肖平, 李春悦. 心肌肌钙蛋白 T 检测在小儿急性病毒性心肌炎诊断及预后观察中的应用 [J]. 实用医学杂志, 2008, 24 (4): 659 - 661.

[33] 牛静, 李培杰, 张松青, 等. 病毒性心肌炎患儿血清 IL - 6、IL - 8 和 TNF - α 水平变化与临床表现及预后的关系 [J]. 上海免疫学杂志, 2001, 21 (5): 303 - 306.

第二节 病毒性心肌炎与扩张型心肌病的关系

病毒感染与扩张型心肌病（DCM）关系的研究已有50余年的历史，然而结论仍然存在争议。有学者认为扩张型心肌病与其前驱的病毒性心肌炎（VMC）有关。有人认为扩张型心肌病是病毒性心肌炎的后遗症，甚至认为病毒性心肌炎和扩张型心肌病实际上是一种疾病的两个阶段[1-3]。动物实验中柯萨奇B病毒（CVB）、脑心肌炎病毒可引起病毒性心肌炎，且能导致扩张型心肌病样改变。杨英珍等在动物模型中发现，小鼠感染柯萨奇B3病毒几个月后，可形成慢性心肌炎，伴心脏扩大、心肌肥大、胶原增生、超微结构改变，类似DCM。也有小鼠感染柯萨奇病毒后引起类似充血性心肌病的组织学改变的报道，以及田鼠感染柯萨奇病毒后引起心肌肥大的报道。近年来用分子生物学技术在DCM患者的心肌活检标本中发现有肠道病毒或巨细胞病毒的RNA。以上均说明DCM与病毒感染关系密切。

多数研究结果支持DCM与病毒感染有关，认为病毒感染在DCM病因学中扮演重要角色。支持DCM系病毒感染后疾患这一概念的依据为：①不少心肌病患者原来健康，起病于呼吸道感染或腹泻之后；②心肌病患者心肌中免疫球蛋白增多；③心肌病理检查中有炎性表现，如间质性心肌纤维化伴淋巴或单核细胞浸润；④心肌病患者有T细胞功能抑制的证据；⑤个别心肌病患者，尤其在病程早期，用激素治疗有效；⑥心肌病患者血中柯萨奇病毒B中和抗体滴度比正常人为高；⑦存在病毒特异性RNA序列；⑧部分DCM患者中存在明显的病毒颗粒等。但以往的研究存在样本量少，对照组设置不足，引物及探针影响等方面的问题，要真正阐明二者的相互联系尚需进一步研究和探索。

虽然普遍认为病毒性心肌炎和心包炎是引起扩张型心肌病的重要原因之一，但由于心肌炎可以是无症状或症状不明显，从病毒性心肌炎发展到扩张型心肌病的概率无法准确估计。国外学者估计病毒性心肌炎患者中患扩张型心肌病的概率为10%，对病毒性心肌炎随访报道7%～30%患者转变为扩张型心肌病，最高的比率达50%[4-5]。我国学者对急性心肌炎患者进行的随访调查发现37%的患者出现早期扩张型心肌病的表现，7%的患者心脏呈慢性扩大[6]。

由于临床上缺少心肌活检的病毒感染证据，常以出现临床表现的时间和病程作为诊断依据，可能将病因归为其他原因而非病毒性心肌炎，从而低估了病毒对扩张型心肌病的致病作用。然而，并非所有的病毒性心肌炎都发展为扩张型心肌病，说明在病毒感染的同时还有其他的条件因素即危险因素也在起作用。有文献报道心脏的损伤、机体营养不良、精神紧张、毒素及机体负担加重都可能是导致病毒性心肌炎发展为扩张型心肌病的因素。有关扩张型心肌病的流行病学研究表明扩张型心肌病可能是一种多病因疾病，目前提出的与扩张型心肌病发展关系较密切的因素有年龄、性别、遗传、种族、社会经济状况、某些疾病史、饮食等。在美国开展的流行病学研究发现黑色人种、高血压史、糖尿病史、哮喘史、肥胖、低收入、低文化程度都与扩张型心肌病发病有关。这些因素是否也是发生病毒性心肌病的危险因素或是促进病毒性心肌炎向心肌病发展的因素，有待进一步的研究阐明。

一、可能的发病机制

病毒性心肌炎的发病机制尚未完全明了。其中涉及病毒本身直接溶解心肌细胞，经T细胞介导自身免疫所引起的心肌损害，基因和自身免疫的影响，中和抗体、巨噬细胞和自然杀伤细胞的作用等环节。

　　总之，病毒感染已被认为是部分扩张型心肌病的病因，其主要依据有：①动物模型显示病毒感染引起的心肌炎可发展为扩张型心肌病；②临床随访观察发现部分病毒性心肌炎患者可演变为扩张型心肌病；③病理学检查证实部分扩张型心肌病患者心肌中存在持续病毒感染。

（一）动物实验

　　动物实验首先显示病毒感染可致动物发生心肌炎且演变为扩张型心肌病。早在1969年，Wilson等[7]发现柯萨奇B3病毒（CVB_3）感染的70只小鼠，在经历了急性病毒性心肌炎后，其中的53只小鼠呈慢性心肌炎改变。至感染后15个月时，部分小鼠表现为心腔扩大，心脏重量增加，附壁血栓，心肌细胞及心肌纤维化等病变，与扩张型心肌病类似。此外，脑心肌炎病毒（EMCV）感染小鼠也可使其发生心肌炎并演变成扩张型心肌病。

　　Abelmann和Kawai C等研究发现，CVB_3或EMCV等病毒感染小鼠引起的心肌病变可表现为以下三期：①急性期：感染后0~3天，病变主要为病毒直接介导的心肌细胞溶解；②亚急性期：感染后第4~14天，炎性细胞大量浸润心肌组织及释放肿瘤坏死因子（TNF）和干扰素（IFN）等细胞因子以清除病毒，同时也可能损伤心肌细胞；③慢性期：感染15天以后，炎性浸润逐渐减少，代之以心肌纤维化等病变为主，随后，心腔逐渐扩张，出现扩张型心肌病样改变[8,9]。

　　动物实验发现，病毒性心肌炎心肌损害的形成分两个阶段。第一阶段在小鼠模型急性期持续约1周左右，其特点是病毒侵入心肌后增殖、细胞溶解、中和抗体形成，病毒被巨噬细胞和自然杀伤细胞清除或减少。第二阶段为炎症细胞浸润心肌和免疫系统被激活阶段，包括产生抗心肌抗体，该期持续数周至数月，伴有不同程度心肌损害。病毒感染心肌后扩张型心肌病的形成主要是自身免疫性的，自身抗原是交叉抗原或分子结构相似的产物。实验研究发现易感小鼠病毒滴度高、中和抗体产生迟、病毒消除慢；感染病毒的小鼠脾脏产生的毒性 T 细胞能溶解体外培养的心肌细胞；易感小鼠患病毒性心肌炎后与扩张型心肌病患者有相同的特异性心肌蛋白抗体。上述结果支持"自身免疫反应是病毒感染后扩张型心肌病的发病机制"这一观点。但下列结果不支持这一观点，如无胸腺小鼠仍能患心肌炎；严重免疫缺陷的小鼠可产生重症心肌炎；免疫抑制剂治疗加剧心肌炎小鼠的病情。

（二）临床随访

临床前瞻性随访观察提示病毒性心肌炎可演变为扩张型心肌病。Hayakawa 等[10]随访 20 例临床诊断为急性病毒性心肌炎患者，在 49.1 ± 39.3 个月后，其中 6 例出现左心室扩张，类似扩张型心肌病；Quigley 等[11]采用超声心动图和心内膜心肌活检诊断并随访观察了 23 例急性心肌炎患者，6 个月后均发展为典型的扩张型心肌病，其中 4 例死亡；O'Connell 等[12]对 400 例急性病毒性心肌炎患者随访 7 年左右，50 例（12%）转变为扩张型心肌病，远高于普通人群 8/10 万 ~ 10/10 万的发病率。国内蒋氏[6]对 35 例急性弥漫性病毒性心肌炎患者进行了平均 6 年的临床追踪观察，其中 13 例发生扩张型心肌病。

（三）实验依据

应用血清学和分子生物学技术对扩张型心肌病病因的研究，则更为直接地证实了病毒感染与扩张型心肌病的关系。

1. 血清学证据

早在 1968 年，Flethcher 等[13]便发现扩张型心肌病患者血清中存在肠道病毒特异性抗体，阳性率为 34%，但与对照组无明显差异；至 1979 年，Cambridge 等[14]将阳性标准由通常的 1:40 的抗体滴度提高到 1:1024 后，发现扩张型心肌病患者的抗 CVB IgG 抗体阳性率为 30%，而正常人群仅为 2%；国内蒋氏等[6]也发现扩张型心肌病患者血清中肠道病毒抗体阳性率为65.7%，而对照组仅25.7%。检测肠道病毒IgM抗体进一步证实了上述发现。Muir和Bowles等[15,16]均报道扩张型心肌病患者肠道病毒特异性IgM阳性率明显高于对照组，但两组患者的阳性率有明显差异，分别为33%和4.8%，这可能与Muir的研究人群本身有较高的感染率有关，因其对照组的阳性率也高达12%。IgM阳性率最高的是Wesselen等[17]对一组瑞典人的研究，8例扩张型心肌病患者中6例为阳性，而对照组均为阴性。此外，Keeling等[18]检测了114例扩张型心肌病患者血清中的CVB特异性IgM抗体，且以94例非配对人群，41例与患者生活于同一地区者和31例患者家庭成员作为对照组，结果显示：扩张型心肌病患者的阳性率为33%，非配对人群仅为5%，但与患者生活于同一地区者和其家庭成员的阳性率则分别为27%和28%，与患者无明显差别。

2. 分子生物学证据

（1）肠道病毒：分子杂交和RT－PCR等分子生物学技术已被广泛应用于扩张型心肌病的病原学检测，其中最主要的为检测心肌活检或尸检标本中的肠道病毒核酸。1981年，Bowles等[19]首次报道采用点杂交检测扩张型心肌病患者心肌标本中的肠道病毒RNA，9例患者中6例阳性（66%），而其第二组患者的阳性率则为28%[16]；随后，应用原位杂交方法进一步证实了肠道病毒RNA存在于扩张型心肌病患者心肌细胞内。李延文等也曾用RT－PCR检测了21例扩张型心肌病患者心肌中的肠道病毒RNA，6例呈阳性而对照组均未见病毒核酸[20]。目前，RT－PCR方法或其结合点杂交或原位杂交是检测心肌中的肠道病毒的主要方法。最近，有人采用一种改良的免疫组化技术检测8例扩张型心肌病患者尸体心肌标本中的肠道病毒蛋白VP1，发现其中6例阳性（75%），且VP1蛋白主要分布于心肌细胞内，对照组均未见VP1[21]。该研究首次证实了扩张型心肌病患者心肌组织中有病毒蛋白，表明除病毒 RNA 复制外，病毒蛋白的合成可能也涉及病毒持续感染。因此，这一发现有助于进一步探讨病毒持续感染在扩张型心肌病发病机制中的作用。

（2）腺病毒：多项研究证实在扩张型心肌病患儿心肌组织中，腺病毒的感染率至少与肠道病毒相同[22,23]。最近，Pauschinger 等[24]用套式 PCR 检测 94 例扩张型心肌病成人患者心肌活检标本中的病毒核酸，发现腺病毒和肠道病毒阳性者各14 例，而对照组均未见此两种病毒，表明腺病毒可能也是与扩张型心肌病发病关系最密切的病毒之一。

（3）巨细胞病毒：采用原位杂交技术检测发现扩张型心肌病患者心肌标本中存在巨细胞病毒，但巨细胞病毒多被认为是一种伴随现象，其本身对心肌组织并无致病性[25]。

（4）HIV 病毒：1986 年，Cohen 等[26]首次报道 3 例艾滋病（AIDS）患者后期出现扩张型心肌病。此后，许多前瞻性的临床和超声心动图观察均证实部分 HIV 感染患者可出现典型的扩张型心肌病表现。John Hopkins 医院自 1988 至 1993 年收集的 174 例 HIV 感染者中，9 例发展为典型的扩张型心肌病并有明显心力衰竭[27]。Barbaro 等[28]用超声心动图随访 952 例无症状 HIV 感染者 60 ± 53 个月后，发现 76 例发展为扩张型心肌病（8%）。总之，迄今的资料表明约 10% 的 HIV 感染者可出现扩张型心肌病。

（5）丙型肝炎病毒：1995 年，日本学者 Matsumori 等[29]首次报道丙型肝炎病毒与扩张型心肌病的关系。随后，Matsymori 等[30]组织了日本 19 个医疗中心对丙型肝炎病毒与心肌病间的关系进行了大样本的调查，结果显示 697 例肥厚型心肌病中，感染丙型肝炎病毒者 74 例（10.1%），663 例扩张型心肌病中 42 例（6.3%）感染此病毒。而对照组人群的感染率仅为 2.4%（$P < 0.0001$）。再次提示丙型肝炎病毒可能与扩张型

心肌病发病有关。最近欧洲学者也组织了多个中心协作进行了同样的调查，结果均未发现该病毒与扩张型心肌病发病有关，如 Prati 等[31]报道 309 例扩张型心肌病患者中仅 12 例感染丙型肝炎病毒（3.9%），而 443 例非扩张型心肌病患者中也有 29 例（6.5%）感染该病毒，两者无明显差别。

（6）柯萨奇病毒：关于柯萨奇病毒感染所致 VCM 与 DCM 的关系，有人提出，柯萨奇 B 病毒侵犯心肌后，初期病毒在心肌内增殖并引发心肌细胞坏死。随后，心肌内病毒减少甚至消失，但有细胞毒性的 T 淋巴细胞增多，可引起足够的细胞损伤最终导致 DCM。小鼠动物试验已经显示，柯萨奇病毒对心肌的最大损害既可发生在高病毒滴度的时候（柯萨奇 B1、B4 病毒感染的病例），也可发生在病毒感染后免疫反应开始时（柯萨奇 B3 病毒）。动物试验结果显示，免疫系统中不同成分在动物感染病毒后起不同的作用：缺乏 CD4 细胞的小鼠更容易患心肌炎，没有功能性细胞毒性 T 淋巴细胞的小鼠存活期更长且不容易患心肌炎。但在人体感染少量柯萨奇病毒以后哪种免疫反应成分活性最大，以及对何种病毒蛋白起作用目前尚不清楚。

二、相关因素探讨

（一）病毒持续感染

引起病毒性心肌炎主要为肠道病毒（EVs）。包括柯萨奇病毒 A 及 B 组、埃可（Echo）病毒、灰质炎病毒等。Caforio ALP 等学者在病毒性心肌炎和扩张型心肌病的心肌中检测出病毒核酸，并提出了"病毒持续感染"的概念。一项多中心研究表明，1999 例的扩张型心肌病中，心肌炎的检出率为 1% ~ 67%，平均 18.8%。近年来，人们应用聚合酶链反应（PCR）及原位分子杂交等分子生物学技术在急、慢性病毒性心肌炎及扩张型心肌病心肌标本中均检测到肠道病毒 RNA，提示肠道病毒持续感染可能是病毒性心肌炎慢性进展及扩张型心肌病发病的原因。Bowles NE 用柯萨奇 B 组病毒 cDNA 探针杂交技术检测到 28.5%（6/21）终末期扩张型心肌病患者的心肌中存有肠道病毒 RNA；Archard 用柯萨奇病毒 B2（CVB2）基因RNA 的 3' 保守区肠道病毒组特异性 cDNA 探针，以 Slotblot 技术检测 120 例病毒性心肌炎和扩张型心肌病患者（包括急性病毒性心肌炎 7 例、恢复期病毒性心肌炎 36 例、扩张型心肌病77 例）心内膜活检标本，肠道病毒 RNA 阳性率为 34%，且病程越短阳性率越高。平均随访 25 个月，发现心内膜活检标本中肠道病毒 RNA 持续阳性者存活率明显低于阴性者，从而认为心肌中肠道病毒 RNA 的存在是影响预后的因素之一；Kondolf 等用原位杂交检测了 47 例扩张型心肌病患者的心内膜活检标本，8 例发现肠道病毒 RNA 的患者既往均有病毒性心肌炎病史；杨英珍等用 RNA/RNA 原位杂交技术也在病毒性心肌炎和扩张型心肌病患者的尸检心肌标本中检测到肠道病毒RNA，另外还采用 RT - PCR 检测了 45 例克山病及 16 例扩张型心肌病患者的心内膜活检或尸检心肌标本中的肠道病毒RNA，阳性率分别为 82.2% 和 56.2%；但 Smith SC 的实验证明肌球蛋白易感染动物所致的心肌损伤属 T 细胞介导性而非抗体介导。

有学者报道，无论是病毒性心肌炎还是扩张型心肌病患者，柯萨奇病毒感染率可高达 50%。利用 PCR 分析 48 例扩张型心肌病心肌活检标本，有 5 例含有病毒信号，对其中 1 例PCR 阳性病例 6 个月后复查活检时，PCR 检测仍为阳性，病理变化转为阴性，一年后 PCR 检测也转为阴性。目前证实扩张型心肌病患者带有病毒信号、活检标本无炎症存在，肯定了病毒性心肌炎是扩张型心肌病前驱疾病这一临床印象，病毒RNA 可持续存在，而其毒力和完整性有待于进一步明确。

病毒持续感染在病毒性心肌炎演变为扩张型心肌病中的作

用可能包括：①病毒对心肌组织的直接损害：与急性肠道病毒（EVs）感染致心肌细胞破坏伴炎症细胞浸润不同，EVs 持续感染主要引起肌原纤维的退行性变、心肌肥厚和间质的纤维化；②诱发自身免疫反应：柯萨奇病毒 B3（CVB_3）的病毒蛋白与心肌细胞内的某些蛋白如肌凝蛋白、ADP／ATP 载体等存在相同的抗原决定簇，病毒持续感染可激活机体产生相关抗体及致敏 T 淋巴细胞，发生交叉免疫反应而致心肌持续损害；③病毒持续感染可能影响心脏基因表达。

但是，目前对病毒持续感染学说存在不同观点。Lilzqrist 等采用 PCR 检测 35 例扩张型心肌病患者心脏移植心肌标本中的 EVs RNA，结果均为阴性；Cochrane 等在扩张型心肌病患者心肌标本中也未检出 EVs RNA。所以这些学者认为扩张型心肌病与 EVs 持续感染无关。

（二）致敏性 T 淋巴细胞

在某些病毒性心肌炎的病理过程中，最严重的心肌炎症改变即大量的细胞浸润和坏死往往出现于病毒滴度明显降低时；此外，用抗胸腺血清或射线去除小鼠的 T 细胞，可阻止其发生病毒性心肌炎，提示致敏性 T 细胞可能是致心肌损害的重要因素。T 淋巴细胞能够被 CVB_3 病毒及心肌线粒体 ADP／ATP 转运载体蛋白（ANT）或多肽激活增殖，证明 ANT 是病毒性心肌炎和扩张型心肌病患者体内能被浸润于心肌组织中的致敏性 T 淋巴细胞识别的自身抗原，并与 CVB_3 病毒共存有交叉反应性抗原，这与患者血清中存在抗 ANT 抗体一致。细胞免疫是体液免疫的基础，无论是细胞免疫或体液免疫为主介导的自身免疫病，T 细胞免疫均起着关键性作用。Sanderson JE 发现病毒性心肌炎和扩张型心肌病患者细胞（如 T 淋巴细胞）功能及其亚群比例异常，细胞因子系统异常。Limas CJ 等发现在柯萨奇病毒 B_3 所致的病毒性心肌炎早期即有大量的自然杀伤细胞（NKC）浸润于心肌，后期 L_3T_4（$CD4^+$）和 Lyt_2

（CD8$^+$）细胞则为主要浸润细胞。NKC 和 CD8$^+$ 等效应细胞能通过表达和释放穿孔素（Perforin）或某些细胞因子如肿瘤坏死因子等致靶细胞死亡。穿孔素是一种结构和功能类似补体 C_9 的多肽，能插入靶细胞膜并形成跨膜通道，使细胞膜通透性增加而致靶细胞发生渗透性溶解等。Seko Y 发现 CVB$_3$ 感染小鼠及急性病毒性心肌炎患者的心肌浸润细胞（NKC 和 CD8$^+$）能表达和释放穿孔素，并观察到穿孔素能插入心肌细胞膜，形成跨膜通道。后又证实扩张型心肌病的心肌中也有穿孔素表达，提示穿孔素在病毒性心肌炎和扩张型心肌病中可能起介导心肌损害的作用。此外，肿瘤坏死因子（TNF - α）及白细胞介素 - 8（IL - 8）等也是免疫效应细胞释放的致靶细胞死亡的因子。细胞介导的细胞毒作用（CMC）可能是病毒性心肌炎和扩张型心肌病免疫病理的共同基础，也可能是病毒性心肌炎演变成扩张型心肌病的重要机制。

（三）特异性抗心肌自身抗体

Caforio ALP 及 Fu MLX 等学者发现病毒性心肌炎和扩张型心肌病患者血清中存在疾病特异性和器官特异性抗心肌抗体，包括抗 ADP/ATP 载体（ANT）抗体、抗肌球蛋白抗体、抗 β 受体及 M$_2$ 胆碱能受体抗体、抗热休克蛋白抗体、抗线粒体 M7 和抗支链 α 酮酸脱氢酶复合体抗体等。表明自身免疫反应在病毒性心肌炎和扩张型心肌病的发病中具有重要作用，病毒性心肌炎和扩张型心肌病可能均是病毒感染引起的自身免疫性心肌病。

1. 抗 ADP/ATP 载体（ANT）抗体

Liao YL 等发现 52.4% 扩张型心肌病患者可检出抗 ANT 抗体，恢复期病毒性心肌炎患者的抗 ANT 抗体阳性率为 72%，而已治愈者阳性率仅为 42%。抗 ANT 抗体可能通过两条途径损害心肌的能量代谢、功能及结构：①与 ANT 结合干扰其转运 ATP 功能。抗 ANT 抗体能够穿入细胞，进入线粒体且与其内膜上的 ANT 结合，从而阻碍线粒体与胞浆之间的 ATP 的转运，使胞浆内 ATP 含量下降，线粒体内 ATP 含量增加；胞浆 - 线粒体 ATP 磷酸化电位下降，心肌细胞耗氧量降低，乳酸增加，导致心肌细胞内能量传递及供求失衡，损害心功能；②与心肌细胞膜钙通道蛋白结合，引起心肌细胞膜钙通道通透性增加和胞内钙超负荷，导致心肌细胞死亡。

2. 抗肌凝蛋白重链（HC）抗体

Lauer 和 Caforio ALP 等报道 42% 的病毒性心肌炎患者和 46% 的扩张型心肌病患者具有抗肌凝蛋白重链抗体，认为该抗体的检测可作为病毒性心肌炎和扩张型心肌病的辅助诊断。肌凝蛋白 α 重链（α - HC）与 CVB_4 抗原决定簇有相同的构象，因此，CVB_4 基因表达产物可激活免疫系统产生与 α - HC 发生交叉反应的抗体；另外，心肌肌凝蛋白位于心肌细胞内，与免疫系统隔绝，正常情况下不能诱发自身免疫反应，但在病毒感染致心肌细胞破坏后，大量肌凝蛋白释放入血或淋巴系统，与免疫系统接触而诱发自身免疫反应，产生抗肌凝蛋白重链抗体。抗肌凝蛋白重链抗体可通过与 α - HC 反应而使肌凝蛋白失活。然而，有人认为该抗体并不能直接作用于完整的心肌细胞，而是可能主要通过致敏 T 淋巴细胞作用损害心肌。

3. 抗 β_1 受体和 M_2 受体抗体

Magnusson Y 等认为，β_1 受体和 M_2 受体均属 G 蛋白耦联膜受体，与神经体液递质结合后被激活，在产生生理效应的同时，受体内陷，与溶酶体融合，蛋白分解酶使其降解。溶酶体可与表面含有主要组织相容性复合体 - II（MHC - II）类分子的核内体结合，如果降解后产生的受体多肽能与 MHC - II 分子形成复合体，该复合物被转运到膜表面，递呈给辅助 T 淋巴细胞（TH）受体，激活 TH，B 淋巴细胞与活化的 TH 相互作用，产生特异性针对自身受体多肽分子的抗体。正常情况下，只有免疫活性细胞才表达 MHC - II 类分子，心肌细胞不表达。病毒感染可诱导心肌细胞表达 MHC - Ⅱ类分子，使心肌细胞成为抗原提呈细胞。另外，病毒与 β_1 受体分子构成上具有共同的抗原决定簇，可通过模拟机制引起抗 β_1 受体抗体产生。抗 β_1 受体能够与 β_1 受体细胞外第二带的特异性抗原决定簇结合，使离体鼠心肌细胞产生正性变时效应，引起慢性交感刺激的持续存在，这一机制能部分解释一些患者用 β_1 受体阻滞剂治疗有效的现象。

【参考文献】

［1］Gravanis MB, Ansari AA. Idiopathic cardiomyopathies A review of pathologic studies and mechanism of pathogenesis ［J］. Arch Pathol Lab Med, 1987, 111 (10)：915 – 929.

［2］李武，余枢. 病毒性心肌炎与扩张型心肌病的发病机理与因果联系探讨 ［J］. 临床心血管病杂志, 1996, 7 (1)：10 – 12.

［3］Maisch B, Deeg P, Liebau G, et al. Diagnostic relevance of humoral and cytotoxic immune reactions in primary and secondary dilated cardiomyopathy ［J］. Am J Cardiol, 1983, 52 (8)：1072 – 1078.

［4］Kereiakes DJ, Parmley WW. Myocarditis and cardiomyopathy ［J］. Am H J, 1984, 108 (5)：1318 – 1326.

［5］Quigley PJ, Richardson PJ, Meany BT, et al. Long term follow – up in biopsy proven myocarditis：progression to dilated cardiomyopathy ［J］. Br Heart J, 1987, 57：71.

［6］蒋金法，邓南伟，杨英珍. 急性病毒性心肌炎与扩张型心肌病关系的探讨 ［J］. 中华心血管病杂志, 1992, 20 (1)：4 – 6.

［7］Wilson FM, Miranda QR, Chason JL, et al. Residual pathological changes following murine coxsackie A and B myocarditis ［J］. Am J Pathol, 1969, 55 (2)：253.

［8］Abelmann WH. The dilated cardiomyopathies：Experimental Aspects ［J］. Cardiology Clinics, 1988, 6 (2)：219 – 231.

［9］Kawai C. From myocarditis to cardiomyopathy：Mechanism of inflammation and cell death：learning from the past for future ［J］. Circulation,

1999, 99 (8): 1091 - 1100.

[10] Hayakawa M, Inoh T, Yokota Y, et al. A long - term follow - up study of acute viral and idiopathic myocarditis [J]. Japanese Circulation Journal, 1983, 47 (11): 1304 - 1309.

[11] Quigley PJ. Long term follow - up in biopsy proven myocarditis progression to dilated cardiomyopathy (abstract) [J]. Circulation, 1986, 74 (Ⅱ): 142.

[12] O'Connell JB. Therapeutic implication of implications of immune mechanisms [J]. Springer Smei Immunopathol, 1989, 11: 3.

[13] Flethcher GF, Coleman MT, Feorineo PM, et al. Viral antibodies in patients with primary myocardial disease [J]. Am J Cardiol, 1968, 21 (1): 6 - 10.

[14] Cambridge G, Macarthur CGC, Waterson AP, et al. Antibodies to coxsackie B viruses in congestive cardiomyopathy [J]. Br Heart J, 1979, 41 (6): 692 - 696.

[15] Muir P, Nicholson F, Tilzey AJ. Chronic relapsing pericarditis and dilated cardiomyopathy: serological evidence of persistent enterovirus infection [J]. Lancet, 1989, 333 (8642): 804 - 807.

[16] Bowles NE, Rose ML, Taylor P, et al. End - stage dilated cardiomyopathy persistence of enterovirus RNA in myocardium at cardiac transplantation and lack of immune response [J]. Circulation, 1989, 80 (5): 1128 - 1136.

[17] Wesselen L, Waldenstom A, Lindblom B, et al. Genotypic and serotypic profile in dilated cardiomyopathy [J]. Scand Infect Dis, 1993, 88 (suppl): 87 - 91.

[18] Keeling PJ, Kukasyz KA, Polonieck J, et al. A prospective case - control study of antibodies to coxsackie B virus in idiopathic dilated cardiomyopathy [J]. J Am Coll Cardiol, 1994, 23 (3): 593 - 598.

[19] Bowles NE, Richardson PJ, Olsen EGJ, et al. Detection of coxsackie B virus specific RNA sequences in myocardial biopsy samples from patients with myocarditis and dialated cardiomypathy [J]. Lancet, 1986, 1 (8490): 1120 - 1123.

[20] 李延文, 杨英珍, 何梅先, 等. 肠道病毒感染与扩张型心肌病发病关系的探讨 [J]. 中华内科杂志, 1997, 36 (6): 377 - 379.

[21] Li Y, Bourlet T, Andreoletti L, et al. Enteroviral capsid protein VP1 is present in myocardial tissues from some patients with myocarditis or dilated cardiomopathy [J]. Circulation, 2000, 101 (3): 231 - 234.

[22] Griffin LD, Kearney D, Ni J, et al. Analysis of formalin - fixed and frozen myocardial autopsy samples for viral genome in childhood myocarditis and dilated cardiomyopathy with endocardial fibroelastosis using polymerase chain reaction (PCR) [J]. Cardiovasc Pathol, 1995, 4 (1): 3 - 11.

[23] Bowles NE, Towbin JA. Viral heart muscle disease in children [J]. Newsletter Sci Council Cardiomyopathies, 1996, 11: 4 - 5.

[24] Pauschinger M, Bowles NE, Fuentes - Garcia FJ, et al. Detection of adenoviral genome in the myocardium of adult patients with idiopathic left ventricular dysfunction [J]. Circulation, 1999, 99 (10): 1348 - 1354.

[25] Schonian U, Crombach M, Maser S, et al. Cytomegalovirus - associated heart muscle disease [J]. Eur Heart J, 1995, 16 (Suppl O): 46 - 49.

[26] Cohen IS, Anderson DW, Virmani R, et al. Congestive cardiomyopathy in association with acquired immunodeficiency syndrome [J]. N Engl J Med, 1986, 315 (10): 628 - 630.

[27] Herskowitz A, Willoughby SB, Vlahov D, et al. Dilated heart muscle disease associated with HIV infection [J]. Eur Heart J, 1995, 16 (Suppl O): 50 - 55.

[28] Barbaro G, Di Lorenzo G, Grisorio B, et al. Incidence of dilated cardiomyopathy and detection of HIV in myocardial cells of HIV - positive patients [J]. New England Journal of Medicine, 1998, 339 (16): 1093 - 1099.

[29] Matsumori A, Matoba Y, Sasayama S, et al. Dilated cardiomyopathy associated with hepatitis C virus infection [J]. Circulation, 1995, 92 (9): 2519 - 2525.

[30] Matsumori A, Ohashi N, et al. Hepatitis C virus infection and heart diseases: a multicenter study in Japan [J]. Japanese Circulation Jour-

nal, 1998, 62 (5): 389 - 391.

　　[31] Prati D, Poli F, Farma E, et al. Multicenter study on hepatitis C virus infection in patients with dilated cardiomyopathy. North Italy Transplant Program (NITF) [J]. Journal of Medical Virology, 1999, 58 (2): 116 - 120.

第九章　病毒性心肌炎的预防与调护

第一节　预　防

病毒性心肌炎（VMC）病情轻重差异很大，患者可完全没有症状，也可发生猝死，此差异与人体自身的体质密切相关，所谓"正气存内，邪不可干"。VMC 的防治，尤其是青少年 VMC 的防治，尤为重要。中医"治未病"理论在疾病预防方面具有一定的指导意义。

一、未病先防

"治未病"首先应该着眼于平素养护和调摄，未雨绸缪，积极采取措施，防止疾病的发生[1]。《素问·四气调神大论》云："圣人不治已病治未病，不治已乱治未乱。"指在平时注意保养身体，从培养正气，提高机体抗邪能力和防止病邪侵袭两个方面预防疾病的发生。

（一）顾护正气，阻邪外侵

约半数病毒性心肌炎患者发病前 1～3 周有病毒感染前驱症状，然后出现心脏症状。病毒性心肌炎的预防主要是病因预防，防止病毒侵袭[1]。

《素问·刺法论》云："正气存内，邪不可干。"《素问·评热病论》云："邪之所凑，其气必虚。"正气旺盛，则人体阴阳协调，气血充盈，脏腑经络功能正常，卫外固密。说明正气的盈实是机体御邪的关键。对于一些容易患感冒的患者，平时应加强体育锻炼，增强自身抵抗力，预防感冒，必要时可应用一些扶正祛邪的中药，以防止病毒侵害。

（二）保护易感人群

VMC 患者以儿童和青年为多见，此群体升学、工作的压力相对较大，往往忽视对身体的保护和对疾病的预防，因此对此群体要重点防护，使之形成健康的生活习惯。首先要适量运动，经常不断的适度运动，可以使心气充沛，心有所主；其次需节制饮食，仲景认为，若饮食过寒过热，或五味有所偏嗜，均可损伤脾胃，导致机体阴阳失调。饮食应以清淡为主，不可过食肥甘油腻辛辣过咸之品，否则，热毒内生，损伤正气，招致外邪；另外，要具有积极乐观的处事胸怀和人生态度，避免情绪有大的起伏。

（三）季节性预防

《素问·保命全形论》："人以天地之气生，四时之法成。"《金匮要略》："夫人禀五常，因风气而生长，风气虽能生万物，亦能害万物。"自然界气候的变化，必然影响人体，因此顺应四时，外慎邪灾，可防病于未然。穿着要随气候变化而相应增减，即所谓"适寒温"。

《素问·四气调神大论》详述了季节性预防养生。"春三月，此谓发陈……夜卧早起，广步于庭，被发缓形，以使志生。"是说在春季人应当晚睡早起，多到户外散步；散步时解开头发，使情志舒畅。"夏三月，此为蕃秀……夜卧早起，无厌于日，使志无怒，使华英成秀，使气得泄，若所爱在外。"夏季，是万物繁盛壮美的季节。人应当晚睡早起，要使情志调和，气色焕发光彩，体内的阳气得到宣泄，就像把愉快的心情表现在外一样。"秋三月，此谓容平……早卧早起，与鸡俱兴，使志安宁，以缓秋刑，收敛神气，使秋气平，无外其志，使肺气清。"秋季，万物之容，至此平定。人应当早睡早起，需神志安宁，以缓肃杀之气，不要让情志向外越泄，用以使肺气保持清肃。"冬三月，此谓闭藏。水冰地坼，无扰乎阳，早卧晚起，必待日光，使志若伏若匿，若有私意，若已有得，去寒就温，无泄皮肤，使气亟夺。"冬季，阳气伏藏。人不要扰动阳气，要早睡晚起，等到日光出现再起床；使情志藏匿，远离严寒，靠近温暖，不要让肤腠开启出汗而使阳气丧失[2-3]。

二、既病防变

《素问·八正神明论》："上工救其萌芽。"即疾病还处于萌芽状态时，就应该采取有效措施，积极治疗，防止疾病的发展与传变。心肌炎患者如果病毒反复感染，极有可能进展为扩张型心肌病。见微知著，防微杜渐，应将疾病消除在最初阶段。

积极治疗是对病毒性心肌炎急性期的最佳措施。患者应卧床休息，进食富含维生素及蛋白质的食物。近年来西医尚无治疗病毒性心肌炎的特效药，往往采用辅酶 Q_{10}、肌苷片、维生素 C 等心肌营养药及对症治疗药，取得一定的效果。中医在治疗病毒性心肌炎急性期患者方面，也有较好的疗效。患者急性期往往出现咽喉红肿疼痛、全身倦怠乏力、心悸、胸闷、胸痛等症状，辨证为热毒侵心证，治以解毒护心，可用银翘散加减治疗；乏力、气短明显者，辨证为气阴两虚证，治以益气养阴，可用生脉散合炙甘草汤加减[4]。中药在抗病毒、调节免疫、改善心脏功能方面有一定的作用。另外，针对心律失常等并发症，中药也能随症加减治疗。

三、瘥后防复

（一）防止病毒反复感染

病毒性心肌炎病情反复发作、迁延不愈可转化为扩张型心肌病而预后不良，据临床流行病学研究，在重症心肌炎中，大约有25%转为扩张型心肌病[5]。所以，患者尤其应注意防止病毒反复感染。中医认为VMC是由于邪毒侵心，痰瘀互结，耗气伤阴，心脉失养，所以在慢性期多出现气阴两虚证，表现为心悸，气短，乏力，潮热，盗汗，咽干，舌红少津，苔白，脉虚细弱或结代促[6]。中药汤药及成药可改善患者气阴两虚证候，提高正气。患者尤其要保护上呼吸道，防止感染；另外，患者应节制饮食、劳逸适度、调和七情，避免热毒内生，耗伤气阴。

（二）心律失常的防治

心律失常尤其是各型期前收缩常持续较长时间，并易在感冒、劳累后增多。

1. 避免劳累

长时间的过度劳累，包括体力劳动、脑力劳动及房劳，均能够使人发病。《素问·举痛论》言："劳则气耗。"心肌炎患者在慢性期气阴两虚较多见，故过度劳累会加重病情。思虑劳神过度，则耗伤心血，损伤脾气，出现心神失养的心悸、失眠、多梦，诱发本病。

2. 调节七情

心悸多由情志刺激和受惊恐而诱发，故心悸患者的精神调摄是非常重要的。《素问·举痛论》曰："惊则气乱，惊则心无所倚，神无所归，虑无所定，故气乱矣。"患者应注意怡养精神，不可大喜、大悲、大惊，心境平静，避免外来刺激，避惊养神。另外，要具有积极乐观的处事胸怀和人生态度，避免情绪抑郁。《素问·举痛论》所言："百病生于气。"精神抑郁，则易出现胸闷胁痛症状。

四、总结

中医"治未病"理论是中医学理论体系中的重要组成部

分，也是中医学的特色和优势，对当代中医预防学的研究具有很好的指导意义。对病毒性心肌炎来说，运用中医"治未病"理论指导心肌炎患者康复，对缓解患者症状、调和精神大有裨益。可使患者恢复工作学习能力及社交活动，达到其身体、心理、社会职能的康复，并使之形成健康的生活方式，预防其他疾病的发生。

【参考文献】

[1] 王琦．中医治未病解读［M］．北京：中国中医药出版社，2007．

[2] 李中梓．内经知要［M］．北京：中国中医药出版社，1998．

[3] 彭锦．论《内经》四时养生［J］．中国中医基础医学杂志，2006，(11)：870-871．

[4] 白虎明，李仁堂．袁海波教授治疗病毒性心肌炎经验介绍［J］．新中医，2009，(3)：13-14．

[5] 杨英珍．病毒性心脏病［M］．上海：上海科学技术出版社，2001．

[6] 张俊清，张军平．大气下陷与病毒性心肌炎的治疗［J］．辽宁中医杂志，2009，(3)：374-375．

第二节　重视诊治咽部感染

中医学无"病毒性心肌炎"病名，根据其发病特点和临床表现，可归属于"心瘅""胸痹""惊悸""怔忡""温病"等范畴。其系由外感邪毒侵心，毒热内蕴，损伤心脉所致。本病患者由于正虚卫外不固，易反复感染温热邪毒，往往表现为咽部不适，邪毒亦易潜伏于咽部，遇感复发。因此，要重视消除咽部的感染病灶，杜绝病情的反复。咽喉为呼吸之门户，肺系之通道，又手少阴心经循喉咙，故热毒来犯，首先侵袭咽喉。通过咽部的诊察，可辅助辨别病毒性心肌炎病变过程中毒、虚、瘀孰轻孰重。病毒性心肌炎的病程大致可分为急性期、恢复期和慢性期。可根据分期辨证不同，适当加用利咽、养咽、护咽之药。

（一）急性期

常见咽部深红充血，肿痛明显，此为热毒炽盛，治疗以解毒护心为主，用银翘散加减，并佐以清热利咽之品，如山豆根、牛蒡子、板蓝根、射干、蝉蜕等，也可加用射干利咽口服液、清音茶等中成药。当咽喉肿痛时，每日用浓盐汤漱口5～6次，能起到消炎杀菌的效果。同时宜进软食，多饮水，少讲话，并适当含服一些药物，如西瓜霜片、草珊瑚含片、华素片，以减轻或解除咽干、咽痛等症状。当出现声嘶时，可用雾化治疗，伴有痰多黏稠者可用沐舒坦雾化吸入，以达到化痰、消炎的目的。

（二）恢复期

常见咽部嫩红、肿痛不显等阴虚的表现，治疗应以益气养阴为主，用生脉散合炙甘草汤加减，并佐以滋阴养咽之品，如玄参、沙参、知母、天花粉等。

（三）慢性期

常见咽部暗红，咽后壁淋巴滤泡增生，为瘀血之象，治疗应以活血化瘀为主，用血府逐瘀汤加减，并佐以养阴护咽之品，如生地黄、麦冬、白芍等，现代药理学研究表明：生地黄有抗炎、抗过敏、抗真菌、镇静作用；麦冬可增强免疫功能，提高耐缺氧能力；白芍中的芍药苷具有抗炎、镇痛、镇静功能，并能缓解支气管痉挛而镇咳。病毒性心肌炎慢性期，应重视咽部的护理，杜绝复感。首先，应提高机体免疫力，适当锻炼，增强体质。其次，应避免或减少不良因素的刺激，戒除吸烟、饮酒等不良嗜好，少食辛辣及煎炸食物，多饮水及食用富含维生素的食物。再次，应保持室内空气流通，天气干燥时可采用空气加湿器，或在卧室里放上一盆净水，增加空气中的湿度。

第三节　调　护

病毒性心肌炎的大多数患者经过适当治疗后能痊愈，但心律失常尤其是各型期前收缩常持续时间较长，并易在感冒、劳累后加重，以下分别从疾病调护、生活调护两方面介绍。

一、疾病调护

保持充分的休息。病毒性心肌炎急性期，卧床不少于3～4周；一些合并心脏扩大、心力衰竭或心源性休克的中重型患者，休息时间至少为3个月。病情严重的患者病后应休息6个月至1年，如自觉症状消失，各项检查恢复正常，可恢复工作。注意劳逸结合，避免过度劳累，进行适量体育锻炼，提高和增强机体抗病能力。

急性期过后，患者仍需服药，如辅酶 Q_{10}、VitC 等营养药，并且患者要密切观察病情，主要是脉搏、血压，做到定时观察并记录，以便医生分析病情和及时治疗。

有心律失常、心力衰竭者应按医嘱服药，定期随访。

中药在治疗心肌病方面有显著疗效，中药复方或中成药在治疗病毒性心肌炎方面有抗病毒、调节免疫和改善心功能等作用，具有肯定的疗效，对缓解患者乏力、胸闷、心慌、气短、心前区疼痛等症状方面疗效尤为突出。

二、饮食调护

宜进食富于营养、清淡、易消化食物，如牛奶、豆制品、新鲜鱼、新鲜蔬菜。为减轻心脏负担，宜减少盐的摄入量，忌暴饮暴食。易发上呼吸道感染者，平时应多食新鲜蔬菜水果，少吃辛辣刺激性食物。有心律失常者，应忌茶、咖啡、烟酒。

三、生活调护

急性期卧床休息，以减轻组织损伤。伴有心律失常者，应卧床休息2~4周，然后逐渐增加活动量，严重心肌炎伴有心脏扩大者，应休息6个月至1年，直到临床症状完全消失，心脏大小恢复正常。

保持平和、轻松、愉快的心态，更有利于心肌炎的好转、痊愈。其次，做好长时间治疗的心理准备。

本病多为体虚外感所致，受寒、过劳、营养不良、酗酒、细菌感染等均为诱发本病的因素，因此应锻炼身体，劳逸适度，起居有常，食饮有节，提高抗病能力，积极预防和治疗上呼吸道及肠道感染。

活动要适度，活动场所的空气要清新。娱乐时间（如看电视、玩电脑）应适当，一旦出现胸闷、气促等症状，应立即停止娱乐活动。青少年在学校期间暂时停上体育课，切不可因为成绩而勉强自己，否则，会加重心脏负担，引起心脏病发作。

附 课题来源及发表论文情况

一、课题来源

"十一五"国家科技支撑计划：病毒性心肌炎中医诊疗方案优化及疗效评价研究（2007BAI20B073），资助经费83.71万元，研究年限：2007年12月至2010年12月。

高等学校博士学科点专项科研基金：TGF – β/Smads通路在不同原因导致的心肌纤维化中差异表达及中药调控机制研究（20111210110003），资助经费12万元，研究年限：2012年1月至2014年12月。

二、发表论文情况

1. 理论探讨

（1）吴美芳，张军平，吕仕超. 病毒性心肌炎中医病因病机研究概况［J］. 中国中医药信息杂志，2011，18（8）：108 – 110.

（2）倪淑芳，张军平. "随其所得"理论与病毒性心肌炎病机探讨［J］. 中华中医药杂志，2010，25（6）：844 – 845.

（3）王小玲，张军平，吕仕超. 病毒性心肌炎从伏邪论治探析［J］. 中医杂志，2011，52（10）：826 – 827.

（4）陈云志，张军平. 病毒性心肌炎以"痹疽"论治探讨［J］. 时珍国医国药，2011，22（5）：1200 – 1201.

（5）吕仕超，张军平. 病毒性心肌炎中医辨治思路与方

法 [J]．新中医，2012，44（3）：1-2．

（6）袁卓，张军平．从"病"的内涵探讨病证结合、方证对应的关系 [J]．中医杂志，2008，49（7）：654-655．

（7）倪淑芳，张军平．从疾病诊断与治疗两阶段不同层次完善病证结合理论初探 [J]．天津中医药，2010，27（6）：474-475．

（8）吕仕超，张军平．"大气"源流与临床指导 [J]．中华中医药学刊，2010，28（12）：2501-2503．

（9）李明，张军平．浅析大气、大气下陷论 [J]．辽宁中医杂志，2009，36（6）：907-909．

（10）张俊清，张军平．大气下陷与病毒性心肌炎的治疗 [J]．辽宁中医杂志，2009，36（3）：374-375．

（11）张军平，周亚男．从"治未病"理念探讨病毒性心肌炎的分期防治 [J]．中华中医药学刊，2010，28（2）：237-238．

（12）吕仕超，张军平．病毒性心肌炎心律失常的中医治疗思路 [J]．国际中医中药杂志，2011，33（6）：527-529．

（13）吕仕超，张军平．扩张型心肌病中医药治疗进展 [J]．时珍国医国药，2010，21（6）：1496-1497．

（14）王小玲，张军平，许颖智．论毒邪理论在心系疾病的运用 [J]．中华中医药杂志，2012，27（8）：2090-2093．

2. 诊断研究

（1）裴丽，张军平．病毒性心肌炎诊断的研究进展 [J]．实用儿科临床杂志，2011，26（10）：795-797．

（2）丁彬彬，张军平．心脏核磁共振成像对病毒性心肌炎诊断价值的系统评价 [J]．中国循证医学杂志，2011，11（3）：273-277．

（3）张军平，吕仕超，朱亚萍，等．成人急性病毒性心肌炎诊断标准评价与建议 [J]．中国医学科学院学报，2011，

33（4）：449－451.

（4）肖楠，张军平．抗心肌抗体在病毒性心肌炎诊断中的贡献［J］．世界中西医结合杂志，2012，7（1）：75－76.

3. 系统评价

（1）张俊清，张军平．辨证论治病毒性心肌炎疗效的系统评价［J］．辽宁中医杂志，2011，38（8）：1523－1526.

（2）张俊清，张军平．玉丹荣心丸治疗病毒性心肌炎疗效的系统评价［J］．天津中医药，2009，26（2）：162－166.

（3）张军平，吕仕超，朱亚萍，等．病证结合模式下的中医药临床疗效评价着力点［J］．世界科学技术：中医药现代化，2011，13（6）：956－959.

（4）郭晓辰，张军平，朱亚萍，等．基于病毒性心肌炎患者生活质量量表的条目筛选分析［J］．中国医学科学院学报，2012，34（2）：441－451.

（5）郭晓辰，张军平，朱亚萍，等．病毒性心肌炎患者生活质量量表的信度与效度研究［J］．中华中医药杂志，2012，27（4）：857－861.

（6）郭晓辰，张军平，朱亚萍，等．病毒性心肌炎患者生活质量量表的反应度测评［J］．中华中医药杂志，2012，27（7）：1792－1794.

4. 证候研究

（1）吴美芳，张军平，吕仕超．病毒性心肌炎中医证候学研究现状［J］．中医杂志，2012，53（5）：437－439.

（2）张俊清，张军平．病毒性心肌炎中医证候要素文献研究［J］．中医杂志，2011，52（13）：1141－1144.

（3）张军平，吕仕超，朱亚萍，等．病毒性心肌炎中医证候学专家问卷分析［J］．中华中医药学刊，2011，29（9）：1942－1944.

5. 其他

（1）徐媛媛，张军平，朱亚萍，等．病毒性心肌炎伴发情志改变的认识及临床治疗［J］．中华中医药学刊，2011，29（11）：2454 - 2455.

（2）吕仕超，张军平．试论病毒性心肌炎伴发情志改变的治疗［J］．中国中医基础医学杂志，2010，16（2）：161 - 162.

（3）张军平，吕仕超，朱亚萍，等．病毒性心肌炎伴焦虑抑郁症状的临床特点分析［J］．中医杂志，2011，52（9）：747 - 750.

（4）吕仕超，张军平．中医临床药物组方模式与思维［J］．江苏中医药，2010，42（3）：53 - 55.

（5）荣杰，张军平．盐炙法在中药炮制中的药效学研究［J］．时珍国医国药，2011，22（7）：1692 - 1693.

（6）吕仕超，张军平．中医药防治心血管疾病的若干思考［J］．中医杂志，2012，53（11）：917 - 919.

三、会议收录论文题录

1. 吕仕超，张军平．病毒性扩张型心肌病研究进展与现状［A］．第六届海河之滨心脏病学会议．天津：天津心脏病学研究所，2010：258 - 260.

2. 张军平，周亚男．成人病毒性心肌炎患者 40 例临床观察分析［A］．中华中医药学会心病分会第十一次学术年会论文集．杭州：中华中医药学会心病分会，2009：184 - 187.

3. 周亚男，张军平．病毒性心肌炎生活质量量表的研制［A］．中华中医药学会心病分会第十二次学术年会论文集．无锡：中华中医药学会心病分会，2010：184 - 191.

4. 吕仕超，张军平．病毒性心肌炎诊断的困惑与对策［A］．中华中医药学会心病分会第十二次学术年会论文集．无锡：中华中医药学会心病分会，2010：344 - 349.

5. 朱亚萍，丁彬彬，张军平. 欧美、日本病毒性心肌炎的流行病学概况［A］. 中华中医药学会心病分会第十二次学术年会论文集. 无锡：中华中医药学会心病分会，2010：405 - 409.

6. 张军平，吕仕超，王小玲，等. 成人急性病毒性心肌炎诊断标准评价与建议［A］. 第八次中国中西医结合中青年学术研讨会暨青年工作委员会工作会议. 郑州：中国中西医结合中青年学术委员会，2010：28 - 30.

7. 吕仕超，张军平，朱亚萍，等. 基于文献整理的病毒性心肌炎临床分期评价研究［A］. 第二十二届长城国际心脏病学会议暨亚太心脏大会2011. 北京，2011：A301.

8. 郭晓辰，张军平，朱亚萍，等. 病毒性心肌炎患者生活质量量表的信度与效度研究［A］. 第九次全国中西医结合中青年学术研讨会论文集. 黄山：中国中西医结合学会青年工作委员会，2011：64 - 70.

9. 吕仕超，张军平. 基于病证结合、方证相应优化病毒性心肌炎治疗方案［A］. 第九次全国中西医结合中青年学术研讨会论文集. 黄山：中国中西医结合学会青年工作委员会，2011：75 - 77.

10. 吕仕超，张军平. 中医药防治病毒性心肌炎的优势与思考［A］. 第二届全国中西医结合心血管病中青年论坛暨第二届黄河心血管病防治论坛资料汇编. 郑州：中国中西医结合学会心血管专业委员会，2011：4 - 7.

11. 张军平，吴美芳，吕仕超. 我国病毒性心肌炎流行病学分析［A］. 第二届全国中西医结合心血管病中青年论坛暨第二届黄河心血管病防治论坛资料汇编. 郑州：中国中西医结合学会心血管专业委员会，2011：34 - 38.

12. 郭晓辰，张军平，朱亚萍，等. 79例病毒性心肌炎1年转归及复发情况的临床观察［A］. 第二届全国中西医结合心血管病中青年论坛暨第二届黄河心血管病防治论坛资料汇编. 郑州：中国中西医结合学会心血管专业委员会，2011：78 – 85.

四、科普文章

1. 朱亚萍. 病毒性心肌炎的中医药治疗［N］. 老年时报，2008 – 12 – 19.

2. 周亚男，张军平. 心肌炎恢复期调护［N］. 老年时报，2008 – 12 – 19.

3. 张晓磊，张军平. 莫让感冒发展成心肌炎［N］. 老年时报，2008 – 12 – 19.

4. 吕仕超，张军平. 心肌炎患者保健药膳［N］. 老年时报，2009 – 2 – 2.

5. 吕仕超，张军平. 重视诊治病毒性心肌炎咽部感染［N］. 中国中医药报，2011 – 1 – 5.

五、毕业生论文

1. 中医治疗病毒性心肌炎的文献与临床研究
   作者：范国平（博士生）　导师：张军平
2. 日本病毒性心肌炎在流行病学、动物实验、临床治疗上的系统评价研究
   作者：张晓岚（硕士生）　导师：张军平
3. 欧美病毒性心肌炎流行病学分析及诊疗评价研究
   作者：丁彬彬（硕士生）　导师：张军平
4. 病毒性心肌炎临床回顾性研究
   作者：裴　丽（硕士生）　导师：张军平
5. 滋阴解毒通络法治疗病毒性心肌炎疗效的系统评价
   作者：张俊清（硕士生）　导师：张军平
6. 病毒性心肌炎自身抗体水平及其对心脏结构的影响研究

　　　　作者：肖　楠（硕士生）　　导师：张军平

7. 病毒性心肌炎疗效评价研究及病毒性心肌炎生活质量
　　量表的研制和初步评价
　　　　作者：周亚男（硕士生）　　导师：张军平
8. 病毒性心肌炎预后转归及其生活质量量表的考评研究
　　　　作者：郭晓辰（硕士生）　　导师：张军平
9. 病毒性心肌炎中医诊疗方案优化及疗效评价研究
　　　　作者：吕仕超（硕士生）　　导师：张军平
10. 病毒性心肌炎中医诊治规律回顾研究
　　　　作者：胡引闹（硕士生）　　导师：张军平